Jü Tang

Chinesische Medizin in der Gynäkologie

In dankbarer und liebevoller Erinnerung meinem Großvater Tang Yang Chun gewidmet, dessen Wissen und Kraft mir ein unauslöschliches Vorbild sind.

献给我敬爱和怀念的祖父唐陽春

Jü Tang

Chinesische Medizin in der Gynäkologie

URBAN & FISCHER München · Jena

Zuschriften und Kritik an:
Urban & Fischer, Lektorat Ganzheitsmedizin, Karlstraße 45, 80333 München

Wichtiger Hinweis für den Benutzer

Die Erkenntnisse in der Medizin unterliegen laufendem Wandel durch Forschung und klinische Erfahrungen. Der Autor dieses Werkes hat große Sorgfalt darauf verwendet, daß die in diesem Werk gemachten therapeutischen Angaben (insbesondere hinsichtlich Indikation, Dosierung und unerwünschten Wirkungen) dem derzeitigen Wissensstand entsprechen. Das entbindet den Nutzer dieses Werkes aber nicht von der Verpflichtung, anhand der Beipackzettel zu verschreibender Präparate zu überprüfen, ob die dort gemachten Angaben von denen in diesem Buch abweichen und seine Verordnung in eigener Verantwortung zu treffen.

Die Deutsche Bibliothek – CIP-Einheitsaufnahme

Ein Titeldatensatz für diese Publikation ist bei Der Deutschen Bibliothek erhältlich.
ISBN 3-437-55540-5

1. Auflage, Juli 2000

00 01 02 03 04 5 4 3 2 1

Planung: Dr. med. Sabine Schmidt, München
Lektorat: Christl Kiener, München
Redaktion: Walburga Rempe-Baldin, München
Herstellung: Birgit Dahl, München; Adolf Schmid, Freising
Satz: Laupp & Göbel GmbH, Nehren
Druck und Bindung: Franz Spiegel Buch GmbH, Ulm
Zeichnungen: Henriette Rintelen
Umschlaggestaltung: prepress ulm GmbH, Ulm
Titelphotographie: PhotoDisc/Nick Koudis, USA (Profil); Mauritius, Mittenwald (chin. Turm)
Kalligraphie: Tang Chao-Yang
Gedruckt auf 90 g/qm h'frei weiß Offset 1,25 f. Volumen

Aktuelle Informationen finden Sie im Internet unter den Adressen:
Urban & Fischer: http://www.urbanfischer.de

Geleitwort

Mit Frau Tang verbindet mich seit dem ersten Semester ihres Medizinstudiums an der Universität Witten/Herdecke eine lange Freundschaft.
Zunächst kaum der ihr fremden Welt in Europa gewachsen, war für mich als ihr Lehrer in Anatomie rasch zu erkennen, dass ihre hohe kultivierte Intelligenz, ihre feine Sensibilität und ihr starker Wille, sie die Anforderungen eines Medizinstudiums wird durchstehen lassen. Dies ist unterdessen mit grossem Erfolg geschehen.
Während ihres Studiums waren alle, die mit Frau Tang in Kontakt gekommen waren fasziniert von ihrer ganz eigenen Art schulmedizinisch zu studieren und gleichzeitig eine Synthese mit der TCM (Traditionelle Chinesische Medizin) herzustellen.
Ermuntert von viel Zustimmung zu ihrer Art Medizin zu verstehen und zu betreiben begann Frau Tang bereits nach dem Physikum mit Vorträgen, Fernsehsendungen und Kursen zur TCM. 1997 erschien dann das Buch „Leitfaden Traditionelle Chinesische Medizin" (Gustav Fischer Verlag), an dem sie mitarbeitete und das zu einem beachtlichen Erfolg auf dem dichten Akupunkturmarkt.
Das nun vorliegende Werk „TCM in der Gynäkologie" bringt erstmals im deutschen Sprachraum die anamnestischen, diagnostischen und therapeutischen Besonderheiten der chinesischen Frauenheilkunde. Dies aus gutem Grund, hat doch die Gebärmutter sowohl Eigenschaften eines Speicher-Zang-Organs als auch eine weiterleitende Funktion wie ein Hohl-Fu-Organ. Diese der Frau eigentümliche Polartät bildet ein Entsprechungssystem, das zu einem besonders engen Zusammenhang zwischen Leber, Milz und Nieren führt. Zusammen mit dem Chong-Meridian speichert die Gebärmutter das Blut vor der Menstruation, während der Schwangerschaft und leitet das Blut bei Menstruation und Geburt aus. Auf dieser Grundlage entwickelt Frau Tang ihre spezielle gynäkologische TCM mit vielen wertvollen praktischen Hinweisen.
Frau Tang hat sich mit diesem Werk als Meisterin der TCM in der Frauenheilkunde qualifiziert. Für mich ist es eine Freude und gleichzeitig überaus spannend dieses große Talent weiter reifen zu sehen. Das Buch ist ein Muss für jeden, der sich für TCM interessiert. Dem Gustav Fischer Verlag sei gedankt, die Herausgabe des Buches grosszügig gefördert zu haben.

Prof. Dr. rer. nat. med. habil. Hartmut Heine
Baden-Baden — Mai 2000

Geleitwort

Wenn heute allgemein wenig invasive Behandlungsmethoden bevorzugt werden, ist das auch das Verdienst der operativen Frauenheilkunde, die in den letzten 20 Jahren auf diesem Gebiet Wegbereiterfunktion übernahm.
Im vorliegenden Lehrbuch werden Jahrhunderte oder Jahrtausende lang in China erprobte und empirisch entwickelte wenig invasive Behandlungsmethoden in der Gynäkologie und Geburtshilfe vorgestellt. Die Autorin selbst absolvierte eine TCM-Hochschulausbildung in China. Sie setzte damit eine seit mehreren Generationen in ihrer Familie gepflegte Tradition fort. Nach Abschluss ihres Studiums und einer praktischen Tätigkeit an einem Krankenhaus in China führte ihr Weg sie an die Universität Witten/Herdecke zum Studium der westlichen Schulmedizin.
Die Medizinische Fakultät der Universität Witten/Herdecke defininiert als ihr Ziel nicht die Ausbildung zum „Spezialisten“, sondern die ärztliche Beschäftigung mit der gesamten Komplexität des kranken Menschen. Parallel dazu ist die Forschung patientenorientiert. Angestrebt wird eine selbstverantwortliche und über das Medizinstudium hinaus lernfähige Arztpersönlichkeit. Dieses in der Präambel der Medizinischen Fakultät formulierte Anliegen findet seine Entsprechung in dem Bestreben der Autorin, Traditionelle Chinesische Medizin und westliche Schulmedizin miteinander zu verbinden, neue Formen des Lehrens und Lernens zu erproben sowie neue Studienrichtungen und Ansätze in der Forschung zu entwickeln.
Für den Aufbau und die Durchführung des Studiengangs Traditionelle Chinesische Medizin hat sich die Autorin schon als Studentin und später als Dozentin sehr engagiert. Dieser Studiengang ermöglicht erstmalig in Deutschland auf universitärer Ebene eine umfassende und qualitätsorientierte Fortbildung in TCM. Philosophie, Physiologie und Pathologie der TCM stellen Grundlagenwissen für die Behandlung dar.
In ihr Lehrbuch hat die Autorin zusätzlich zu ihrem reichhaltigen theoretischen Wissen ihre praktische Kompetenz einfließen lassen. Das Gleiche gilt für ihre Lehrtätigkeit an der Universität Witten/Herdecke. Das Buch verdeutlicht, dass Therapieformen wie die klassische Akupunktur (im Gegensatz zur ausschließlich symptombezogenen „Standardrezept“ – Akupunktur), diätetische Maßnahmen sowie die Pharmako-Phytotherapie in der Behandlung von Frauenkrankheiten eingesetzt werden sollten.
Als ihr klinischer Lehrer konnte ich während gynäkologischer Praktika immer wieder bestätigt sehen, dass Frau Tang über große Erfahrung bezüglich Diagnose und Therapie im Sinne der TCM verfügt; und auch als Lehrer konnte ich von der „Schülerin“ (im Sinne der westlichen Schulmedizin) lernen.
Mein Engagement für die Herausgabe und die weite Verbreitung dieses Lehrbuchs dient auch dem Anliegen, sich auf bewährte traditionelle Methoden, in diesem Fall aus China, zu besinnen, selbst wenn sie dem Nichteingeweihten aus westlicher Sicht manchmal fremd vorkommen mögen. Die TCM sollte nicht als alternative Methode abgetan, sondern als ein wenig invasives Behandlungsverfahren ergänzend zu anderen Therapieformen der westlichen Medizin eingesetzt werden. Dieses Buch schließt eine Lücke bei den gynäkologisch/geburtshilflichen Lehrbüchern und ich wünsche der Autorin den verdienten Erfolg.

Prof. Dr. med. Wolfgang Hatzmann,
Lehrstuhl für Gynäkologie und Geburtshilfe
Witten/Herdecke

Mai 2000

Vorwort

Bereits seit vielen Jahren gebe ich regelmäßig Kurse in TCM. Seit drei Jahren leite ich das Tang Du Institut für Traditionelle Chinesische Medizin, das sich inzwischen auch als Ausbildungsinstitution des Berufsverbandes der Frauenärzte e.V. etablieren konnte. Infolgedessen unterrichte ich vor allem Gynäkologen. In dieser Situation habe ich oft ein gutes Lehrbuch für die Teilnehmer vermisst. Nach Überarbeitung meiner vielen Manuskripte ist nun dieses Buch entstanden.

Gynäkologie ist ein sehr großes Fachgebiet, in dem sich in unserer täglichen Praxis oft erfolgreich mit TCM arbeiten lässt. Ich wende mich im Wesentlichen an diejenigen Kollegen (nicht nur Gynäkologen), die sowohl Interesse an Frauenheilkunde als auch schon ein gewisses Grundwissen in TCM haben. Das Buch setzt beim Leser einige Vorkenntnisse in Phytotherapie und Akupunktur voraus. Deshalb wird hier keine Grundlagentheorie der TCM vermittelt, sondern nur ihr Bezug zum Fachgebiet Gynäkologie. Auf die Darstellung der vielfältigen Behandlungsmöglichkeiten in der Praxis wird bewusst verzichtet und dafür versucht, mit didaktischer Hilfestellung dem Leser einen systematischen Überblick über Theorie und Praxis der TCM in der Gynäkologie zu verschaffen (siehe auch Kap. 4).

An dieser Stelle möchte ich ganz besonders betonen, dass ich eine notwendige schulmedizinische diagnostische Abklärung oder Behandlung als Selbstverständlichkeit voraussetze. Deshalb habe ich darauf verzichtet, über mögliche Differentialdiagnosen aus westlicher Sicht zu schreiben.

Ich beende dieses Vorwort in typisch chinesischer Art: Da Deutsch nicht meine Muttersprache ist und ich noch nicht so alt bin, dass ich schon alle Erfahrungen in der Medizin gemacht haben kann, weiß ich, dass es Fehler in diesem Buch gibt. Gemäß dem chinesischen Sprichwort – *Pao Zhuan Yin Yu* – möchte ich es Ihnen sozusagen als „Backstein hinwerfen, um die edle Jade [die Reaktion der Leser] anzuziehen". So bin ich dankbar für jede Anregung und Kritik.

Danksagung

Bei der Arbeit an diesem Buch wurde ich von vielen Kollegen und Freunden unterstützt.

Zunächst gilt mein besonderer Dank Herrn Dr. Adrian Renfer, der mich bei der konzeptionellen und inhaltlichen Entwicklung dieses Buches stark unterstützt hat.

Für die Durchsicht einzelner Kapitel und für sprachliche Verbesserungsvorschläge zu meinem Manuskript danke ich Herrn Dr. Martin Felsenstein.

Ich bedanke mich bei Frau Christl Kiener und Frau Dr. Sabine Schmidt vom Urban & Fischer Verlag sowie bei Frau Walburga Rempe-Baldin für die fruchtbare Zusammenarbeit, insbesondere für die vielen konstruktiven Tipps und Ideen zu den Abbildungen.

Der Grafikerin Frau Henriette Rintelen danke ich für die gelungene Realisierung meiner Abbildungswünsche.

Auch Herrn Dr. Jörg Bleicker sei für grammatikalische Korrekturen, Frau Dörte Peters-Goschau für die wertvolle Hilfe bei der Bearbeitung meines Manuskripts und Herrn Dr. Hans Jörg Lehner für die EDV-technische Unterstützung herzlich gedankt.

Herdecke im April 2000

Inhaltsverzeichnis

1 Einführung

1

1.1 Historischer Überblick

Gynäkologie und Geburtshilfe haben in China eine lange Tradition mit umfangreicher klinischer Erfahrung. Über Jahrhunderte leisteten sie unter ganz unterschiedlichen kulturellen und gesellschaftlichen Bedingungen einen wesentlichen Beitrag zur Gesundheit bzw. Gesunderhaltung der Frau und auf dem Gebiet der Fortpflanzung.
Es lassen sich einige Besonderheiten der Frauenheilkunde aufzeigen.

Eine lange und kontinuierlich dokumentierte Entwicklungsgeschichte

In Orakelschriften aus der Shang-Dynastie (ca. 1500–1066 v. Chr.) fanden sich bereits Hinweise zu Fragen von Schwangerschaft und Geburt. Das älteste medizinische Werk, HUANG DI NEI JING (Des Gelben Kaisers Klassiker der Medizin), das vor 2000 Jahren verfasst wurde, enthält ca. 30 Texte zur Anatomie, Physiologie und Pathologie der Frau sowie ein Arzneimittelrezept zur Behandlung der „Menstruationskrankheit". Schon während dieser Zeit gab es Frauen, die im Kaiserpalast als Ärztinnen tätig waren.
Im Laufe der Jahrhunderte wurde das gesamte Wissen auf diesem Gebiet wiederholt zusammengestellt und neu bewertet. Dank der frühen Erfindung von Papier und Buchdruck, die schon im 10. Jahrhundert verbreitet waren, kam es zur Vervielfältigung des medizinischen Wissens und zur allgemeinen Entfaltung der Wissenschaften. Auch in späterer Zeit wurde die Herausgabe solcher Bücher von den jeweils Herrschenden betrieben und wesentlich gefördert.
Schreibkundige genossen in der Gesellschaft großen Respekt, und das Aufbewahren von Büchern hatte sowohl bei den Herrschenden als auch bei gebildeten Bürgern einen hohen Stellenwert. Die genannten Faktoren begünstigten die kontinuierliche Dokumentation des Wissens der chinesischen Medizin.

Klassische Werke der Gynäkologie und Geburtshilfe

In der langen Entwicklungsgeschichte der Gynäkologie und Geburtshilfe wurde eine immense Literatur zusammengetragen. Hier sollen kurz zwei von den wichtigsten klassischen Büchern der Gynäkologie und Geburtshilfe vorgestellt werden.
Das JING XIAO CHAN BAO (übersetzt: „Wertvolle Erfahrung und Erfolg in der Geburtshilfe") wurde zwischen 825 und 856 n. Chr. in der Tang-Dynastie von *Zan Yin* geschrieben und ist das älteste noch vorhandene Fachbuch der Geburtshilfe. Das Werk besteht aus drei Bänden und einem Ergänzungsband. Beschrieben werden viele Erkrankungen, die in der Schwangerschaft, während und nach der Geburt auftreten, daneben sind die entsprechenden Gegenmaßnahmen und Rezepte aufgeführt.
Das FU *Q*ING ZHU NÜ KE (übersetzt: „Frauenheilkunde von Fu *Q*ing Zhu") wurde in der Zeit vom Ende der Ming- bis Anfang der *Q*ing-Dynastie (ca. 1630–1660) geschrieben.

Dieses Buch betont, dass Frauenleiden hauptsächlich auf einer Disharmonie der Funktionskreise Leber, Milz, Niere und der Extrameridiane *Chong Mai, Ren Mai, Du Mai* sowie *Dai Mai* basieren. Im Anschluss an die allgemeinen Ausführungen werden Behandlungen und Arzneimittelrezepte angegeben. Die meisten Medizinhistoriker beurteilen die Darlegungen im theoretischen Teil des Buches als zu knapp und ungenau, seinen praktischen Teil aber als gut verständlich und nützlich. Gerade weil es in einer sehr einfachen Sprache und klinisch orientiert geschrieben ist, fand es weite Verbreitung.

Die Sonderstellung der Geburtshilfe

Wegen der geringen Produktivkraft war ein so großes Land wie China früher darauf angewiesen, dass seine Bevölkerung sich ausreichend vermehrte, um insbesondere im Kampf gegen Naturkatastrophen bessere Chancen zu haben. Auch für die Versorgung im Alter spielten Nachkommen eine entscheidende Rolle, deshalb stand innerhalb der Familie die Fortpflanzung an erster Stelle. Wegen der streng feudalistischen Gesellschaftsform blieben aber die Frauen selbst auf der niedrigsten Stufe. Dieser Sachverhalt spiegelte sich in der Medizin darin wider, dass die Geburtshilfe gegenüber der Gynäkologie stark bevorzugt wurde. Dies lässt sich auch anhand von zahlreichen Fachbüchern über Frauenkrankheiten nachweisen.
In der Song-Dynastie (960–1279 n. Chr.) wurde ein Hofarztamt mit mehreren Professoren eingerichtet. Es gab dort neun Abteilungen; eine davon war die Geburtshilfe-Abteilung, zu der auch die Gynäkologie gehörte, aber lediglich als Nebenfach.

Die große Bedeutung der Vorbeugung

Vorbeugung heißt unter anderem, sich vor einer Krankheit zu schützen. Früher betrachtete man in China das Eindringen von Dämonen als den Ursprung von Krankheiten; es sollte aber verschiedene Möglichkeiten geben, wie man ihnen entgehen konnte. Später rückten dann durch die Einbeziehung naturphilosophischer Konzepte zunehmend Umweltfaktoren wie Kälte, Hitze oder Feuchtigkeit sowie emotionale Faktoren als Krankheitsauslöser ins Blickfeld.
Im Huang Di Nei Jing steht: „Wenn genügend *Zheng Qi* (Lebenskraft) im Körper existiert, können Krankheitsfaktoren nicht eindringen.“ Da bei Frauen aber, bedingt durch ihre physiologischen und pathologischen Besonderheiten (siehe unten), oft ein Mangelzustand vorliegt, können Krankheitsfaktoren relativ leicht eindringen. Deshalb war Vorbeugung nicht nur historisch bedeutend, sondern spielt auch gegenwärtig noch eine wichtige Rolle in der Frauenheilkunde und Geburtshilfe.

Entwicklung der Frauenheilkunde

Gynäkologie und Geburtshilfe haben zwar als Fach bereits eine lange Geschichte in China, dennoch verlief ihre Entwicklung relativ langsam.
Die Gründe hierfür sind in der feudalistischen Gesellschaftsstruktur zu suchen, die eine strenge Abschirmung der Frauen vor fremden Männern verlangte.

Daher musste z. B. die Anamnese durch einen Vorhang hindurch erhoben werden, damit der Arzt die Patientin nicht sah. Auch war ein direktes Tasten des Pulses bei einer Patientin in vielen Dynastien nicht erlaubt; oft konnte der Arzt lediglich an drei Fäden fühlen, die in den Pulstastpositionen am Handgelenk der – zusätzlich noch durch einen Vorhang abgeschirmten – Patientin befestigt waren.
Außerdem durften Frauen keinen Beruf ausüben. In den letzten tausend Jahren war es ihnen nur in Einzelfällen gestattet, als Ärztinnen zu arbeiten. Die Geburtshilfe wurde deshalb in der Regel von „Hebammen" geleistet, die keine Ausbildung, sondern lediglich Erfahrung mit Geburten hatten.
Erst in den letzten 50 Jahren führten Rahmenbedingungen wie universitäre Ausbildung, zahlreiche Forschungen und der Austausch mit der Schulmedizin zu großen Fortschritten der Gynäkologie und Geburtshilfe in China.

1.2 Physiologie der Frau nach der TCM

Frauen unterscheiden sich von Männern sowohl anatomisch als auch durch physiologische Besonderheiten wie Menstruation, Schwangerschaft, Gebär- und Stillfähigkeit.

1.2.1 Charakteristika der weiblichen Anatomie und Physiologie

Die Gebärmutter – Strukturen

Nü Zi Bao: Die Gebärmutter ist ein außergewöhnliches Organ, in dem Vorgänge wie die Menstruation, die Empfängnis und Kontrolle der Schwangerschaft ablaufen. Sie übt eine doppelte Funktion aus, da sie sowohl speichern kann, wie ein Speicher-(*Zang*-)Organ, als auch weiterleiten kann, wie ein Hohl-(*Fu*-)Organ. Zusammen mit dem *Chong*-Meridian bewirkt sie die Speicherung von Blut vor der Menstruation und während der Schwangerschaft, aber auch, dass es während der Menstruation und der Geburt blutet und sie leitet Blut aus.
Bao Mai: Diese Meridiane im Innern der Gebärmutter haben eine direkte Verbindung mit dem Herzen.
Bao Luo: Die kleinen Meridiane um die Gebärmutter herum stehen in enger Beziehung zu den Nieren. Gemeinsam mit *Bao Mai* unterstützen sie *Nü Zi Bao* bei der Ausübung ihrer Funktionen.

Essenzen

Tian Kui (Himmels-Tau): Diese sexuell stimulierende Essenz hat ihren Ursprung im angeborenen *Qi (Xian Tian Zhi Qi)* und reift mit Unterstützung des erworbenen *Qi (Hou Tian Zhi Qi). Tian Kui* wird im oberen Erwärmer *(Shang Jiao)*, im Herzen, das auch mit dem Himmel assoziiert wird, produziert. Durch *Bao Mai* wird *Tian Kui* vom Herzen zum Uterus transportiert. Die Essenz tritt zum ersten Mal in Erscheinung, wenn die Niere reif und der *Ren Mai* frei ist und der *Chong Mai* blüht. Im Alter, wenn das Nieren-*Qi (Shen Qi)* schwach ist, verliert sie ihre Funktion. Ihre Hauptfunktion besteht darin, die Geschlechtsorgane zur Reife zu führen, Fruchtbarkeit auszubilden und für eine regelmäßige Menstruation als Voraussetzung von Empfängnis und Schwangerschaft zu sorgen.
Blut *(Xue)* und Qi: Die wichtigste Substanz der Frau ist das Blut *(Xue)*: Es fließt bei der Menstruation; über das Blut *(Xue)* wird der Fetus in der Schwangerschaft ernährt; es begleitet die Geburt und wandelt sich nach der Geburt in Milch um. Aber zwischen *Qi* und Blut *(Xue)* besteht eine enge Beziehung. Im Prinzip sind beide nicht voneinander zu trennen. Blut *(Xue)* wird vom *Qi* erzeugt, getrieben und gehalten. Nur wenn sich das *Qi* frei bewegt, kann auch das Blut *(Xue)* frei zirkulieren und so seiner physiologischen Funktion gerecht werden. Dagegen kommt es bei gestautem *Qi* zu einem Blut-Stau mit entsprechend gestörter physiologischer Funktion.

Die inneren Organe

Blut *(Xue)* hat also bei Frauen eine ganz besondere Bedeutung. Die inneren Organe in ihrer Gesamtheit bilden die Basis für sein regelrechtes Funktionieren. Produktionsstätten von *Qi* und Blut *(Xue)* sind die Milz und der Magen. Vom Herzen wird das Blut *(Xue)* regiert, von der Leber gespeichert und von der Milz in den Gefäßen gehalten. Die Niere speichert die Essenz *Jing* und *Jing* wiederum kann sich in Blut *(Xue)* umwandeln. Die Lunge herrscht über *Qi* und *Qi* treibt den Fluss des Blutes *(Xue)* an. Hieraus wird deutlich, dass die inneren Organe harmonisch zusammenarbeiten müssen, damit das Blut seine physiologische Funktion erfüllen kann (Abb. 1.1).
Auch die physiologischen Vorgänge bei der Frau hängen eng mit den Aktivitäten von Leber, Milz und Nieren zusammen. Eine wichtige Voraussetzung ist dabei, dass das Nieren-*Qi* gesund ist, damit das *Tian Kui* (Himmels-Tau) rechtzeitig hinzukommt und seine Wirkung ausüben kann. Die Leber gewährleistet den geschmeidigen Fluss von *Qi* und fördert auch den Blutfluss der Menstruation. Für die Auffüllung des Blutmeeres *(Xue Hai)* – *Chong Mai* – ist die Milz mit ihrer Umwandlungs- und Transportfunktion zuständig.
Xue Hai (Blutmeer) hat in der TCM folgende Bedeutungen: Es entspricht dem Punkt Mi 10 (der Punkt trägt auch den Namen *Xue Hai*), versinnbildlicht die Blutspeicherfunktion der Leber und steht für den *Chong Mai,* den außerordentlichen Meridian, der die Speicherung und Entleerung des Blutes zwischen Leber und Gebärmutter vermittelt. Im folgenden ist mit *Xue Hai* (Blutmeer), sofern nicht anders erklärt, *Chong Mai* gemeint.

1

Die Meridiane

Haupt- und außerordentliche Meridiane sind wichtige Komponenten des Meridiansystems.

Die außerordentlichen Meridiane dienen den Hauptmeridianen als Energiereserven. Denn sie können einerseits *Qi* und Blut *(Xue)* aus den Hauptmeridianen absorbieren, geben sie andererseits bei Bedarf aber auch wieder ab.

Von den außerordentlichen Meridianen haben *Chong-*, *Ren-*, *Du-* und *Dai*-Meridian, die alle ihren Ursprung im Unterbauch haben, die größte Bedeutung für die Physiologie und Pathologie in der Frauenheilkunde (Abb. 4.1, S. 40).

***Chong*-Meridian:** Der *Chong*-Meridian gilt als *Xue Hai* (Blutmeer). Sein äußerlicher Verlauf beginnt mit Ma 30 am Unterbauch und zieht gemeinsam mit dem Nieren-Meridian nach oben. Im Brustbereich steht er in Verbindung mit dem Magen-Meridian, der Quelle der erworbenen Essenz, und im unteren Körperbereich mit dem Nieren-Meridian, der Quelle der angeborenen Essenz. Die Grundlage der weiblichen Physiologie bildet das Blut, das sowohl von der erworbenen als auch von der angeborenen Essenz erzeugt wird. Ausgehend von diesen beiden Quellen sammelt es sich im *Chong*-Meridian und gewährleistet die physiologischen Vorgänge bei der Frau. Wenn das *Xue Hai* (Blutmeer) voll ist, kann das Blut bei der Menstruation rechtzeitig fließen. Da der *Chong*-Meridian zudem eine enge Verbindung zu den 12 Hauptmeridianen hat, kann er sie regulieren und ernähren. Im Huang Di Nei Jing wird der *Chong*-Meridian deshalb auch als „Meer der 12 Hauptmeridiane" bezeichnet.

***Ren*-Meridian:** Der *Ren*-Meridian wird „Meer der *Yin*-Meridiane" genannt, denn er beeinflusst alle *Yin*-Meridiane des Körpers und dominiert das Blut *(Xue)* ebenso wie die Körpersäfte *(Jin Ye)*. Er ist mitverantwortlich für Menstruation, Empfängnis, Schwangerschaft, Geburt und die Menopause.

***Du*-Meridian:** Der *Du*-Meridian ist Sammelpunkt aller *Yang*-Meridiane des Körpers, deshalb wird er auch als „Meer der *Yang*-Meridiane" bezeichnet. In der Gynäkologie hat der *Du*-Meridian nur eine mittelbare Bedeutung. Er verläuft durch die ganze Wirbelsäule und steht mit den Nieren in Verbindung; daher kann das Nieren-*Qi* durch den *Du*-Meridian beeinflusst werden. Zusammen mit dem *Ren*-Meridian bildet er den kleinen Kreislauf; diese beiden Meridiane halten *Yin* und *Yang* des Körpers im Gleichgewicht.

***Dai*-Meridian:** Der *Dai*-Meridian ist die Gürtelleitbahn; bei ihm handelt es sich folglich um die einzige horizontal verlaufende Leitbahn des Körpers. Der *Dai*-Meridian hält alle durch den Bauch laufenden Meridiane zusammen und unterstützt so die normale Zirkulation von *Qi* und Blut *(Xue)* in den oben genannten Meridianen.

Ebenfalls eine wichtige Rolle spielen die folgenden Hauptleitbahnen:

Der **Leber-Meridian** regiert das äußere Genitale, deshalb beruhen Beschwerden und andere Affektionen in diesem Bereich oft auf Problemen des Leber-Meridians. Sein innerer Verlauf durch die Brust erklärt seine Beteiligung – bei Stagnation – an der prämenstruellen Brustspannung. Eine wichtige Funktion übt er auch in Bezug auf den freien Milchfluss nach der Geburt aus.

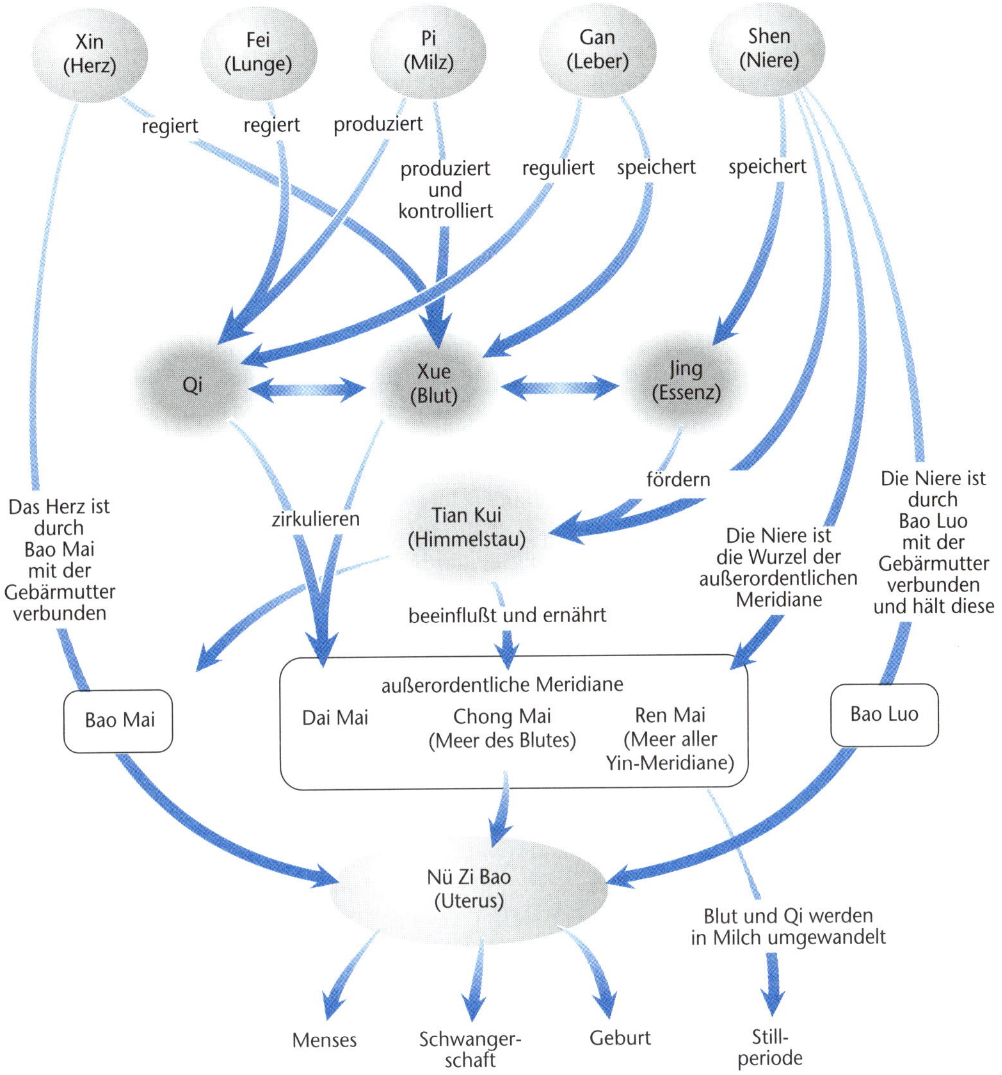

Abb. 1.1
Physiologische Zusammenhänge bei der Frau nach Auffassung der chinesischen Medizin.

Der **Magen-Meridian** ist der Ursprung des postnatalen *Qi*. Er zieht durch die Brustwarze und ist gemeinsam mit dem *Chong*-Meridian, zu dem er eine intensive Beziehung unterhält, für die Produktion der Milch zuständig.

1.2.2 Zyklus und Empfängnis

Im HUANG DI NEI JING-SU WEN ist Folgendes zu lesen: „Das Nieren-*Qi* eines Mädchens erlebt im Alter von 7 Jahren eine Fülle, die Milchzähne werden jetzt durch die zweiten Zähne ersetzt, das Haar wächst. Mit 14 kommt *Tian Kui* (der Himmels-Tau) an, der *Ren*-Meridian ist frei, der *Chong*-Meridian steht in Blüte, die Blutungen sind regelmäßig, sie kann jetzt empfangen. Mit 21 befindet sich die Nieren-Essenz *(Jing)* auf ihrem Höhepunkt, die Weisheitszähne brechen durch, der Wachstumsgipfel ist erreicht. Mit 28 werden Sehnen und Knochen stark, das Haar wächst am längsten, der Körper ist stark und blühend. Mit 35 werden die *Yang-Ming*-Meridiane schwächer, das Gesicht fängt an zu welken, das Haar beginnt auszufallen. Mit 42 sind alle drei *Yang*-Meridianpaare schwach, das Gesicht wirkt dunkler, das Haar ergraut zunehmend. Mit 49 ist der *Ren*-Meridian leer, der *Chong*-Meridian erschöpft, *Tian Kui* (der Himmels-Tau) trocknet aus, die Erdpassage (Uterus) ist nicht mehr offen, so dass Schwäche und Unfruchtbarkeit einsetzen." Wenn das Nieren-*Qi* reif ist, *Tian Kui* ankommt, der *Ren*-Meridian frei wird und der *Chong*-Meridian stark ist, bekommt die Frau die Menstruation und kann empfangen.

Die Menstruation *(Yue Jing)*

In der Materia Medica, einem Arzneibuch von Li Shi-Zhen (1578 n. Chr.) mit dem Titel BEN CAO GANG MU steht: „Frauen sind *Yin*-Typen, das Blut ist ihre hauptsächliche Substanz. Das Blut entspricht nach oben dem *Tai Yin* (dem Mond), nach unten den Gezeiten. Der Mond kann voll oder schmal sein, bei den Gezeiten gibt es Morgen- und Abendflut. Die Menstruation kommt jeden Monat einmal und korrespondiert mit dem oben genannten Phänomen, deshalb wird sie auch als Monatssignal, Monatswasser oder Monatsfluss *(Yue Jing)* bezeichnet."
Die Menstruation ist ein physiologisches Phänomen auf der Grundlage eines harmonischen Zusammenwirkens von *Tian Kui* (Himmels-Tau), Organfunktionen, *Jing Luo* (Meridian), *Qi* und Blut *(Xue)* in Bezug auf den Uterus.
Mit etwa 14 Jahren ist bei einem Mädchen die Niere reif, der *Ren*-Meridian frei und der *Chong*-Meridian blüht. Unter Stimulation durch *Tian Kui* (Himmels-Tau) wird im Magen und in der Milz mehr Blut produziert, um für den Fall, dass eine Schwangerschaft eintritt, diese auch unterhalten zu können. Der Teil des Blutes, den die Leber nicht mehr speichern kann, wird zum *Chong*-Meridian *(Xue Hai)* weitertransportiert. Dadurch füllt sich *Xue Hai* allmählich mit Blut an. In der Mitte zwischen zwei Menstruationsblutungen befinden sich *Yin* und *Yang* (Blut und *Qi*) im Gleichgewicht. Da Meridiane und Gefäße nun mit Blut *(Xue)* gefüllt sind und das *Qi* sehr aktiv ist, kann eine Empfängnis stattfinden.

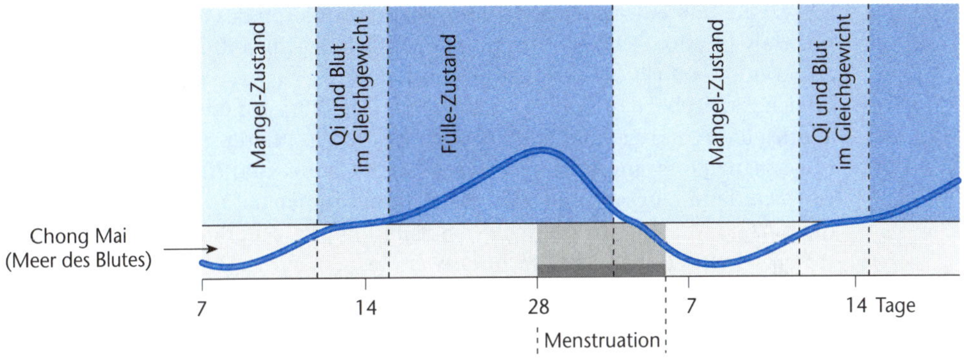

Abb. 1.2
Die Dynamik von *Qi* und Blut im *Chong Mai* (Blutmeer) im Verlauf eines Zyklus: Relative Fülle- und Mangel-Zustände des *Chong Mai* sind in bestimmten Phasen des Zyklus physiologisch.

In den darauf folgenden 14 Tagen werden weiterhin Blut *(Xue)* und *Qi* in den *Chong*-Meridian transportiert, so dass sich zunehmend ein Fülle-Zustand entwickelt. Auch die Körpertemperatur (Basaltemperatur) steigt leicht an. Wenn nach ca. 28 Tagen das Blutmeer *(Xue Hai)* übervoll ist, beginnt das Menstruationsblut zu fließen. Die Menstruation dauert normalerweise drei bis sieben Tage und in dieser Zeit werden etwa drei bis fünf Vorlagen pro Tag benötigt. Danach befindet sich das Blutmeer *(Xue Hai)* wieder in einem relativen Leere-Zustand (Abb. 1.2). Bei einer Frau kommt während in etwa 35 Jahren ihres Lebens zu Monatsblutungen.
Die Chinesische Medizin legt viel Wert auf eine genaue Beobachtung der Menstruation, die sich an Menge, Farbe und Konsistenz der Blutung orientiert. Die Farbe des Menstruationsblutes soll weder zu dunkel noch zu hell sein; von der Konsistenz her soll es nicht zu dick, aber auch nicht zu wässerig sein und keine oder nur wenige Klumpen enthalten; ebenso darf es keinen unangenehmen Geruch haben. Die Blutungsintervalle sollten nicht kürzer als 21 Tage und nicht länger als 35 Tage sein.
Auch der Vaginalfluor verändert sich mit dem Zyklus. In der erste Hälfte nach der Monatsblutung herrscht ein Zustand relativer Leere. Das Milz-*Qi* ist in dieser Zeit schwächer als sonst und in seiner aufsteigenden und flüssigkeitstransportierenden Funktion nicht sehr stabil. Das führt dazu, dass in größeren Mengen ein dünnflüssiger und spinnbarer Ausfluss produziert wird; während des Fülle-Zustands in der zweiten Hälfte ist er dagegen weniger reichlich und eher dickflüssig.

Physiologische Variationen

Es kommt bei jungen Frauen manchmal vor, dass sie nach der Menarche noch eine Zeit lang unregelmäßige Perioden haben oder dass sogar eine Amenorrhö bei ihnen vorliegt. Der Grund dafür ist meistens eine relative Unreife ihres Nie-

ren-*Qi* und ein entsprechend instabiles Funktionieren des *Tian Kui*. Dies kann noch als physiologisch gelten. In einem solchen Fall sollte das Nieren-*Qi* gestärkt oder einfach etwas abgewartet werden.
Gleiches trifft bei den Frauen zu, deren Periode kurz vor und/oder während der Wechseljahre unregelmäßig wird, weil sowohl das Nieren-*Qi* als auch die Nieren-Essenz *(Jing)* im Alter geschwächt sind. *Chong*- und *Ren*-Meridian entleeren sich dann langsam und *Tian Kui* kommt immer unregelmäßiger. So lange die einzige Störung im Rahmen bleibt und keine weiteren Beschwerden auftreten, ist eine Behandlung nicht notwendig.
Manche Frauen bekommen nur alle zwei, drei Monate oder sogar nur einmal im Jahr ihre Periode, einige Frauen haben ihr ganzes Leben lang überhaupt keine Menstruation – dennoch können sie schwanger werden und Kinder gebären. Es handelt sich dabei also nicht um Krankheiten, sondern lediglich um physiologische Variationen.
Trotzdem sollte in derartigen Situationen eine schulmedizinische Abklärung erfolgen, um behandlungsbedürftige Krankheiten auszuschließen.

1.2.3 Schwangerschaft und Geburt

Im Huang Di Nei Jing-Ling Shu steht: „... Wenn bei Mann und Frau die Nierenfunktion reif ist und *Tian Kui* (Himmelstau) regelmäßig erscheint, können sie Kinder bekommen." Damit eine Schwangerschaft entsteht, müssen die Nierenessenzen beider Elternteile, nämlich Samen- und Eizelle zusammentreffen. Dies ergibt wieder das *Yin-Yang*-Prinzip: Der Same entspricht dem *Yang*-Prinzip, denn er ist aktiv und beweglich; die Eizelle verkörpert als ruhend und empfangend das *Yin*-Prinzip. Huang Di Nei-Shuwen: „... durch zwei entsteht drei; durch drei entstehen zehntausende Dinge (in der Natur) ...".
Während einer Schwangerschaft konzentriert sich das Blut im *Chong*-Meridian *(Xue Hai)* und gewährleistet so, dass der Fetus in der Gebärmutter gleichmäßig ernährt wird. Im übrigen Körper herrscht gleichzeitig ein relativer *Yin*-Mangel vor, so dass schwangere Frauen zu einer Leere-Hitze-Symptomatik tendieren.
Weil mit dem Blut *(Xue)* im *Chong*-Meridian *(Xue Hai)* der Fetus ernährt wird und dadurch das *Xue Hai* (Blutmeer) nicht mehr übervoll ist, findet keine Periodenblutung mehr statt. Dies führt häufig zu folgender Problematik:
Am Anfang der Schwangerschaft ist der Embryo noch sehr klein und verbraucht nicht viel Blut aus dem *Chong*-Meridian *(Xue Hai)*. Der Körper hat sich jedoch noch nicht daran gewöhnt, dass die regelmäßige Entleerung des *Xue Hai* (Blutmeer) jetzt ausbleibt; folglich steigt das *Qi* im *Chong*-Meridian nach oben. Wegen der engen Verbindung mit dem Magen löst das bei schwangeren Frauen oft Appetitlosigkeit, Übelkeit und Erbrechen aus.
Mit der Zeit wird der Fetus immer größer, was den *Qi*-Fluss im Unterbauch behindert. Besonders nach dem 5. Monat, wenn das reine *Qi* nicht mehr in ausreichendem Maße nach oben steigen kann, verspürt die Frau häufig Müdigkeit

und ein vermehrtes Schlafbedürfnis. Die Stauung des *Qi* im Unterbauch kann Ödeme, Blähungen und Rückenschmerzen zur Folge haben.
Die genannten Beschwerden sind physiologisch. So lange sie also ein gewisses Maß nicht überschreiten, sind sie nicht behandlungsbedürftig.

1.2.4 Geburt und Wochenbett

Während einer Schwangerschaft reift der Fetus in 10 Monaten heran wie eine Frucht, die dann in der Erntezeit von selbst vom Baum herab auf den Boden fällt. Übertragen auf den Menschen bedeutet dieses Bild, dass die Geburt stattfindet. Sie beginnt mit Eröffnungswehen, die auf einen rhythmisch verstärkten *Qi*-Fluss in denjenigen Meridianen, die eine enge Verbindung zur Gebärmutter haben, zurückzuführen sind; dadurch öffnet sich das Geburtstor (der Muttermund) allmählich und das Fruchtwasser fließt ab. Unter Geburtsschmerzen und mit mäßigem Blutverlust der Mutter wird dann zunächst das Kind, danach die Plazenta geboren. Der ganze Prozess verbraucht nicht nur Blut *(Xue)*, sondern auch viel *Qi* der Frau. Die Geburt sollte nicht länger als 24 Stunden dauern und die Blutmenge, die dabei verloren geht, 200 ml nicht überschreiten.
In den ersten Wochen nach der Geburt befindet sich die Frau durch den plötzlichen Verlust von *Qi* und Blut *(Xue)* in einem Mangel-Zustand. Das geschwächte *Yin* kann das oberflächliche *Yang* nicht mehr im Gleichgewicht halten. Deshalb haben Frauen nach einer Geburt oft leichtes Fieber und schwitzen vermehrt. Sie reagieren auch empfindlicher auf Kälte und Wind und erkälten sich leicht. Der Verlust der *Jing Ye* (Körpersäfte; hier z. B. Fruchtwasserabgang, starke Schweißausscheidung) führt zu Trockenheit in Magen und Darm, was Verstopfung zur Folge haben kann.
In den ersten drei Wochen nach der Geburt kommt es zum Wochenfluss (Lochien). Seine Farbe sollte von Anfang an rot sein und allmählich heller werden, bis sie zum Schluss nur noch grauweiß ist. Er sollte nicht länger als 21 Tage fließen. In den meisten schulmedizinischen Büchern wird seine Dauer hingegen mit bis zu 30 Tagen angegeben. Der Grund für diese unterschiedlichen Angaben liegt wahrscheinlich darin, dass Blut *(Xue)* in der Chinesischen Medizin als fundamental gilt und eine viel größere Bedeutung als in der westlichen Medizin hat, ein Verlust daher weniger toleriert wird. Ursprünglich besteht der Wochenfluss ja aus Blut *(Xue)*, und man sieht in ihm zunächst einen rein physiologischen Blutverlust. Wenn er aber zu lange weiterbesteht, schwächt er das Blut *(Xue)*. Dieser Zustand ist dann behandlungsbedürftig. Weil auch das *Qi* in dieser Zeit relativ schwach ist, kann es das Blut *(Xue)* nicht ausreichend treiben. So kommt es leicht zu einem Blut-Stau, der sich teilweise als stockender oder verlängerter Wochenfluss äußert.
Kurz zusammenfasst gilt: Ein relativer Mangel-Zustand und eine Tendenz zu Blut-Stau sind die physiologischen Besonderheiten im Wochenbett.

1.2.5 Stillen

Der Magen-Meridian verläuft durch die Brustwarze und der Leber-Meridian weiter innen durch die Brust. Beide Meridiane stehen also direkt mit der Brust in Verbindung. Durch eine Transformation wird aus Blut *(Xue)* die Muttermilch produziert. Das Blut *(Xue)* hat seinen Ursprung im erworbenen *Qi* oder Nahrungs-*Qi* von Magen und Milz. Zuständig für das freie Fließen des *Qi* im Körper ist die Leber, und das *Qi* wiederum ist die treibende Kraft für den Milchfluss. Das erklärt die große Bedeutung des Magens für die Milchproduktion und wie wichtig die Leber für den freien Fluss der Milch ist.
Weil das Blut *(Xue)* nach der Geburt in Milch (1000–2500 ml pro Tag) umgewandelt wird, ist der *Chong*-Meridian nicht mehr übervoll. Daher haben die meisten Frauen während dieser Zeit keine Menstruation.

Erklärungen für das physiologische Ausbleiben der Menstruation

vor der Menarche:	Unreife des Nieren-*Qi*, *Tian Kui* (Himmels-Tau) ist noch nicht entstanden
in der Schwangerschaft:	das Blut *(Xue)* sammelt sich im *Chong*-Meridian und in der Gebärmutter, um den Fetus zu ernähren
in Wochenbett und Stillzeit:	das Blut *(Xue)* wird in Wochenfluss und vor allem in Milch umgewandelt
in der Menopause:	das Nieren-Jing ist schwächer geworden und verbraucht, *Tian Kui* (Himmels-Tau) ist ausgetrocknet

1.3 Krankheitsursachen und Pathologie

1.3.1 Krankheitsursachen

Die unterschiedlichsten Faktoren können zu einer Krankheit führen, beispielsweise die sechs übermäßigen Witterungen, die sieben Emotionen, falsche Ernährungs- oder Lebensgewohnheiten, exzessive Sexualität sowie Verletzungen. Ob sich eine Krankheit auch tatsächlich manifestiert, wenn solche Faktoren vorliegen, hängt davon ab, wie stark das (Lebens-)Aufrichts-*Qi (Zheng Qi)* ist und wie ausgeprägt die Krankheitsfaktoren sind. Im Huang Di Nei Jing-Su Wen heißt es: „Wenn genügend Aufrichts-*Qi (Zheng Qi)* im Körper existiert, können Krankheitsfaktoren nicht eindringen.“ Während einer Schwangerschaft und Menstruation oder nach der Geburt ist das Aufrichts-*Qi (Zheng Qi)* der Frau jedoch relativ schwach, so dass Krankheitsfaktoren entsprechend leichter Krankheiten hervorrufen können.

Die Krankheitsursachen werden wie folgt unterteilt:

- äußere Krankheitsursachen
- innere Krankheitsursachen
- andere Krankheitsursachen.

Äußere Krankheitsursachen

Die sechs übermäßigen Klimafaktoren (Wind, Kälte, Sommerhitze, Feuchtigkeit, Trockenheit und Feuer) können zu einer Frauenkrankheit führen. In der Gynäkologie spielen besonders Kälte, Hitze und Feuchtigkeit eine wichtige Rolle, weil sie leichter als die anderen Klimafaktoren eine Verbindung mit dem Blut *(Xue)* eingehen und darin verweilen, woraus eine Disharmonie von *Qi* und Blut *(Xue)* resultiert.

Kälte

Da Kälte zu den *Yin*-Krankheitsfaktoren gehört, können durch sie die *Yang*-Funktionen des Körpers beeinträchtigt werden. Darauf beruht die Kälteempfindlichkeit der Patientin. Kälte hat einen zusammenziehenden Charakter, das heißt, sie bewirkt eine Verdichtung von Substanzen oder eine Verengung der Gefäße. Wenn das Blut *(Xue)* „gefriert“, führt dies zu einem Blut-Stau. Die entsprechenden Symptome sind Schmerzen, eine verspätete Periode, Amenorrhö oder sogar Sterilität.

Hitze

Hitze entsteht aus übermäßigem *Yang*. Wenn die Hitze sehr stark ist, wird dieses Stadium auch als Feuer bezeichnet. Hitze und Feuer haben also einen ähnlichen Charakter, jedoch eine unterschiedliche Intensität.

Die Hitze entspricht einer *Yang*-Störung und kann das *Yin*-System des Körpers verletzen, denn sie hat einen anregenden und nach oben steigenden Charakter und kann das Blut *(Xue)* und die Körpersäfte *(Jing Ye)* leicht zum Verdampfen bringen. Wenn die Hitze ins Blutmeer *(Xue Hai, Chong Mai)* eindringt, treibt sie das Blut *(Xue)* an. Das kann z. B. zu starken Regelblutungen, Unruhe des Fetus oder verlängertem Wochenfluss führen.

Feuchtigkeit

Die Feuchtigkeit gehört zu den *Yin*-Störungen. Sie ist schwer und trübe und verweilt oft im mittleren oder unteren Dreifach-Erwärmer. Da sie den *Qi*-Fluss behindert und so einen Stau von *Qi* und Blut *(Xue)* verursacht, treten oft Symptome wie Amenorrhö, starker Ausfluss, Sterilität oder Ödeme während der Menstruation oder in der Schwangerschaft auf. Auch Zysten im Ovar oder das Syndrom polyzystischer Ovarien (Stein-Leventhal-Syndrom) werden oft auf eine Feuchtigkeitsansammlung (evtl. mit Nieren-*Yang*-Mangel) zurückgeführt. Zudem hat Feuchtigkeit noch die Eigenschaft, „klebrig-zäh" zu sein, so dass eine durch Feuchtigkeit verursachte Krankheit meistens langwieriger verläuft und schwieriger zu behandeln ist.

Innere Krankheitsursachen

Nach Auffassung der Chinesischen Medizin bilden Körper, Geist und Emotionen eine integrierte Ganzheit. Jeder Überschuss an Emotionen wie Wut, Traurigkeit, Freude, Nachdenklichkeit oder Angst kann sich auf bestimmte innere Organe, die mit ihnen in Beziehung gebracht werden, negativ auswirken. Dies führt zu einer Disharmonie zwischen *Qi* und Blut *(Xue)*, zwischen *Yang* und *Yin*. Als Folge davon erkrankt der Körper. Wird z. B. die Leber durch Wut beeinträchtigt, kann sich das Leber-*Qi* nicht mehr frei entfalten. Es fließt stattdessen quer oder steigt in die Gegenrichtung nach oben, wodurch Unregelmäßigkeiten der Menstruation, Übelkeit oder Nasenbluten während der Periode auftreten können. Ein anderes Beispiel ist, dass fortgesetzte Nachdenklichkeit oder Grübeln der Milz schadet. Die Milz ist die Quelle von erworbenem *Qi* und Blut *(Xue)* und sie hält das Blut in den Gefäßen. Deshalb kann es bei einer Dysfunktion der Milz sowohl zu einer Hyper- als auch einer Hypomenorrhö oder Menorrhagie kommen.

Andere Krankheitsursachen

Zu den weiteren Krankheitsursachen gehören:
- eine schwache Konstitution
- ein Missverhältnis zwischen Anstrengung und Ruhe
- falsche Ernährung
- mangelnde und mehr noch übermäßige sexuelle Aktivität
- zu viele Schwangerschaften und Geburten

- Traumata
- das Eindringen von Parasiten, eine Vergiftung oder mangelnde Hygiene
- falsche Behandlung

Alle diese Faktoren können ebenfalls eine Disharmonie von *Qi* und Blut *(Xue)* herbeiführen, Störungen der Organfunktionen bewirken und dadurch Erkrankungen verursachen.

1.3.2 Pathologie

Entstehung und Verlauf einer Krankheit sind als ein Kampf zwischen den Abwehrkräften des Körpers *(Zheng Qi)* und pathogenen Faktoren *(Xie Qi)* zu betrachten.
Sind die Abwehrkräfte zu schwach und/oder die pathogenen Faktoren zu stark, können diese in den Körper eindringen und es kommt zu einer Disharmonie von *Qi* und Blut *(Xue)*, zu Funktionsstörungen der inneren Organe und zur Schädigung der *Chong-*, *Du-*, *Dai-* und *Ren-*Meridiane. Alle zusammen sind die Grundlage für die Entstehung von Erkrankungen.

Disharmonie von Qi und Blut *(Xue)*

Durch Menstruation, Schwangerschaft, Geburt und Stillen verbraucht eine Frau viel Blut *(Xue)*. In ihrem Körper besteht daher eher eine Tendenz zu Blut*(Xue)*-Mangel, während das *Qi* relativ häufig im Überschuss vorhanden ist. Deshalb ist die Disharmonie zwischen *Qi* und Blut *(Xue)* einer der wichtigsten Pathomechanismen in der Frauenheilkunde.
In den Tabellen 1.1 und 1.2 werden die häufigsten Erscheinungsformen dieser Disharmonie mit Ursachen, Pathomechanismen sowie möglichen klinischen Variationen in der Frauenheilkunde dargestellt.

Tab. 1.1 Syndrome von Seiten des Blutes *(Xue)*

Blut*(Xue)*-Mangel	Ursachen	• akuter oder chronischer Blutverlust • mangelnde Produktion oder Schwäche des angeborenen und erworbenen *Qi* durch schwere oder chronische Erkrankung
	Pathologie	• Leere-Zustand des Blutmeeres *(Xue Hai)* • unterversorgte Gebärmutter
	Klinik	• verspätete Periode bis zu Amenorrhö • Hypomenorrhö, Dysmenorrhö • Behinderung der Fetalentwicklung • mangelnde Milchproduktion etc.

➔

1

Tab. 1.1 (Fortsetzung)		
Blut-Stau	Ursachen	• Eindringen von äußeren Krankheitsfaktoren • *Qi*-Stau durch ungesunde Emotionen • Trauma, operativer Eingriff
	Pathologie	• Behinderung des Flusses von Blut *(Xue)* und *Qi* im *Chong*- und *Ren*-Meridian sowie in der Gebärmutter
	Klinik	• Dysmenorrhö, Amenorrhö • Extrauteringravidität • Sterilität • Tumoren
Blut-Hitze	Ursachen	• Eindringen von Hitze in das Blut*(Xue)*-System • zu viele scharfe Gewürze oder Lebensmittel mit warmem Charakter • lange bestehende Stagnation von *Qi* oder Blut *(Xue)*
	Pathologie	• Hitze regt das Blut *(Xue)* an und zwingt es nach außen zu fließen • Schädigung der Körpersäfte *(Jing Ye)*
	Klinik	• übermäßige oder vorzeitige Periodenblutung • Kopfschmerz oder/und Übelkeit während der Menstruation • Nasenbluten während der Menstruation
Blut-Kälte	Ursachen	• Schädigung durch äußere Kälte • innere Kälte wegen *Yang*-Schwäche
	Pathologie	• durch die Kälte „gefriert" das Blut *(Xue)* • der Blutfluss ist durch Kälte verlangsamt
	Klinik	• Oligomenorrhö, Hypomenorrhö, Amenorrhö • Sterilität • Unterentwicklung des Fetus • Bauchschmerzen nach der Geburt

Tab. 1.2 Veränderungen von Seiten des *Qi*		
***Qi*-Mangel**	Ursachen	• schwache Konstitution • falsche oder schlechte Ernährung • Überanstrengung • schwere oder chronische Erkrankung
	Pathologie	• verminderte Abwehrkräfte • das Blut *(Xue)* wird nicht mehr normal gespeichert und kann nicht mehr in den Gefäßen kontrolliert und gehalten werden

➔

1

Tab. 1.2 (Fortsetzung)		
	Klinik	• Polymenorrhö, Hypermenorrhö, Menorrhagie • Unruhe des Fetus • Abort
***Qi*-Stagnation**	Ursachen	• depressive Verstimmungen • unregelmäßige Nahrungsaufnahme • Angriff durch äußere Faktoren • Stau von Blut *(Xue)*
	Pathologie	• Behinderung des Flusses von *Qi* und Blut *(Xue)* • Störung der Organfunktionen
	Klinik	• unregelmäßige Periode, schwankende Stärke der Blutung, Dysmenorrhö • starke prämenstruelle Symptome
Sinkendes *Qi*	Ursachen	• schwere *Qi*-Schwäche
	Pathologie	• das reine *Qi* kann nicht mehr nach oben steigen und die Organe nicht auf dem eigenen Platz festhalten
	Klinik	• Senkung der Gebärmutter • wässriger Ausfluss • Menorrhagie • Abort
Gegenläufiges *Qi*	Ursachen	• *Qi*-Stagnation • Eindringen von äußeren Krankheitsfaktoren
	Pathologie	• *Qi* bewegt sich in die falsche Richtung
	Klinik	• Kopfschmerzen, Schlaflosigkeit, Übelkeit und Erbrechen während der Menstruation oder in der Schwangerschaft

Dysfunktion der inneren Organe

Wie schon angesprochen, spielen für die TCM Nieren, Leber und Milz eine besondere Rolle in der Physiologie und Pathologie der Frau.

Nieren

Die Hauptfunktion der Nieren besteht darin, die Nieren-Essenz *(Shen Jing)* zu speichern und über Wachstum, Fortpflanzung und Geburt zu wachen. Da die Nieren-Essenz *(Shen Jing)* nie in Fülle vorhanden sein kann, wird hier nur ihr Mangel-Zustand vorgestellt.
Mögliche Ursachen des Mangel-Zustands sind ein schwaches angeborenes *Qi* (z. B. bei Frühgeborenen oder durch häufiges Kranksein in der Kindheit) oder dass das zur Verfügung stehende *Qi* durch zu häufige sexuelle Aktivitäten, zu viele Geburten oder chronische Erkrankungen aufgebraucht ist.

1

Nieren-*Qi*-Schwäche

Pathologie: mangelnde Festigkeit und Speicherfunktion; Überfließen des Wassers.
Klinik: allgemeine Beschwerden einer Nieren-Schwäche (z. B. leichte Schmerzen und Ermüdbarkeit in Rücken und Knien), unregelmäßige Periode, reichlicher, dünnflüssiger Ausfluss, Neigung zu Abort, zu Harninkontinenz oder zu Ödembildung.

Nieren-*Yang*-Schwäche

Pathologie: fortgeschrittene Form der Nieren-*Qi*-Schwäche: Körper und auch Gebärmutter können nicht mehr erwärmt werden.
Klinik: zusätzlich zu den Symptomen bei Nieren-*Qi*-Schwäche kommt es zu dauerndem Kältegefühl in Unterbauch oder Rücken, zu Libidoverlust, fetaler Unterentwicklung bei einer Schwangerschaft, Sterilität, kleinen oder unreifen Geschlechtsorganen.

Nieren-*Yin*-Schwäche

Pathologie: mangelnde Produktion von Körperflüssigkeit und Blut *(Xue)*, eine Leere-Hitze der Nieren stellt sich ein.
Klinik: allgemeine Symptome der Nieren-*Yin*-Schwäche (z. B. Hitzewallung, Nachtschweiß, Unruhe); Oligomenorrhö, Hypomenorrhö, Amenorrhö oder Metrorrhagie; klimakterisches Syndrom; Nasenbluten während der Periode.
Da Nieren-*Yin* und Nieren-*Yang* die gleiche Wurzel haben, wird ein Nieren-*Yin*-Mangel nach einiger Zeit immer auch einen Nieren-*Yang*-Mangel nach sich ziehen und umgekehrt.
Eine Unter- oder Fehlentwicklung der Geschlechtsorgane oder der Mamma lässt sich meistens auf eine Nieren-Schwäche zurückführen.

Leber

Die Hauptaufgabe der Leber ist es, Blut *(Xue)* zu speichern und den geschmeidigen Fluss des *Qi* zu gewährleisten. Bei einer Leber-*Qi*-Stagnation oder Leber-Blut*(Xue)*-Mangel können verschiedene gynäkologische Syndrome zum Vorschein kommen.
Mögliche Ursachen sind starke oder länger dauernde psychische und emotionale Belastungen, die zur *Qi*-Stagnation führen, sowie chronischer Blutverlust oder andere Erkrankungen, die Blut verbrauchen.

Leber-*Qi*-Stagnation (siehe *Qi*-Stagnation)

Pathologie: Bei einer starken oder länger bestehenden Leber-*Qi*-Stagnation kann ein empor loderndes Leber-Feuer ausgelöst werden, so dass sich bei den Patientinnen zusätzlich noch Hitze-Symptome entwickeln.
Klinik: starke Spannung in den Brüsten und unter den Rippenbogen.

Leber-Blut *(Xue)*-Mangel (siehe Blut*[Xue]*-Mangel)

Spezifische Symptome: unscharfes Sehen, brüchige Nägel.
Da Blut *(Xue)* ein Teil des *Yin* ist, kann bei länger bestehendem Leber-Blut*(Xue)*-Mangel eine Leere-Hitze ausgelöst werden, die bei den Patientinnen entsprechende Symptome wie z. B. Reizbarkeit und Nachtschweiß hervorruft.

Milz

Quelle des *Qi* und des Blutes *(Xue)* ist die Milz. Ihre Hauptfunktionen bestehen im Transport und der Umwandlung von Nahrung und Flüssigkeiten. Sie hält das Blut *(Xue)* in den Gefäßen und Meridianen.
Zu den Ursachen einer Milzstörung gehören:

- falsche Essgewohnheiten
- Einwirkung äußerer Nässe
- übermäßige geistige Beanspruchung (durch Denken, Rechnen oder Lernen) über einen längeren Zeitraum.

Milz-Qi-Schwäche

Pathologie: Unfähigkeit, Nahrungsmittel und Flüssigkeiten umzuwandeln und zu transportieren; Absenkung von Organen wie Magen, Blase oder Uterus; das Blut *(Xue)* wird nicht mehr in den Gefäßen gehalten.
Klinik: unregelmäßige Periode, Hyper-, Polymenorrhö, Durchfall oder Ödeme während der Menstruation, vermehrter Ausfluss, Gebärmuttersenkung.

Feuchtigkeit in der Milz

Pathologie: Wasseransammlung, Schleimbildung, Blockierung der Meridiane.
Klinik: Oligo- bis Amenorrhö, Sterilität, Ödeme, Ovarzysten oder Tumoren.

Schädigung der *Chong-*, *Ren-*, *Du-* und *Dai*-Meridiane sowie der Gebärmutter

Chong-, *Ren-*, *Du-* und *Dai*-Meridiane sowie die Gebärmutter können sowohl direkt durch Krankheitsfaktoren als auch indirekt in Folge einer Dysfunktion von *Qi* und Blut *(Xue)* sowie durch Funktionsstörungen der inneren Organe geschädigt werden. Weil diese Meridiane und die Gebärmutter aber unmittelbar für die Aufrechterhaltung der besonderen weiblichen Physiologie zuständig sind, wird verständlich, warum bei ihrer Störung fast alle möglichen Beschwerden der Frau auftreten können.

> Zusammenfassung: *Qi* und Blut *(Xue)* entstehen in den inneren Organen und die inneren Organe wiederum werden von *Qi* und Blut *(Xue)* ernährt. Die Meridiane sind der Transportweg für *Qi* und Blut *(Xue)* und sie verbinden die inneren Organe miteinander. So bald aber einer dieser Faktoren gestört ist, können auch die anderen in Mitleidenschaft gezogen werden (Abb. 1.3).

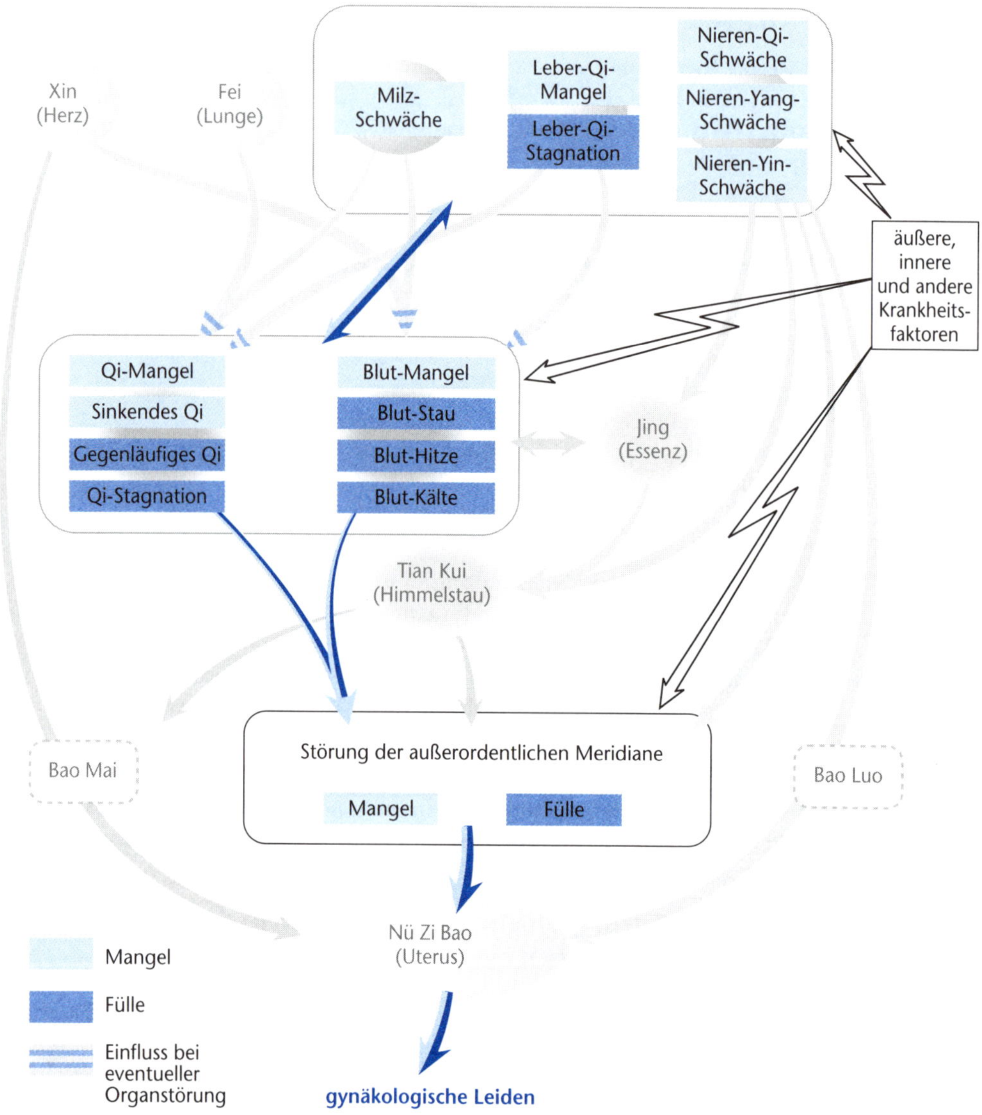

Abb. 1.3

Entstehung einer Krankheit nach den Vorstellungen der chinesischen Medizin: Ob es zu einer Krankheit kommt, hängt von zwei Faktoren ab: 1. der Stärke der äußeren pathogenen Faktoren und der Stärke des aufrechten *Qi (Zheng Qi)*. Beispiel: Bei extrem hohen Temperaturen im Sommer erkranken auch gesunde Menschen leichter; Menschen mit schwächerer Konstitution oder chronischen Krankheiten sind bereits bei weniger extremen Temperaturen krankheitsanfällig. Zitat aus den „Reinen Fragen" *(Shu Wen)*, „Gelber Kaiser": „Wenn man genügend aufrechtes *Qi* hat, können äußere Krankheitsfaktoren nicht eindringen."
Bei gynäkologischen Störungen spielen Leber, Milz und Niere die größte Rolle. Die bedeutendsten äusseren pathogenen Faktoren sind Hitze, Kälte und Feuchtigkeit, die zu einer Störung von Blut und *Qi* in den wichtigsten außerordentlichen Meridianen führen.

2 Diagnostische Verfahren in der Gynäkologie

Die vier diagnostischen Verfahren

2

Bei der Untersuchung und Behandlung von Kranken hat die Chinesische Medizin im Laufe der Jahrhunderte beachtliche praktische Erfahrungen gesammelt. Die wichtigsten diagnostischen Methoden sind das **Fragen**, das **Sehen**, das **Hören und Riechen** und das **Tasten**. In diesem Kapitel sollen nur die Aspekte, die im Zusammenhang mit der Frauenheilkunde von Bedeutung sind, angesprochen werden.
Wichtig ist auch zu erwähnen, dass eine notwendige schulmedizinische diagnostische Abklärung oder Therapie als Selbstverständlichkeit erachtet wird; daher geht dieses Buch im Folgenden nicht weiter detailliert auf mögliche schulmedizinische Differentialdiagnosen ein.

2.1 Befragung

Generell sollte nach früheren Erkrankungen der Patientin und ihrer Familienangehörigen gefragt werden.

Fragen nach dem Alter

Viele Krankheiten der Frau sind altersabhängig. So haben z. B. Frauen im jüngeren Alter (zwischen 11 und 18 Jahren) wegen Unreife des Nieren-*Qi* oft eine unregelmäßige Periode, die nicht unbedingt behandlungsbedürftig ist.
Wenn aber die Menstruation bis zum 18. Lebensjahr überhaupt noch nicht eingesetzt hat, liegt eine primäre Amenorrhö vor; sie sollte behandelt werden. Tritt bei einer Frau schon vor dem 40. Lebensjahr die Menopause ein, erfordert dies ebenfalls eine weitergehende Untersuchung und Behandlung. Auch bei vielen Tumoren der Frau besteht ein enger Zusammenhang mit dem Lebensalter, wie z. B. bei Gebärmutterhalskrebs, Mamma-, Endometrium- und Ovarialkarzinomen.

Fragen nach Beruf, Lebensumständen und Familienstand

Sie sind wichtig, weil Stress im Berufsalltag oder im Familienleben eine Leber-*Qi*-Stagnation verursachen kann. Wenn die belastende Situation sehr lange andauert, können zusätzlich Nieren-*Qi* oder Nieren-Essenz geschädigt werden. Auch durch eine erhöhte Zahl von Schwangerschaften und Geburten wird viel *Qi* und Blut *(Xue)* verbraucht. Lebt die Frau schon über zwei Jahre mit einem Partner zusammen und ist trotz Verzicht auf Verhütung noch immer nicht schwanger geworden, sollte dies ebenfalls abgeklärt werden.

Fragen zur Menstruation

Zu fragen ist nach dem Auftreten der Menarche und ggf. der Menopause, nach der Länge der Menstruationszyklen, Dauer und Stärke der Blutung, Farbe und Qualität des Blutes (Koagel, Konsistenz); auch ob vor, während und nach der Menstruation Beschwerden auftreten, wie z. B. Spannen der Brüste, Bauchschmerzen, Kopfschmerzen, Erschöpfung. Sehr wichtig ist immer das Datum der letzten Periodenblutung. Eine Schwangerschaft sollte ausgeschlossen sein.

Fragen nach Ausfluss

Hier sollte nach der Menge, der Farbe und dem Geruch des Ausflusses gefragt werden. Ein reichlicher, heller Ausfluss, der kaum riecht, zeigt Feuchtigkeit und Kälte der Milz oder eine Nieren-*Yang*-Schwäche an. Gelblicher, dickflüssiger und übelriechender Ausfluss bedeutet meistens, dass feuchte Hitze nach unten fließt.

2.2 Betrachtung

Der Arzt sollte sich das Gesicht, die Lippen und die Zunge, die Figur und auch die Verteilung der Haare bei der Patientin genau ansehen. Bei einer Patientin mit blassem Gesicht, leicht adipöser Figur und etwas geschwollenem Zungenkörper besteht häufig ein *Qi*-Mangel mit Schleim. Hat sie dagegen gerötete Wangen, rote Lippen und einen roten Zungenkörper ohne Belag, spricht dies für eine Leere-Hitze. Sie ist oft der Grund für eine unregelmäßige Menstruation oder eine Amenorrhö, verbunden mit einer Sterilität. Frauen mit kleinen Brüsten und nicht ausreichend entwickelten Geschlechtsorganen weisen meistens einen Nieren-*Qi*-Mangel auf. Patientinnen, die nur wenige, dünne und trockene Haare haben, leiden häufig an Nieren-Schwäche oder Blut*(Xue)*-Mangel. Wenn die Körperbehaarung dem männlichen Verteilungsmuster entspricht und die Haut unrein ist, deutet dies auf Schleim und Feuchtigkeit hin. Gleichzeitig ist dann meist entweder die Menstruation sehr unregelmäßig oder es besteht eine Amenorrhö.

2.3 Riechen und Hören

Hier sind keine gynäkologischen Besonderheiten gegenüber anderen Gebieten der Chinesischen Medizin zu vermerken. Die einzige Ausnahme ist, dass ab der 20. Schwangerschaftswoche die fetalen Herztöne gehört werden können.

2

2.4 Betastung

Im Wesentlichen geht es hierbei um das Abtasten des Bauches und das Fühlen des charakteristischen Pulses der Frau.

Abtasten des Bauches

Beim Abtasten des Bauches ist auf Abwehrspannung, Temperatur, Knoten oder Schmerzen zu achten. Wenn eine Patientin mit Dysmenorrhö eine weiche Bauchdecke hat und sich der Schmerz bei Wärme und durch Druck verbessert, liegt eine Leere- und Kälte-Symptomatik vor. Wird hingegen der Schmerz bei Druck stärker, legt dies eine Stauung von *Qi* und Blut nahe. Ein Knoten im Unterbauch, der als hart und unbeweglich zu ertasten ist, weist auf eine Blut-Stauung hin. Fühlt sich der Knoten nicht hart an und ist er gut verschieblich, handelt es sich um eine Schleimansammlung (z. B. ein Zystadenom). Ein Kältegefühl in der Bauchdecke lässt auf einen *Yang*-Mangel schließen; deshalb kommt es häufig auch bei verspätetem Einsetzen der Periode oder Sterilität vor, die ja auf einem *Yang*-Mangel beruhen können.

Die Bauchtastung ist natürlich auch während der Schwangerschaft wichtig. Normalerweise kann dabei ab dem dritten Schwangerschaftsmonat eine Vergrößerung der Gebärmutter gefühlt werden. Ab dem fünften oder sechsten Monat sollte sich der Gebärmutterfundus auf Höhe des Nabels befinden, ab dem siebten Monat drei Querfinger darüber und im neunten und zehnten Monat zwei Querfinger unterhalb des Epigastriums. Ist der Bauch einer Schwangeren auffallend größer als normal und die Bauchdecke deutlich gespannt, weist das häufig auf eine Flüssigkeitsansammlung in der Gebärmutter hin. Bei einem für die Schwangerschaftsdauer zu kleinen Bauch ist anzunehmen, dass eine Mangelernährung des Fetus vorliegt. Wenn keine Herzschläge mehr zu hören oder keine Kindsbewegungen mehr zu spüren sind, sollten weitere Untersuchungen abklären, ob der Fetus noch lebt.

Pulstastung

Der Puls weist einige physiologische und pathologische Besonderheiten bei der Frau auf. Im Normalfall ist er dünner und weniger kräftig als beim Mann. An der *Chi*-Position ist er voller als an der *Cun*-Position.

Auch während der Menstruation, der Schwangerschaft oder bei der Geburt zeigt er physiologische Besonderheiten (Tab. 1.3).

Der Puls während der Menstruation

Kurz vor oder zu Beginn der Menstruation sind *Qi* und Blut *(Xue)* im Blutmeer *(Xue Hai, Chong Mai)* voll bis zum Überfließen, deshalb ist der Puls schlüpfrig *(Hua)* und groß *(Da)*, manchmal auch schnell *(Shuo)*.

Während der Menstruation fließt das Blut und das *Qi* wird langsam ausgeglichen. Der Puls ist noch schlüpfrig *(Hua)*, aber gelassener *(Huan)*.

Am Ende der Menstruation und kurz danach befindet sich nur noch relativ wenig Blut in den Meridianen *(Xue Hai, Chong Mai)*. Der Puls wird dünner *(Xi)* und langsamer *(Huan)*.

Pathologische Pulsqualitäten und Vorkommen. Da diese Pulse physiologische Veränderungen aufweisen, zeigen sie sich nicht so extrem wie beim pathologischen Puls.

T*	Bezeichnung	Eigenschaften	Zugeordnete Erkrankungen	Pulszeichnung
9	Langsamer Puls *(Chi Mai)*	Langsamer als der normale Puls, weniger als vier Schläge pro Atemzug (unter 60/min)	Kurz nach der Menstruation; nach der Geburt	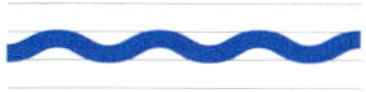
11	Schneller Puls *(Shuo Mai)*	Beschleunigter Puls, mehr als fünf Schläge pro Atemzug ($>$ 90/min)	Kurz vor der Menstruation; kurz vor der Geburt	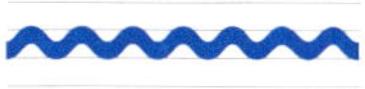
16	Kraftloser, schwacher Puls *(Ruo Mai)*	Fadenförmig, dünn, tief und schwach, bei leichtem Druck nicht spürbar, erst bei starkem Druck auf der tiefen Ebene schwach tastbar	Kurz nach der Menstruation; nach der Geburt	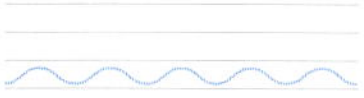
17	Fadenförmiger, dünner Puls *(Xi Mai)*	Sehr dünn und fein wie ein Faden, aber in allen drei Pulstiefen gut tastbar; weich, aber gerade	Kurz nach der Menstruation; nach der Geburt	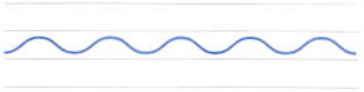
20	Voller Puls (Shi Mai)	Kräftig, groß und lang in allen drei Pulstiefen	Kurz vor der Menstruation	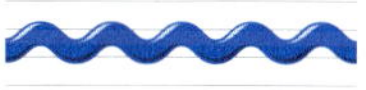
23	Saitenförmiger, drahtiger Puls *(Xian Mai)*	Lang, glatt und kräftig, fühlt sich wie eine gespannte Violinsaite an, schlägt gegen den Finger	Kann plötzlich bei der Geburt vorkommen (mit entsprechenden klinischen Erscheinungen)	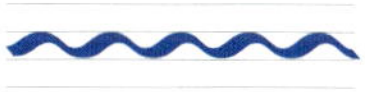
24	Schlüpfriger Puls *(Hua Mai)*	Verläuft glatt, fühlt sich beim Betasten rund und schlüpfrig an, kommt und geht mit Leichtigkeit, rollt unter den Fingern wie eine ölige Perlenkette	Kurz vor und während der Menstruation; in der Schwangerschaft	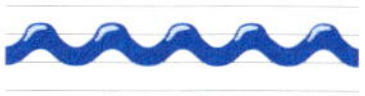

* In dieser Tabelle sind nur die für die Gynäkologie relevanten 7 der insgesamt 28 pathologischen Pulsqualitäten aufgeführt.

Der Puls in der Schwangerschaft

In der Schwangerschaft benötigt der Körper vermehrt Blut *(Xue),* um den Embryo zu ernähren, weshalb der Puls eher schlüpfrig und schnell ist. Der Puls an der *Chi*-Position steht bekanntlich für die Nieren. Weil Nieren und Gebärmutter durch die *Bao Luo* (Gefäße, die die Gebärmutter umgeben) miteinander verbunden sind und die Gebärmutter in der Schwangerschaft stark mit Blut und *Qi* gefüllt ist, wird auch der Puls an der *Chi*-Position kräftiger als an den übrigen Positionen, so dass er sich nicht wegdrücken lässt. Der Puls in der Schwangerschaft ähnelt dem Puls vor der Menstruation.

In alten Zeiten orientierte man sich an klinischen Erscheinungen, um eine Schwangerschaft festzustellen. Wenn bei einer Patientin der Puls zunehmend schlüpfrig und schnell wurde und ihre Periode aufgehört hatte, war sie wahrscheinlich schwanger. Die Pulsqualität kann aber auch den Entwicklungszustand des Fetus anzeigen: Ein kräftiger voller Puls spricht für einen guten Zustand, ein dünner, schwacher hingegen für eine Mangelentwicklung.

Es gab sogar Verfahren, mit denen das Geschlecht des Fetus relativ zuverlässig bestimmt werden konnte. Diese haben jedoch seit dem Aufkommen moderner Technik an Bedeutung verloren.

Der Puls als Signal des Geburtsbeginns

Nach zehn Monaten Schwangerschaft hat die Frau neben entsprechenden klinischen Zeichen plötzlich einen besonders straffen, saitenförmigen und auch schlüpfrigen Puls. Dies signalisiert, dass die Geburt unmittelbar bevorsteht.

Eine weitere Möglichkeit, den Zeitpunkt des Geburtsbeginns zu bestimmen, besteht darin, den Puls auf beiden Seiten des Mittelfingers zu tasten. Üblicherweise kann man ihn dort nicht fühlen. Bei unmittelbar bevorstehender Geburt ist er jedoch vom mittleren Bereich des Fingers bis zum Endgelenk gut spürbar.

Der Puls nach der Geburt

Nach der Geburt sind Blut *(Xue)* und *Qi* relativ leer, so dass der Puls meistens schwach *(Xu),* langsam und gelassen *(Huan He)* ist. Bleibt dieser typische nachgeburtliche Puls aus, liegt meist eine Disharmonie vor.

Schema zu Erstellung einer Diagnose
Nach folgendem Schema kann eine Diagnose in der Gynäkologie einfach und schnell erstellt werde:

1. *Hauptbeschwerden:* Lokalisation, Qualität, Besonderheit etc. (z. B. Dysmenorrhö)
2. *Zyklus, Blutung und Fluor:* Blutungshäufigkeit und -regelmäßigkeit, Daucr, Farbe, Menge und Qualität etc.
3. *Allgemeinesymptome:* wie z. B. Müdigkeit, Durst oder Unruhe*Organspezifische Symptome:* wie z. B. bei Milz-Schwäche weiche Stühle oder Diarrhö, Appetitlosigkeit und Blähungen.
4. *Zunge und Puls.*

Dieses Schema wird in diesem Buch generell angewandt, wobei Punkt 1 und 2 zusammenfallen können.

3

Prävention und Therapieprinzipien

3

3.1 Prävention

Prävention spielte schon immer eine wichtige Rolle in der Chinesischen Medizin. Im klassischen Werk HUANG DI NEI JING wurde schon vor 2000 Jahren geschrieben: „Die Erfahrenen behandeln nicht die, die schon krank sind, sondern die, die noch nicht krank sind. Wenn die Krankheit schon da ist und erst dann behandelt wird, ist es so, als bemerkte man plötzlich seinen Durst und begänne erst dann einen Brunnen zu bauen. Ist das nicht zu spät?"
Prävention beinhaltet zwei wichtige Aspekte:

- die Vorbeugung gegen eine Krankheit
- die Verhinderung einer Verschlimmerung oder das Fortschreiten auf andere Organfunktionskreise

In China hat man schon sehr früh erkannt, dass es einen engen Zusammenhang gibt zwischen der geistigen Einstellung bzw. dem Willen eines Patienten und den normalen Abläufen im menschlichen Körper sowie der Entstehung von Krankheit. Jede übermäßige psychische Belastung kann das *Yin-* und *Yang*-System aus dem Gleichgewicht bringen; dann fließen *Qi* und Blut nicht mehr harmonisch. Bei einem bereits erkrankten Menschen wird die Krankheit durch emotionale Schwankungen weiterhin stark beeinflusst. Es ist deshalb wichtig, die Harmonie von Geist und Körper im Alltagsleben zu erhalten. Um das zu erreichen, muss man versuchen, die Naturgesetze zu verstehen, sie zu respektieren und sich ihnen anzupassen. Dazu ist es wichtig, einen geregelten Lebensrhythmus mit maßvollen Arbeits- und Ruheperioden einhalten. Eine ausgewogene Ernährung gewährleistet eine ausreichende Produktion von Blut *(Xue)* und *Qi*. Regelmäßige körperliche Bewegung unterstützt den freien Fluss des Blutes *(Xue)* und des *Qi*. Viele chinesische Sprichwörter weisen darauf hin, wie z. B.: „Fließendes Wasser stinkt nicht!" – „Eine hölzerne Türklinke wird nicht vom Wurm zerstört!" – „Wer nach dem Essen 99 Schritte geht, wird 99 Jahre alt!"
Deshalb sind Tai Ji und *Qi* Gong so wichtig in der Chinesischen Medizin, denn sie erfüllen sowohl präventive als auch therapeutische Funktionen.
Die allgemeine Prävention lässt sich darüber hinaus noch durch therapeutische Maßnahmen wie Physiotherapie (*Tui-Na*-Massage) oder Akupunktur und Arzneimittelbehandlung gezielt unterstützen.
Aufgrund der weiblichen Physiologie und Anatomie sind in unterschiedlichen Lebensphasen wie Schwangerschaft oder Wochenbett einige Punkte besonders zu beachten.

3.1.1 Prävention bei Menstruation

Während der Menstruation ist die Gebärmutter offen und das schädigende *Qi (Xie Qi)* kann leichter eindringen, deshalb ist Körperhygiene besonders wichtig. Auf Baden, Schwimmen oder Geschlechtsverkehr sollte in dieser Zeit verzichtet werden.

Bei zu viel Stress und körperlicher Aktivität kann eine Störung von *Qi* und Blut *(Xue)* auftreten. Die Folge ist eine verstärkte oder verlängerte Periodenblutung. Anstrengender Sport oder harte körperliche Arbeit sollte deshalb vermieden werden.

Während dieser Zeit kann aufgrund des relativen Mangel-Zustands sehr leicht Kälte in den Körper eindringen und zu Blockaden führen. Dies ist häufig der Grund für eine Dysmenorrhö oder eine unregelmäßige Menstruation. Es ist deshalb wichtig, sich warm zu halten, nicht mit kaltem Wasser zu hantieren und kaltes Duschen zu vermeiden. Auf keinen Fall darf man sich auf nasse Böden setzen oder ohne Schutz durch den Regen laufen.

Kalte und rohe Lebensmittel sind ebenso zu vermeiden wie scharfe und heiße, wobei es außer auf den physikalischen Zustand der Speisen vor allem auf den energetischen Charakter (hinsichtlich der Einflussnahme auf *Yin* und *Yang*) der Nahrung ankommt. Heißes oder scharfes Essen kann das *Yin* des Körpers verletzen, so dass die Hitze ins Blut *(Xue)* eindringen kann. Dynamische Hitze bewirkt, dass das Blut *(Xue)* aus den Gefäßen herausgetrieben wird, es kommt zu einer verlängerten oder verstärkten Blutung. Beim Verzehr von kalten oder ungekochten Nahrungsmitteln kann Kälte die Gefäße blockieren: Indem das Blut *(Xue)* „gefriert“ und die Gefäße sich kontrahieren, wird der Blutfluss behindert. Daraus entwickelt sich oft eine Dysmenorrhö oder eine stockende Blutung.

Kurz vor der Blutung sind *Chong Mai* und *Ren Mai* mit Blut *(Xue)* und *Qi* angefüllt und das *Qi* tendiert zu einer Stagnation. Jede psychische Belastung während dieser Zeit kann den Gemütszustand negativ beeinflussen. Dadurch werden viele Beschwerden erst ausgelöst oder weiter verschlimmert. Es ist daher besser, eine ausgeglichene Gefühlslage zu bewahren und jeden Stress zu vermeiden.

3.1.2 Prävention in der Schwangerschaft

Nach traditioneller Vorstellung sollte in der Schwangerschaft mäßig gegessen und getrunken werden. Zu viel Ruhe ist nicht empfehlenswert, da sie einen *Qi*-Stau verursacht. Andererseits schadet zu starke körperliche Anstrengung dem *Qi*. Deshalb eignet sich ein regelmäßiger Lebensrhythmus am besten dazu, die Schwangere und den Embryo zu schonen. Ausreichende körperliche Bewegung durch längere Spaziergänge oder Gymnastik begünstigt den freien Fluss des *Qi* und hilft eine schwere Geburt zu vermeiden.

Die Ernährung der schwangeren Frau sollte aus leicht verdaulichen und nahrhaften Speisen bestehen. Geregelte Mahlzeiten sind wichtig. Damit Magen und Milz geschont werden, ist es wichtig, nicht zu große, aber auch nicht zu kleine Mengen aufzunehmen. In späteren Schwangerschaftsmonaten sollte sie nur noch wenig Salz verwenden, um die Nieren zu entlasten und Ödemen vorzubeugen.

Auch psychische Ausgeglichenheit spielt eine ganz große Rolle. Bereits vor 2000 Jahren wurde im Lie Nü Zhuan über eine „Erziehung in der Gebärmutter“ ge-

schrieben. Wer sich während der Schwangerschaft ein ruhiges und gelassenes Verhalten angewöhnt, sich an positive Erlebnisse zurück erinnert oder sich häufiger schöne Landschaften anschaut oder vorstellt, schafft auf diese Weise eine angenehme und förderliche Umgebung für den Embryo.
In den ersten drei Schwangerschaftsmonaten und ab dem siebten Monat sollte auf Geschlechtsverkehr verzichtet werden, damit kein Abort oder keine Frühgeburt eingeleitet wird.

3.1.3 Prävention in Wochenbett und Stillzeit

Nach der Geburt ist die Frau durch den plötzlichen Verlust von Blut *(Xue)* und *Qi* in einem Zustand der Leere. Das Abwehr-*Wei-Qi* reicht nicht mehr aus, so dass eine Wöchnerin recht anfällig ist für Erkältungen und Infekte. Deshalb sollte für ausreichend Ruhe, eine angenehm warme Raumtemperatur und zweckmäßige Kleidung gesorgt werden. Stress ist unbedingt zu vermeiden. Das Essen sollte immer warm und nahrhaft sein und auf fettige, rohe oder kalte Speisen besser ganz verzichtet werden. Da die Gebärmutter durch den Wochenfluss offen ist, gilt es besondere Sorgfalt bei der Hygiene des äußeren Genitales aufzuwenden. Geschlechtsverkehr ist während des Wochenbettes untersagt.
Bereits zwölf Stunden nach der Geburt kann das Baby mit Milch ernährt werden. Normalerweise soll es alle drei bis vier Stunden einmal gestillt werden. Die Stillzeit dauert gewöhnlich etwa sechs bis zehn Monate. Eine fröhliche Stimmung der Mutter und eine angemessene Hygiene fördern den freien Fluss der Milch.
In China gibt es eine weit verbreitete Sitte, die wörtlich übersetzt „im Monatsbett sitzen“ heißt: Die Frau bleibt vier bis sechs Wochen nach einer Geburt ausschließlich im Haus oder sogar streng im Bett, um sich so vor Wind und Kälte zu schützen. Auch leistet sie während dieser Zeit nur ein Minimum an körperlicher Arbeit und wird ansonsten zusammen mit dem Baby von der ganzen Familie umsorgt und gepflegt. Man glaubt nämlich fest daran, dass alle Störungen, die sich die Frau im Wochenbett zuzieht, nur noch sehr schwierig und mühsam behandelt werden können.

3.1.4 Prävention in Prämenopause und Klimakterium

In diesem Lebensalter wird das Nieren-*Qi* langsam schwächer und *Chong*- und *Ren*-Meridian sind nicht mehr mit Blut und Essenz gefüllt. Es kommt zu einer Disharmonie von *Yin* und *Yang*. Um sich jedoch unnötige Beschwerden zu ersparen, ist es für die Frau jetzt wichtig, dass sie sich um ihren Gefühlshaushalt kümmert und Anstrengungen und Stress vermeidet. Außerdem sollte sie bevorzugt Nahrungsmittel zu sich nehmen, die Leber und Nieren unterstützen.

3.2 Therapieprinzipien

Allgemein gilt, dass bei *Mädchen und jungen Frauen* der Schwerpunkt der Therapie auf der Stärkung des Nieren-*Qi* liegen soll, während bei *Frauen mittleren Alters* das Leber-Blut ergänzt und das *Qi* befreit werden muss. Bei *Frauen im Klimakterium* sind das Nieren- und das Leber-*Yin* zu ergänzen.

3.2.1 Vor der Menstruation sind Qi und Blut zu bewegen, danach zu stärken

Vor der Periode sind der *Chong-* und der *Ren*-Meridian übervoll mit Blut *(Xue)* und *Qi*, jede kleine Störung führt leicht zu einer Stauung. Da die Leber das Blut *(Xue)* speichert und den *Qi*-Fluss kontrolliert, hat sie auch einen direkten Einfluss auf die Monatsblutung. Deshalb ist es wichtig, vor und zu Beginn der Menstruation die Leber frei zu machen und das *Qi* zu bewegen. Bei Patientinnen mit Mangel-Symptomen muss das *Qi* gleichzeitig bewegt und gestärkt werden.
Nach der Menstruation befinden sich sowohl die Leber als auch *Chong Mai* und *Ren Mai* in einem Leere-Zustand und müssen deshalb gestärkt werden.

3.2.2 Während der Schwangerschaft kühlen, nach der Geburt wärmen

Wie bereits erwähnt, sammelt sich das Blut *(Xue)* während der Schwangerschaft in der Gebärmutter und den zugehörigen Meridianen, um den Embryo zu ernähren. Dabei kann es leicht zu Stau und Hitze kommen, weshalb vorwiegend kühlende Nahrungsmittel und Kräuter verwendet werden sollen. Bei ergänzenden und wärmenden Mitteln ist Vorsicht geboten. Nach der Geburt besteht hingegen ein relativer Mangel-Zustand; deshalb sollen *Qi* und Blut *(Xue)* jetzt gestärkt werden. Am besten unterstützen wärmende Mittel das *Qi*, während zu heiße oder scharfe Mittel bereits geschwächtes Blut *(Xue)* noch weiter schädigen.

3.2.3 In der Stillzeit das Leber-Qi freihalten, Milz und Magen stärken

Während der Stillzeit wird aus Blut *(Xue)* Milch produziert. Die Milch wird dann mit Hilfe des frei fließenden Leber-*Qi* ausgeschieden. Das bedeutet, dass der Magen und die Milz für die Milchproduktion zuständig sind, die Leber dagegen für den freien Fluss der Milch von Bedeutung ist. Ein wichtiges Therapieprinzip in der Stillzeit lautet daher: das Leber-*Qi* freihalten, die Milz und den Magen stärken und das Blut *(Xue)* ergänzen.

3.2.4 Im Klimakterium müssen Leber- und Nieren-*Yin* gestärkt, Magen und Milz reguliert werden

Im Klimakterium ist das *Yin* der Leber und der Niere durch den physiologischen Alterungsprozess und andere Lebensumstände zunehmend geschwächt, deshalb besteht ein wichtiges Therapieprinzip darin, die Leber und die Niere zu stärken, die Leere-Hitze auszuleiten sowie den Magen und die Milz zu regulieren.

4 Wichtige Behandlungsmethoden

4.1 Phytotherapie

In China ist die Phytotherapie der wichtigste Stützpfeiler der Behandlung in der Frauenheilkunde. In diesem Buch werden viele klassische Rezepte vorgestellt, wobei die Dosierung jeweils an die europäischen Verhältnisse angepasst wurde und auch dabei eher die niedrigeren Dosisangaben zu empfehlen sind.
Kräuter kommen in der Gynäkologie hauptsächlich als Dekokt zum Einsatz, bei bestimmten Krankheiten werden sie aber auch äußerlich als Sitzbad oder Kompresse angewandt. Andere Darreichungsformen wie Pillen, Pulver oder Spritzen sind in Deutschland kaum verbreitet und werden deshalb in diesem Buch auch nicht vorgestellt.
Während der Schwangerschaft und in der Stillzeit sollten Kräuter mit extremem Geruch, Geschmack oder Temperaturverhalten eher gemieden (siehe Anhang) und milde Kräuter bzw. Kräuter mit beruhigender Wirkung auf den Fetus bevorzugt werden.

4.1.1 Innere Anwendung

Nach allen hier aufgeführten Rezepten können Dekokte zubereitet und eingenommen werden. Die Angaben beziehen sich auf eine im Westen übliche Tagesdosis.
Heilkräuter zunächst in einem Keramik- oder Eisentopf mit etwas Wasser ca. 30 Min. ziehen lassen.

Klassische Zubereitungsform

Die eingeweichten Kräuter mit Wasser (der Wasserspiegel sollte 2–3 cm über den Kräutern stehen) zunächst stark aufkochen und dann ca. 20 Min. köcheln lassen. Anschließend den Absud durch ein Sieb in einen Krug gießen. Die gleichen Kräuter ein zweites Mal mit frischem Wasser auskochen und den zweiten Absud ebenfalls in den Krug seihen. Die beiden Absude bilden zusammen das Dekokt, das in 3 Portionen aufgeteilt vormittags, nachmittags und abends mindestens 1 Std. nach den Mahlzeiten eingenommen werden soll.

Modifizierte Form

(geeignet für eine längere Einnahme)
Bei einer Zubereitung für zwei Wochen wird die zehnfache Tagesdosis an Kräutern benötigt. Diese Kräutermenge wird in zwei Hälften geteilt, von denen jede separat zu einer 5-Tage-Portion zubereitet wird.
Die erste Portion für eine Stunde in ca. 1,5 l lauwarmem Wasser einweichen. Anschließend aufkochen und dann ca. 30 Min. köcheln lassen. Den Absud in ein großes Gefäß seihen. In einem weiteren Liter Wasser die ausgekochten Kräuter nochmals 20 Min. kochen und diesen zweiten Absud in das gleiche Gefäß geben.

Das Dekokt in zwei oder drei Mineralwasserflaschen abfüllen und im Kühlschrank aufbewahren. Diese Portion wird während der ersten 5 Tage getrunken. In diesem Zeitraum von 5 Tagen sind täglich ca. 400 ml einzunehmen, und zwar in der Regel auf drei Einzelportionen pro Tag aufgeteilt (jedenfalls sollte das Dekokt am Ende aufgebraucht sein!).
Nach 5-tägiger Einnahme können Sie 2 Tage Pause einschalten und danach den ganzen Vorgang mit der anderen Hälfte der Kräuter wiederholen.

- Einige Heilkräuter müssen kürzer oder länger gekocht werden als oben angegeben. Lesen Sie dazu bitte in den Lehrbüchern der Phytotherapie nach oder fragen Sie Ihren Apotheker.
- Das Dekokt kann für die Einnahme je nach Vorliebe der Patientin warm sein oder Raumtemperatur haben.
- Die klassischen Rezepte, die in diesem Buch genannt sind, beziehen sich im Original teilweise auf Pillen oder Pulver, können aber alle auch als Dekokt angewandt werden.

4.1.2 Äußerliche Anwendung

Bei Krankheiten mit lokalen Beschwerden werden Kräuter hauptsächlich für Sitzbäder oder Kompressen verwendet.
Zubereitung: Kräuter in 1 l Wasser ca. 30 Min. einweichen, dann 30 Min. kochen und den Absud in ein Gefäß abgießen. Die ausgekochten Kräuter anschließend ein zweites Mal mit 1 l Wasser 30 Min. lang kochen und diesen Absud in das gleiche Gefäß seihen. Beides mischen und in zwei Portionen aufteilen.
Ein Sitzbad wird zweimal täglich für 20–30 Min. an 7 Tagen genommen. Das Dekokt soll so heiß sein, dass die Haut es gerade noch erträgt.
Wenn ein Sitzbad technisch nicht möglich ist oder es wegen anderen Hautproblemen Vorbehalte dagegen gibt, kann man stattdessen mehrmals täglich eine Kompresse mit dem heißen Dekokt lokal auflegen.

Bei offener und wunder Haut darf diese Methode nur sehr vorsichtig angewandt werden und hautreizende Kräuter sind unbedingt zu vermeiden.

4.2 Akupunktur

Die Akupunkturbehandlung steht in China in der Frauenheilkunde erst an zweiter Stelle. Die praktische Erfahrung zeigt aber, dass man mit ihr in der Gynäkologie auch sehr erfolgreich arbeiten kann. Bei vielen schweren oder chronischen Krankheiten mag auch der kombinierte Einsatz von Phytotherapie

und Akupunktur sinnvoll sein. Die Kombinationsmöglichkeiten im Einzelnen werden nachfolgend in den jeweiligen Kapiteln besprochen.
Da ich in meinen Kursen immer wieder gefragt werde, wie sich am besten schnell und sicher ein Akupunkturrezept zusammenstellen lässt, habe ich folgendes Schema aus didaktischen Gründen systematisiert und in dieses Buch eingebracht. Ich nenne es die „**4-Schritt-Methode**".
1) Nahpunkte (NP): Diese Punkte liegen im Bereich der Hauptbeschwerden. Zu ihnen gehören sowohl die *Ah-Shi*-Punkte, die direkt auf der Schmerzregion liegen, als auch lokale Punkte mit allgemeiner oder spezifischer Wirkung. So kann man z. B. Bl 23 *(Shen Shu)* als lokalen Punkt zur Schmerzbehandlung bei chronischen Rückenschmerzen, die durch Nieren-*Yang*-Schwäche verursacht sind, nehmen. Darüber hinaus hat er auch noch eine stärkende Wirkung für das Nieren-*Yang*. Wenn ein lokaler Punkt gleichzeitig eine allgemeine Wirkung auf das Krankheitsgeschehen hat, ist er natürlich ideal geeignet und sollte, wann immer möglich, gewählt werden.
2) Fernpunkte (FP): Es sind Punkte, die in der Peripherie der betroffenen Meridiane und/oder auch ihrer Partnermeridiane liegen. Punkte mit besonderen Eigenschaften wie der *Luo*-Durchgangs-Punkt, der *Xi*-Spalt-Punkt oder solche mit spezifischer Funktion, z. B. Mi 9 mit seiner starken wasserregulierenden Wirkung bei Harninkontinenz, werden im konkreten Fall bevorzugt.
3) allgemein wirkende Punkte (AP): Hierbei handelt es sich um Punkte mit allgemeiner Wirkung, wie z. B. Ma 36 und Ren 6 bei allgemeiner *Qi*-Schwäche oder Mi 10 und Bl 17 bei Blut-Stagnation. Diese Punkte können je nach Lokalisation und Krankheitsbild auch als Nah- oder Fernpunkte genommen werden.
4) Erfahrungspunkte (EP): Diese Punkte haben sich bei bestimmten Krankheitsbildern und Symptomen als besonders wirksam erwiesen, z. B. *Ex-An Mian* bei Schlafstörungen, Ma 38 bei Schulter-Arm-Syndrom. Es gibt natürlich nicht für sämtliche Krankheitsbilder solche Punkte.

Zu einem strategisch gut zusammengesetzten Rezept gehören in der Regel 1–2 Nahpunkte, 1–2 Fernpunkte, 1–2 allgemein wirkende Punkte und nach Möglichkeit auch 1 Erfahrungspunkt. So werden pro Behandlung in der Regel insgesamt 6–12 Nadeln eingesetzt.

In der Praxis zeigt sich bald, dass dieses Schema nur aus didaktischen Gründen entwickelt wurde. Auf fast jeden der unter den 4 Schritten abgehandelten Punkte können natürlich gleichzeitig alle 4 Kategorien (Schritte) zutreffen. Dies eröffnet aber gerade die Möglichkeit, durch Akupunktur solch polyvalenter Punkte Nadeln zu sparen. Mit zunehmender Erfahrung gelingt dies in der Praxis immer besser. Das Schema der 4 Schritte ist theoretisch für alle Krankheiten geeignet, in manchen Fällen können durchaus auch einige Schritte übersprungen werden. Eine erfolgreiche Behandlung hängt nicht nur von einem guten Akupunkturrezept ab. Auch die Nadeltechnik spielt eine entscheidende Rolle. Die Akupunkturrezepte in diesem Buch geben deshalb an, welche Stimulationstechnik beim jeweiligen Krankheitsbild angezeigt ist.

Die in Klammern gesetzten Symbole nach den aufgelisteten Akupunkturpunkten haben folgende Bedeutung:

- kein Symbol: neutrale Behandlung, keine besondere Technik
- (+) ergänzende, stärkende Behandlung
- (–) ausleitende, zerstreuende Technik
- (M) Moxaanwendung

Es ist wichtig zu erwähnen, dass sowohl die Arzneimittel- als auch die Akupunkturrezepte in diesem Buch nur Behandlungsvorschläge darstellen, allerdings solche, die sich in der Praxis vielfach bewährt haben. Es gibt natürlich noch viele andere Kombinationsmöglichkeiten bei einem Rezept, und jedes Rezept sollte für den einzelnen Patienten individuell modifiziert werden. In einem Handbuch ist es aber sicher nicht sinnvoll, die Vielfalt der klinischen Varianten abzuhandeln, sondern vielmehr klare, grundlegende Behandlungsrichtlinien zu vermitteln. Wenn dann erst einmal das Prinzip beherrscht wird, ergibt sich zunehmend die Freiheit zu mehr Flexibilität.

Die in der Gynäkologie relevanten Meridiane sind in Abbildung 4.1 und 4.2 dargestellt. Eine Auflistung aller im Buch erwähnten Akupunkturpunkte mit Besonderheiten und Lokalisation findet sich im Anhang S. 196.

4.3 Ernährung und Hausmittel

„Das Essen ist für das Volk so wichtig wie der Himmel für den Menschen" (altes chinesisches Sprichwort).

Das Wissen um die gesundheitsfördernde Wirkung der Nahrungsmittel gehört in China schon seit vielen tausend Jahren zum reichen Schatz der Volksweisheiten. Richtige Ernährung und die Behandlung mit Hausmitteln, oft mit fließendem Übergang zur Phytotherapie, sind Bestandteil der Chinesischen Medizin. Nach ihrer Vorstellung ist eine Therapie, die nicht die Ernährungsweise berücksichtigt, keine umfassende, vollkommene Behandlung. Denn bei falscher Ernährung ist ein dauerhafter Behandlungserfolg nicht gewährleistet. Mit einem Beispiel lässt sich dies noch besser verdeutlichen: Eine Krankheit mit Hitze sollte entweder mit kühlenden Arzneien behandelt oder hitzeausleitend akupunktiert werden. Wenn aber gleichzeitig der Patient bevorzugt Nahrungsmittel mit warmem oder heißem Temperaturverhalten zu sich nimmt, wird durch sie die Wirkung der Arzneien aufgehoben; folglich kann die Krankheit nicht geheilt werden.

In diesem Buch werden nur einige allgemeine Richtlinien für eine richtige Ernährung vermittelt und bei jedem Krankheitsbild 1–2 der im chinesischen Volk am meisten verbreiteten Hausmittel und relativ einfach zuzubereitende Rezepte angegeben. Oft hilft ein Hausmittel, um die Phytotherapie oder die Akupunkturbehandlung zu unterstützen. Es kann aber bei manchen leichten Beschwerden auch als alleinige Therapie angewandt werden. Da ein Hausmittel in der Regel nicht so schlecht schmeckt wie ein Dekokt, ist die Akzeptanz

der Patienten vielfach größer. Gelegentlich reicht es auch, wenn der Arzt einfach mit einem Hausmittelrezept der Patientin einen Tipp für ihre Selbstbehandlung gibt. Das bietet ihr die Möglichkeit, sich selbst aktiv am Behandlungsprozess zu beteiligen.
Außer den oben genannten Behandlungsmethoden gibt es noch viele alternative Verfahren in der Chinesischen Medizin, wie z. B. *Tui-Na*-Massage, Feuer-Nadel, *Tai-Ji-Quan* oder *Qi-Gong*-Übungen. In jüngster Zeit haben sich auch moderne Methoden, darunter Ohrakupunktur, elektronische und Laser-Akupunktur, gut bewährt. Sie werden hier nicht dargestellt, können aber wahlweise als Ergänzung zu unseren Behandlungsmethoden flexibel eingesetzt werden.

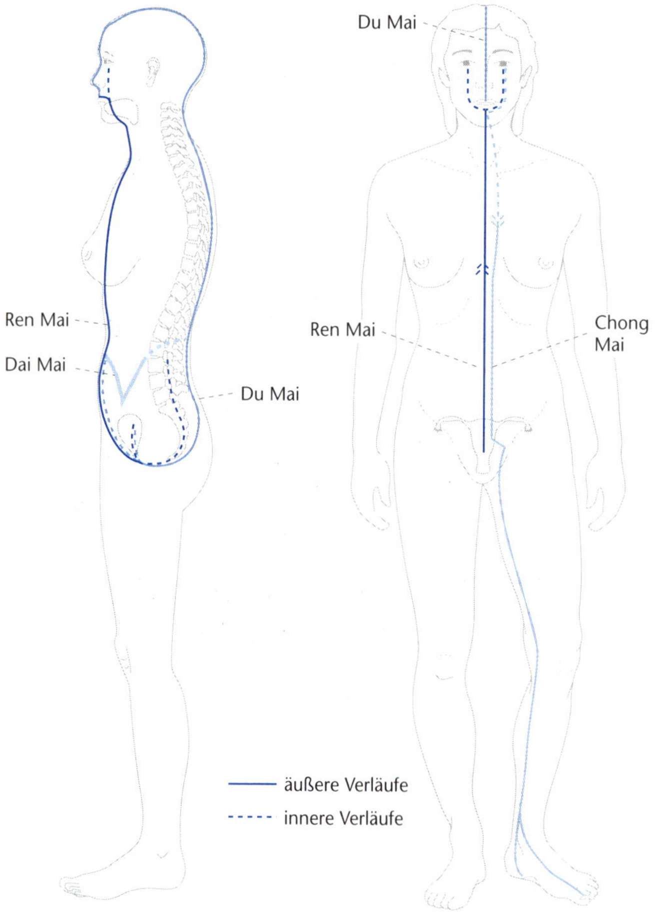

Abb. 4.1
Die vier wichtigsten außerordentlichen Meridiane in der Gynäkologie: Die vier Meridiane *(Ren Mai, Du Mai, Chong Mai* und *Dai Mai)* haben einen gemeinsamen Ursprung im Unterbauchbereich. Daraus ergibt sich ihre enge Beziehung zur gynäkologischen Physiologie und Pathologie.

5 Typische gynäkologische Krankheitsbilder

5.1 Zyklusstörungen

Wenn die Menstruation im Verlauf von mehr als drei Monaten immer wieder zu früh, zu spät oder unregelmäßig eintritt, gilt dies als Zyklusstörung.
Beim **verkürzten Zyklus** stehen Hitze (sowohl die Fülle- als auch die Leere-Hitze) und *Qi*-Schwäche als Krankheitsursachen im Vordergrund. Die Hitze wirkt im Bereich des Blutmeeres *(Xue Hai)* wie ein aktiver Vulkan, sie treibt das Blut *(Xue)* unkontrolliert aus den Meridianen. Bei *Qi*-Mangel wird das Blut *(Xue)* nicht ausreichend in den Gefäßen zurückgehalten, so dass es immer wieder zu früh aus ihnen heraus dringt.
Dagegen spielt bei einem **verlängerten Zyklus** die Kälte eine wichtige Rolle. Kälte kann das Blut *(Xue)* „gefrieren" lassen und dadurch seinen Fluss behindern. Außerdem kontrahieren sich die Blutgefäße, so dass das Blut *(Xue)* nur langsam und unvollständig abfließen kann. Als weitere Ursachen kommen beim verlängerten Zyklus Blut*(Xue)*-Mangel und *Qi*-Stagnation in Betracht.
Beim **unregelmäßigen Zyklus** ist häufig eine Störung der regulierenden Funktion innerer Organe das Problem. Dem liegt oft eine Leber-*Qi*-Stagnation und/oder ein Nieren-*Qi*-Mangel zugrunde. Denn die Leber sorgt für den freien Fluss des *Qi* und die Speicherung des Blutes *(Xue)* und die Nieren sind für die Aufbewahrung der Essenz *(Jing)* zuständig. Bei einer Störung der Speicherfunktion der Leber kann das Blut entweder überfließen oder stocken, bei der Nieren-Schwäche gerät die „Türangelfunktion" im Blutmeer *(Xue Hai)* außer Kontrolle. Durch beides kommt es zu einer unregelmäßigen Menstruation.
Die Ursache der **Amenorrhö** ist komplexer, die Behandlung dementsprechend schwieriger. Die wichtigsten Pathomechanismen sind Leber- und Nieren-Schwäche, *Qi*- und Blut*(Xue)*-Mangel. Wenn das Blutmeer *(Xue Hai)* relativ leer (bzw. nicht ausreichend gefüllt) ist, bleibt nicht genügend Blut für die Menstruation übrig oder *Qi* und Blut *(Xue)* stagnieren. Darüber hinaus wird möglicherweise Schleim gebildet, der die Meridiane blockiert und dazu führt, dass das Blut nicht mehr abfließen kann.
Die **Therapie der Zyklusstörungen** richtet sich nach der Krankheitsursache. Prinzipiell gilt es, die Hitze zu klären oder die Kälte zu zerstreuen, die Stagnation zu beseitigen oder *Qi* und Blut *(Xue)* zu stärken. In akuten Fällen werden in erster Linie die Symptome behandelt, in chronischen dagegen die Wurzel angegangen *(Ji Ze Zhi Qi Biao, Huan Ze Zhi Qi Ben)*. Dementsprechend soll vor der Menstruation hauptsächlich auf die Symptome, im Intervall dann auf die Konstitution eingewirkt werden.
Hierbei gibt man oft der Phytotherapie den Vorzug und setzt die Akupunktur als adjuvante Methode ein. Bei einem Mangel-Zustand soll die Behandlung mit kurzen Unterbrechungen über mehrere Monate durchgeführt werden; bei einem Fülle-Zustand erfolgt eine intensive Behandlung jeweils für 7–10 Tage vor der Menstruation.

5.1.1 Verkürzter Zyklus (Polymenorrhö) ⇒ Abb. 5.1

Definition: Die Blutung kommt in mehr als 3 Zyklen mehr als 7 Tage zu früh.

Eine frühe Schwangerschaftsblutung muss ausgeschlossen werden!

Milz-Qi-Mangel

Ursache: falsche Ernährung; übermäßiger und anhaltender Stress; zu viel Nachdenklichkeit oder Grübeln. All dies kann die Milz-*Qi* schädigen; daraufhin wird das Blut nicht mehr ausreichend in den Gefäßen gehalten und fließt vorzeitig ab.

Diagnose

Hauptbeschwerden: starke, dünnflüssige, wässrige Blutung.
Allgemeinsymptome: Erschöpfung, Kraftlosigkeit in den Gliedmaßen, Leeregefühl im Unterbauch, Appetitlosigkeit, lockere Stühle.
Zunge: blass, oft leicht geschwollen mit Zahneindrücken; Belag: weiß, feucht.
Puls: dünn und schwach.

5

Therapie

Milz-*Qi* stärken, um das Blut zu kontrollieren.

Phytotherapie

Bu Zhong Yi Qi Tang: die Mitte ergänzender, *Qi*-unterstützender Absud			
Pin Yin	**Pharmakologischer Name**	**Menge**	**Wirkweise**
Huang Qi	Radix Astragali Membranaceae	6–15 g	stärkt das *Qi*
Bai Zhu	Radix Atractylodis Macrocephalae	6–12 g	stärkt das *Qi*
Ren Shen	Radix Ginseng	3–6 g	stärkt das *Qi*
Sheng Ma	Rhizoma Cimicifugae	3–6 g	hebt das sinkende *Qi* empor
Chai Hu	Radix Bupleuri	3–6 g	hebt das sinkende *Qi* empor
Dang Gui	Radix Angelicae Sinensis	3–9 g	nährt und bewegt das Blut
Chao Chen Pi (geröstet)	Pericarpium Citri Reticulatae	3–6 g	reguliert das *Qi*
Zhi Gan Cao	Radix Glycyrrhizae (Uralensis) Praep.	1–3 g	stärkt das *Qi* und harmonisiert die Rezeptur
Gan Jiang	Rhizoma Zingiberis Recens	1–3 g	wärmt das Innere, stärkt dadurch die Milz
Da Zao (*Hong Zao*)	Fructus Zizyphi Jujubae	3 Stück	stärkt das Magen-*Qi*

Akupunktur

NP (Bereich der Hauptbeschwerden):	Ren 6 (M, +)
FP (betroffene Meridiane):	Ma 36 (+), Mi 6 (+)
AP (für die Ursachenbehandlung):	Bl 20 (+) oder Bl 21 (+)

Fülle-Hitze

Ursache: heißes Klima, scharfe Gewürze, zu viel Nahrungsmittel oder Heilkräuter mit starkem *Yang*-Charakter; Wut – all dies erzeugt Hitze.
Die Hitze verweilt im Blutmeer *(Chong Mai)* und drängt das Blut nach außen.

Diagnose

Hauptbeschwerden: voluminöse, intensiv rote, eher dickflüssige Blutung.
Allgemeinsymptome: Unruhe, Hitzegefühle, rotes Gesicht, trockener Mund, Obstipation, dunkler Urin.
Zunge: rot, Belag: gelb.
Puls: schnell, voll.

5

Therapie

Hitze ausleiten, Blut *(Xue)* kühlen.

Phytotherapie

Die beiden folgenden Rezepte haben eine Hitze klärende Wirkung. Dabei leitet *Qing Jing Tang* stärker die Blut-Hitze aus, während *Dan Zhi Xiao Yao San* noch zusätzlich das *Qi* reguliert.

***Qing Jing Tang*: die Menstruation (Meridiane) klärender (kühlender) Absud**

Pin Yin	Pharmakologischer Name	Menge	Wirkweise
Mu Dan Pi	Cortex Moutan Radicis	6–9 g	kühlt das Blut
Bai Shao (Yao)	Radix Paeoniae Albae (Lactiflorae)	6–12 g	nährt das Blut
Shu Di Huang	Radix Rehmanniae Glutinosae Conquitae/ Praeparatae	6–9 g	nährt das Blut
Di Gu Pi	Cortex Lycii Radicis	6–9 g	kühlt Leere-Hitze
Qing Hao	Herba Artemisiae Annuae/ Apiaceae	6–9 g	kühlt Leere-Hitze
Huang Bo/Bai	Cortex Phellodendri	6–9 g	kühlt und trocknet im unteren Jiao
Fu Ling Pi	Sclerotium Poriae Albae	6–15 g	leitet Wasser aus

Dan Zhi Xiao Yao San: das Pulver des unbeschwerten Wanderers mit *Mu Dan Pi* und *Zhi Zi* – bei Leber-Hitze			
Pin Yin	**Pharmakologischer Name**	**Menge**	**Wirkweise**
Chai Hu	Radix Bupleuri	6–9 g	reguliert das Leber-*Qi*
Bo He	Herba Menthae	1–3 g	reguliert das Leber-*Qi*
Bai Shao (Yao)	Radix Paeoniae Albae (Lactiflorae)	6–12 g	nährt das Leber-Blut
Dang Gui	Radix Angelicae Sinensis	6–9 g	nährt das Leber-Blut
Bai Zhu	Rhizoma Atractylodis Macrocephalae	6–9 g	stärkt das Milz-*Qi*
Sheng Jiang	Rhizoma Zingiberis Recens	1–3 g	bewegt das *Qi*
Fu Ling Pi	Sclerotium Poriae Albae	6–15 g	leitet Wasser aus
Zhi Gan Cao	Radix Glycyrrhizae (Uralensis)	1–3 g	harmonisiert die Rezeptur
Mu Dan Pi	Cortex Moutan Radicis	6–12 g	kühlt das Blut *(Xue)*
Zhi Zi	Fructus Gardeniae Jasminoides	6–9 g	kühlt Feuer-Hitze

Akupunktur

NP (Bereich der Hauptbeschwerden): Ren 3, Ma 29
FP (betroffene Meridiane): Le 2 (–), Le 8 (–)
AP (für die Ursachenbehandlung): Mi 10 (–), Di 11 (–)

Man muss zwischen Mi 6 und Mi 10 unterscheiden!
Mi 6: Treffpunkt der drei *Yin*-Meridiane des Fußes. Durch diesen Punkt können Milz, Leber und Nieren gleichzeitig gestärkt werden. Bei Mi 6 wird meistens nur eine ergänzende Nadeltechnik angewandt.
Mi 10 (chin. *Xue Hai* = Meer des Blutes): Durch diesen Punkt kann das Blut *(Xue)* stark bewegt werden. Er wird oft bei Blut-Stagnation mit ausleitender Nadeltechnik verwendet.

Leere-Hitze

Ursache: entsteht bei oder nach chronischen oder schweren Krankheiten sowie nach großen Operationen. Da *Yin* verbraucht wird, kommt es zum relativen Übergewicht von *Yang*.

Diagnose

Hauptbeschwerden: spärliche, rote Blutung.
Allgemeinsymptome: Rötung beider Wangen, Hitzegefühl vor allem an Handflächen und Fußsohlen, Durst, rote und trockene Augen.

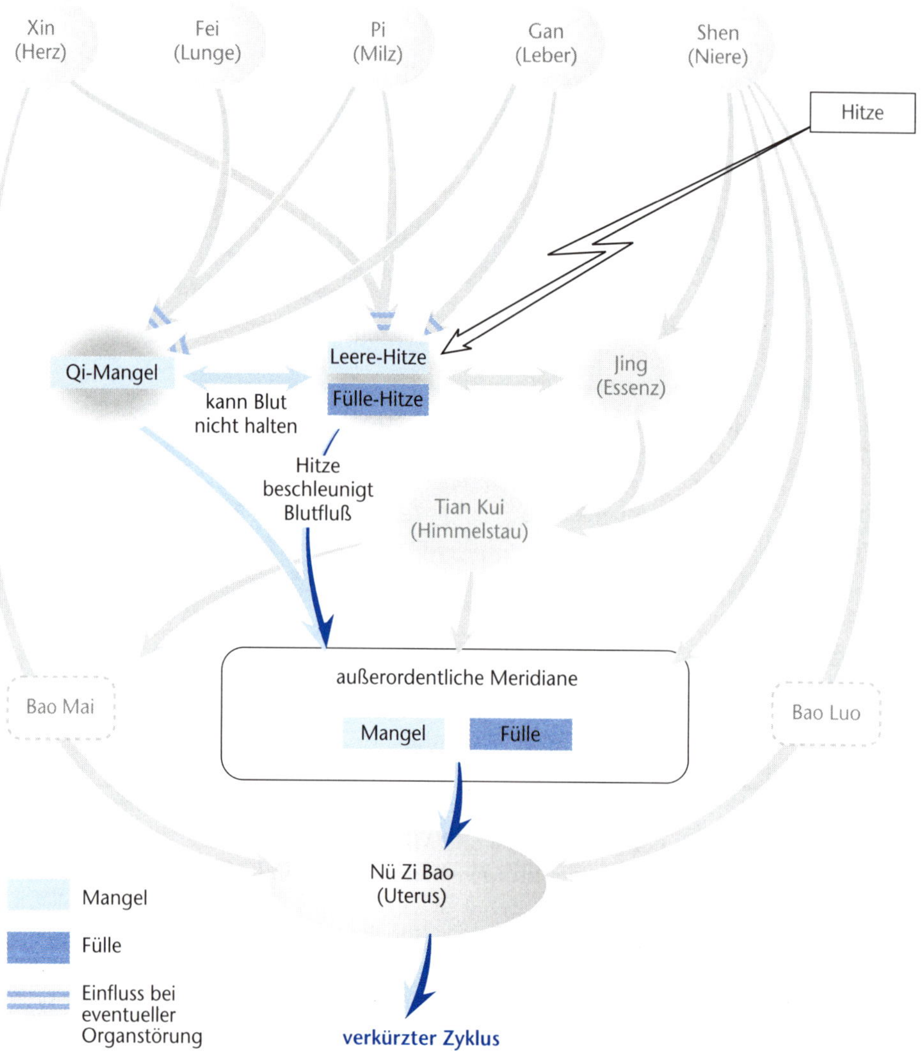

Abb. 5.1
Verkürzter Zyklus: Bei einem verkürzten Zyklus besteht (im Unterschied zum verlängerten Zyklus) eine *Yang*-Dynamik. Dies entsteht häufig durch Hitze, kann aber auch durch *Qi*-Mangel verursacht werden. Eine Frau mit schwacher Konstitution, primärer *Yin*-Schwäche oder nach chronischer Krankheit entwickelt eher eine Leere-Hitze, während eine Frau mit starker Konstitution unter Einwirkung pathogener Faktoren wie extreme Hitze, Zufuhr zu scharf gewürzter Speisen oder übermäßige Emotionen (z. B. Wut) eine Fülle-Hitze entwickelt. In beiden Situationen beschleunigt die Hitze den Blut-Fluss in den Meridianen, sodass die Blutung früh einsetzt. Beim *Qi*-Mangel setzt die Blutung zu früh ein, weil das Blut von *Qi* ungenügend kontrolliert wird und deshalb nicht mehr in den Gefäßen gehalten werden kann (Störung der Haltefunktion).

Zunge: rot, Belag: dünn, gelblich.
Puls: schnell und dünn.

Therapie

Yin ergänzen, Hitze klären.

Phytotherapie

Liang Di Tang: der Absud mit den zwei *Di* (*Sheng Di Huang* und *Di Gu Pi*)			
Pin Yin	**Pharmakologischer Name**	**Menge**	**Wirkweise**
Sheng Di Huang	Radix Rehmanniae Recens	9–18 g	kühlt das Blut *(Xue)*
Xuan Shen	Radix Scrophulariae Ningpoensis	6–12 g	kühlt das Blut *(Xue)*
Di Gu Pi	Cortex Lycii Radicis	6–9 g	kühlt Leere-Hitze
Mai Men Dong	Tuber Ophiopogonis Japonici	6–9 g	nährt das *Yin*
Bai Shao (Yao)	Radix Paeoniae Albae (Lactiflorae)	6–12 g	ergänzt das Blut *(Xue)*
A Jiao	Gelatinum Corii Asini	3–9 g	ergänzt das Blut *(Xue)*

Akupunktur

NP (Bereich der Hauptbeschwerden): Ren 4
FP (betroffene Meridiane): Mi 6, Le 3, Le 8
AP (für die Ursachenbehandlung): Ni 2 oder Ni 6

5.1.2 Verspäteter Zyklus (Oligomenorrhö) ⇒ Abb. 5.2

Definition: Die Blutung verspätet sich um mehr als 7 Tage in mehr als 3 Zyklen.

Fülle-Kälte

Ursache: meist äußeres Pathogen wie kaltes Klima, zu viele kalte Getränke und Speisen. Die Kälte lässt das Blut *(Xue)* in den Gefäßen „gefrieren", dadurch fließt es langsamer und kann nicht rechtzeitig das Blutmeer füllen. Außerdem fließt es auch langsamer heraus. Das führt insgesamt zu einer verzögerten Menstruation.

Diagnose

Hauptbeschwerden: verspätete schwache Blutung mit dunkler Farbe und Klumpen.

Allgemeinsymptome: kalter, schmerzender Unterbauch, Besserung durch lokale Erwärmung, kalte Extremitäten.
Zunge: normaler bis bläulicher Zungenkörper mit weißem Belag.
Puls: tief und rau.

Therapie

Kälte beseitigen, die Meridiane wärmen, Blut regulieren.

Phytotherapie

Wen Jing Tang: die Meridiane (Menstruation) wärmender Absud			
Pin Yin	**Pharmakologischer Name**	**Menge**	**Wirkweise**
Wu Zhu Yu	Fructus Evodiae	3–6 g	wärmt und bewegt *Qi* und Blut *(Xue)* in den Meridianen
Gui Zhi	Ramulus Cinnamomi	3–6 g	wärmt und bewegt *Qi* und Blut *(Xue)* in den Meridianen
Chuan Xiong	Radix Ligustici Wallichii (Chuan Xiong)	6–9 g	wärmt und bewegt *Qi* und Blut *(Xue)* in den Meridianen
Ren Shen	Radix Ginseng	1–3 g	stärkt das *Qi*
Zhi Gan Cao	Radix Glycyrrhizae (Uralensis)	1–3 g	stärkt das *Qi*
Dang Gui	Radix Angelicae Sinensis	6–9 g	nährt das Blut
Bai Shao Yao	Radix Paeoniae Albae (Lactiflorae)	6–9 g	nährt das Blut
A Jiao	Gelatinum Corii Asini	6–9 g	nährt das Blut
Mai Men Dong	Tuber Ophiopogonis Japonici	6–9 g	nährt das *Yin*
Mu Dan Pi	Cortex Moutan Radicis	6–9 g	kühlt und bewegt das Blut
Ban Xia	Rhizoma Pinelliae (Ternatae)	6–9 g	trocknet Feuchtigkeit und wärmt
Sheng Jiang	Rhizoma Zingiberis Recens	6–9 g	öffnet und bewegt

Akupunktur

NP (Bereich der Hauptbeschwerden): Ren 3 (M), Ma 25 (M), Ma 29 (M)
AP (für die Ursachenbehandlung): Mi 10, Le 5

Leere-Kälte

Ursache: Die Patientin hat entweder schon seit der Geburt eine schwache *Yang*-Konstitution oder ihr *Yang* ist durch eine schwere und chronische Krankheit geschwächt worden. Deshalb werden die inneren Organe nicht mehr ausreichend erwärmt und weniger Blut produziert. Das *Yin* nimmt überhand, das Blut fließt langsamer und das Blutmeer *(Xue Hai)* füllt sich verzögert auf, die Menstruation setzt verspätet ein.

Diagnose

Hauptbeschwerden: verspätete Blutung, kleine Blutmenge, hellrote oder dunkle Farbe (wie Schmutzwasser), dünnflüssige Konsistenz, keine Klumpen.
Allgemeinsymptome: leichte und diffuse Bauchschmerzen, die sich durch Massieren und Wärme bessern, evtl. auch Rückenschmerzen, weicher Stuhl, große Mengen klaren Urins.
Zunge: Zungenkörper blass, dünner, weißer Belag.
Puls: tief, dünn und schwach.

Therapie

Yang stärken, Blutung regulieren.

Phytotherapie

Ai Fu Nuan Gong Wan: Pille mit *Ai Ye* und *Xiang Fu*, um den Palast (Uterus) zu wärmen			
Pin Yin	**Pharmakologischer Name**	**Menge**	**Wirkweise**
Xu Duan	Radix Dipsaci Asperi	3–6 g	stärkt *Yang*, wärmt das Innere, vertreibt Kälte
Rou Gui	Cortex Cinnamomi Cassiae	1–3 g	stärkt *Yang*, wärmt das Innere, vertreibt Kälte
Wu Zhu Yu	Fructus Evodiae	3–6 g	stärkt *Yang*, wärmt das Innere, vertreibt Kälte
Ai Ye	Folia Artemisiae Argyi	6–9 g	stärkt *Yang*, wärmt das Innere, vertreibt Kälte
Xiang Fu	Rhizoma Cyperi Rotundi	6–15 g	bewegt *Qi* und Blut
Chuan Xiong	Radix Ligustici Wallichii (Chuan Xiong)	6–9 g	bewegt *Qi* und Blut
Huang Qi	Radix Astragali Membranaceae	6–9 g	stärkt *Qi*
Dang Gui	Radix Angelicae Sinensis	6–9 g	stärkt *Xue*
Shu Di Huang	Radix Rehmanniae Recens	6–9 g	stärkt *Xue*
Bai Shao (Yao)	Radix Paeoniae Albae (Lactiflorae)	3–6 g	stärkt *Xue*

Akupunktur

NP (Bereich der Hauptbeschwerden): Ren 4 (M, +), Ni 13 (M,+)
AP (für die Ursachenbehandlung): Mi 6, Ni 3, Du 4

Fülle-Kälte und Leere-Kälte bei verspätetem Zyklus
Pathologie: Bei *Fülle-Kälte* ist der Blutfluss durch die Kälte blockiert und verlangsamt (wie ein durch Eisschollen gestauter Fluss). Bei *Leere-Kälte* transformieren und produzieren die Organe Magen und Milz wegen ihrer

5

Schwäche weniger Blut *(Xue)* und *Qi*. (Für die Blutproduktion wird Wärme [*Yang-Qi*] benötigt; wie Wärme überhaupt alle biologischen Vorgänge beschleunigt, zeigt die Vegetation im Sommer.)
Klinik: Bei *Fülle-Kälte* kommt es zu einer verspäteten schwachen Blutung mit dunkler Farbe und Klumpen, aber nicht zu Mangelerscheinungen. Charakteristisch für *Leere-Kälte* ist eine verspätete Blutung mit geringer Menge Blut, hellroter oder dunkler (wie verschmutztes Wasser) Farbe, dünnflüssiger Konsistenz, ohne Klumpen. Dazu allgemeine Schwäche-Symptome.
Therapie: Bei *Fülle-Kälte* Kälte zerstreuen; bei *Leere-Kälte Yang* stärken.

Blut*(Xue)*-Mangel

Ursache: chronische Krankheit, schwache Konstitution, mehrere Geburten, langes Stillen oder chronischer Blutverlust; auch zu viel Stress und starke psychische Belastungen schädigen die Milz, so dass zu wenig Blut produziert wird. Das Blutmeer *(Xue Hai)* wird nur ungenügend aufgefüllt, was zu einer verspäteten Blutung führt.

Diagnose

Hauptbeschwerden: verspätete schwache Blutung, hellrote Farbe, dünnflüssige Konsistenz, keine Klumpen.
Allgemeinsymptome: leichte und diffuse Bauchschmerzen, die sich durch Massieren und Wärme bessern; Schwindel, verschwommenes Sehen, Schlafstörungen, Palpitationen, blasses Gesicht.
Zunge: blass mit dünnem Belag.
Puls: dünn und schwach.

Therapie

Blut ergänzen, Menstruation regulieren.

Phytotherapie

Da Bu Yuan Jian: die Basis effektiv stärkender Trank			
Pin Yin	**Pharmakologischer Name**	**Menge**	**Wirkweise**
Ren Shen	Radix Ginseng	1–3 g	stärkt *Qi*
Zhi Gan Cao	Radix Glycyrrhizae (Uralensis)	3–6 g	stärkt *Qi*
Shan Yao	Rhizoma Dioscoreae Oppositae	3–6 g	stärkt *Qi*
Du Zhong	Cortex Eucommiae (Ulmoidis)	6–9 g	wärmt *Yang*

→

Phytotherapie

Da Bu Yuan Jian (Fortsetzung)			
Pin Yin	**Pharmakologischer Name**	**Menge**	**Wirkweise**
Shu Di Huang	Radix Rehmanniae Recens	9–12 g	ergänzt Blut
Dang Gui	Radix Angelicae Sinensis	6–9 g	ergänzt Blut
Gou Qi Zi	Fructus Lycii	6–9 g	nährt *Yin*
Shan Zhu Yu (Shan Yu Rou)	Fructus Corni	3–6 g	konsolidiert *Jing* (Essenz)

Akupunktur

NP (Bereich der Hauptbeschwerden): Ren 4 (+)
FP (betroffene Meridiane): Mi 6 (+), Ma 36 (+)
AP (für die Ursachenbehandlung): Bl 20, Bl 17

> **Leere-Kälte und Blut*(Xue)*-Mangel**
> Beide Typen sind Ausdruck von Mangelerscheinungen. Da es sich bei der Leere-Kälte hauptsächlich um einen *Qi*- und *Yang*-Mangel handelt, kann sie mit Moxa behandelt werden. Dagegen sollte bei Blut*(Xue)*-Mangel nur in seltenen Fällen oder überhaupt nicht gemoxt werden, um eine Leere-Hitze zu vermeiden.

5

Qi-Stagnation

Ursache: Grübeln und psychische Belastungen können den *Qi*-Fluss behindern, dies wiederum beeinträchtigt den Blut*(Xue)*-Fluss, so dass das Blutmeer *(Xue Hai, Chong Mai)* nicht rechtzeitig gefüllt wird; es kommt zu einer verspäteten Blutung.

Diagnose

Hauptbeschwerden: verspätete schwache Blutung, dunkle Farbe, wenig Klumpen.
Allgemeinsymptome: Blähungen im Unterbauch; Völlegefühl im Thorax und/oder Spannung an den Rippenbögen.
Zunge: normaler bis bläulicher Zungenkörper.
Puls: saitenfömiger Puls.

Therapie

Qi bewegen, Menstruation regulieren.

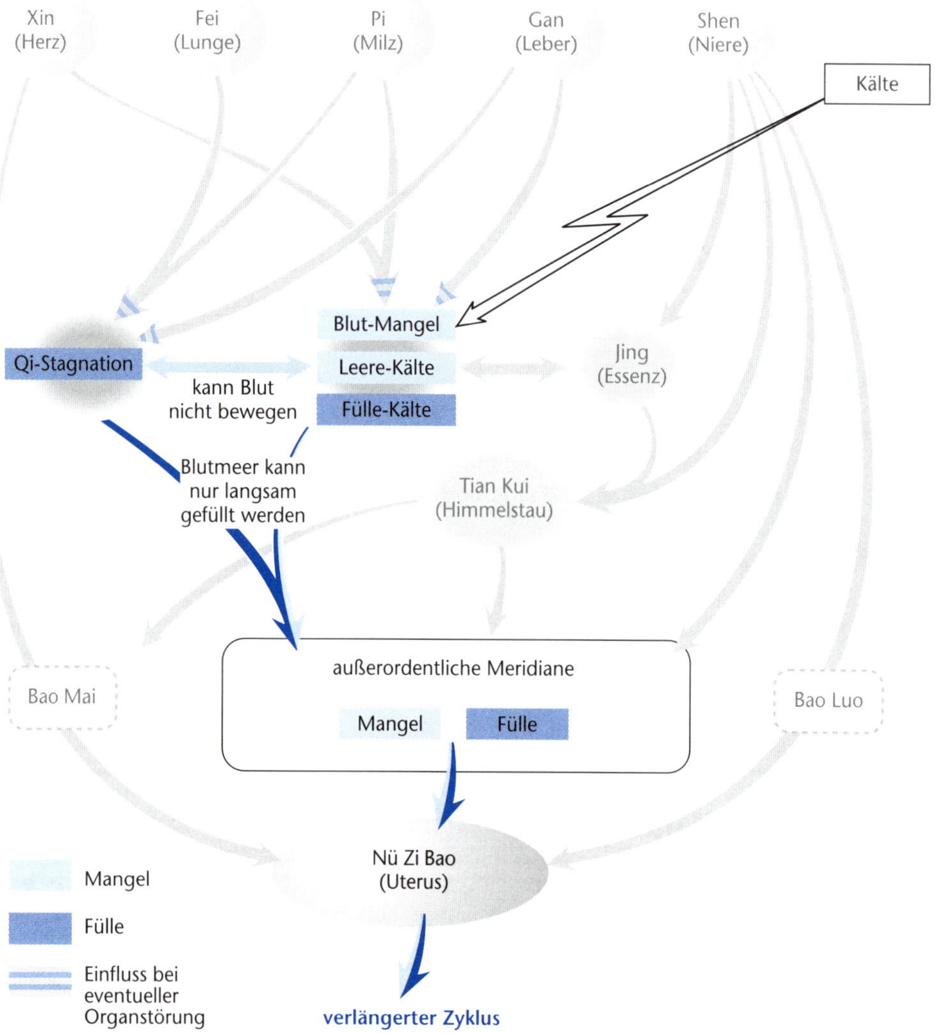

Abb. 5.2
Verlängerter Zyklus: Beim verlängerten Zyklus besteht im Unterschied zum verkürzten Zyklus eine *Yin*-Dynamik. Die Ursache dafür ist oft Kälte, aber auch *Qi*-Stagnation oder Blutmangel. Eine Frau mit schwacher Konstitution, primärer *Yang*-Schwäche oder nach chronischer Krankheit entwickelt eher eine *Yang*-Leere-Kälte, während eine Frau mit starker Konstitution unter der Einwirkung von pathogenen Faktoren wie extreme Kälte, Zufuhr zu vieler kalter Nahrungsmittel oder Getränke oder übermäßige Emotionen (z. B. Ängste) eine Fülle-Kälte entwickelt. Kälte „friert“ Blut und verlangsamt damit den Blut-Fluss. Bei einer *Qi*-Stagnation ist der Blut-Fluss ebenfalls behindert und bei Blut-Mangel wird *Chong Mai* (Blutmeer) nicht rechtzeitig aufgefüllt. Alle diese Faktoren führen zu einer verspäteten Blutung.

Phytotherapie

Wu Yao Tang: Absud mit *Wu Yao*			
Pin Yin	**Pharmakologischer Name**	**Menge**	**Wirkweise**
Wu Yao	Radix Linderae Strychnifoliae	6–9 g	reguliert und bewegt das *Qi*
Xiang Fu	Rhizoma Cyperi Rotundi	6–12 g	reguliert und bewegt das *Qi*
Mu Xiang	Radix Aucklandiae (Lappae)	6–9 g	reguliert und bewegt das *Qi*
Dang Gui	Radix Angelicae Sinensis	6–12 g	ergänzt und bewegt das Blut *(Xue)*
Zhi Gan Cao	Radix Glycyrrhizae (Uralensis)	1–3 g	harmonisiert die Rezeptur, stärkt das *Qi*

Akupunktur

NP (Bereich der Hauptbeschwerden): Ren 6, Ni 13
FP (betroffene Meridiane): Le 5
AP (für die Ursachenbehandlung): Mi 10, Gb 34

Wichtig: Bei *Qi*-Stagnation sollte auch das Blut bewegt werden, deshalb sind Mi 10 und *Dang Gui* (Radix Angelicae Sinensis) erforderlich.

5.1.3 Unregelmäßige Menstruation

Definition: Die Menstruation tritt in mehr als 3 Monaten mehr als 7 Tage zu früh oder zu spät auf.

Leber-Qi-Stagnation

Ursache: Anhaltende gedrückte Stimmung oder übermäßige Wut können das Leber-*Qi* beeinträchtigen und v. a. zu einer *Qi*-Stagnation führen. Da der Blut*(Xue)*-Fluss vom *Qi* geführt wird, kommt es bei Störung des *Qi* Flusses auch zu einer Störung des Blut-Flusses mit unregelmäßiger Menstruation.

Diagnose

Hauptbeschwerden: unregelmäßige Blutungen mit wechselnder Menge, dunkelrote Farbe mit Klumpen.
Allgemeinsymptome: Spannung und Schmerzen im Unterbauch, Völlegefühl im Brustbereich und im Bereich des Hypochondriums, Unruhe, Aufstoßen, Appetitmangel.
Zunge: normaler Zungenkörper mit dünnem weißlichem bis gelblichem Belag.
Puls: saitenfömig.

Therapie

Die Leber freimachen, die Meridiane harmonisieren und das Blut *(Xue)* regulieren.

Phytotherapie

Xiao Yao San: das Pulver für das Wohlbehagen			
Pin Yin	**Pharmakologischer Name**	**Menge**	**Wirkweise**
Chai Hu	Radix Bupleuri	6–9 g	reguliert das Leber-*Qi*
Bai Shao (Yao)	Radix Paeoniae Albae (Lactiflorae)	6–12 g	nährt das Leber-Blutund erweicht dadurch die Leber
Dang Gui	Radix Angelicae Sinensis	6–9 g	nährt das Leber-Blut und erweicht dadurch die Leber
Bai Zhu	Rhizoma Atractylodis Macrocephalae	6–9 g	stärkt das *Qi* für die Blutbildung, stärkt die Milz
Fu Ling Pi	Sclerotium Poriae Albae	6–15 g	leitet zu viel Feuchtigkeit ab
Bo He	Herba Menthae	1–3 g	öffnet und bewegt
Sheng Jiang	Rhizoma Zingiberis Recens	1–3 g	öffnet und bewegt
Zhi Gan Cao	Radix Glycyrrhizae (Uralensis)	1–3 g	harmonisiert und ergänzt

Akupunktur

NP (Bereich der Hauptbeschwerden): Ren 6, Ni 13
FP (betroffene Meridiane): Le 5
AP (für die Ursachenbehandlung): Bl 18, Ga 34 (–), Mi 10 (–)

Nieren-Schwäche

Ursache: von Geburt an schwache Konstitution; unreifes Nieren-*Qi* bei einem jungen Menschen; chronische oder schwere Krankheiten; zu viele Geburten oder zu viel Sex – all dies kann das Nieren-*Qi* beeinträchtigen, so dass die Essenz*(Jing)*-speichernde Funktion gestört wird. Durch Kontrollverlust der „Türangelfunktion" im Blutmeer *(Xue Hai)* kommt es zu einer unregelmäßigen Blutung.

Diagnose

Hauptbeschwerden: spärliche dünnflüssige Blutung, blasse Farbe, keine Koagula.
Allgemeinsymptome: Müdigkeit und leichte Schmerzen im Rücken, Schwindel und Tinnitus.
Zunge: blass mit wenig Belag.
Puls: schwach, besonders an der *Chi*-Position.

Therapie

Die Nieren stärken und die Blutung regulieren.

Phytotherapie

Gu Yin Jian: Trank zur Konsolidierung des *Yin*			
Pin Yin	**Pharmakologischer Name**	**Menge**	**Wirkweise**
Ren Shen	Radix Ginseng	3–6 g	stärkt das *Qi*
Shan Yao	Rhizoma Dioscoreae Oppositae	6–9 g	stärkt das *Qi*
Zhi Gan Cao	Radix Glycyrrhizae (Uralensis)	3–6 g	stärkt das *Qi*
Sheng Di Huang	Radix Rehmanniae Recens	6–15 g	kühlt das Blut
Wu Wei Zi	Fructus Schisandrae	3–6 g	konsolidiert das *Yin* und die Essenz
Shan Zhu Yu (Shan Yu Rou)	Fructus Corni	3–6 g	konsolidiert das *Yin* und die Essenz
Tu Si Zi	Semen Cuscutae	6–15 g	wärmt das *Yang*
Yuan Zhi	Radix Polygalae Tenuifoliae	3–6 g	beruhigt den Geist

Akupunktur

NP (Bereich der Hauptbeschwerden): Ren 4 (M, +)
FP (betroffene Meridiane): Ni 3 (+), Ni 5 (+)
AP (für die Ursachenbehandlung): Mi 6 (+), Bl 23 (+)

Man muss zwischen Ren 4 und Ren 6 unterscheiden!
Die beiden Punkte haben ergänzende Eigenschaften.
Ren 4 (chin. *Guan Yuan* = Pass zum Ursprung): ist Treffpunkt der drei *Yin*-Meridiane des Fußes und des *Ren*-Meridians und der Alarm-*Mu*-Punkt des Dünndarms. Beim Mann wird hier die Essenz *(Jing)* und bei der Frau das Blut *(Xue)* gespeichert. Mit einer ergänzenden Nadeltechnik werden nicht nur die drei *Yin*-Organe Milz, Leber und Nieren, sondern auch das Blut *(Xue)* gestärkt und die Dünndarmfunktion aktiviert.
Ren 6 (chin. *Qi Hai* = Meer des *Qi*): durch diesen Punkt wird das *Qi* des Körpers direkt gestärkt.

5.1.4 Amenorrhö

Definition: Bis zum 18. Lebensjahr ist entweder noch keine Menstruation eingetreten oder die Blutung über 3 Monate ausgeblieben.

Vor der Behandlung muss eine Schwangerschaft ausgeschlossen werden!

Qi- und Blut*(Xue)*-Mangel

Ursache: schwache Konstitution, unreifes Nieren-*Jing*; zu viele Aborte oder Geburten und zu viel Sex bewirken eine Schwächung von Nieren und Leber. Außerdem können falsche Ernährung, psychische Belastung, zu langes Stillen oder chronischer Blutverlust die Milz so beeinträchtigen, dass zu wenig *Qi* und Blut *(Xue)* produziert werden. Dadurch entsteht ein Leere-Zustand im Blutmeer *(Xue Hai)* und die Blutung bleibt aus.

Diagnose

Hauptbeschwerden: ausgebliebene Blutung.
Allgemeinsymptome: Müdigkeit, kalte Extremitäten, wenig Appetit, Blähungen und lockere Stühle, Schwindel, Blässe.
Zunge: blass mit Zahneindrücken, wenig Belag.
Puls: schwach und dünn.

5

Therapie

Qi und Blut *(Xue)* stärken, Menstruation öffnen.

Phytotherapie

Ren Shen Yang Rong Tang: die Bauenergie nährender Absud mit Ginseng			
Pin Yin	**Pharmakologischer Name**	**Menge**	**Wirkweise**
Bai Shao (Yao)	Radix Paeoniae Albae (Lactiflorae)	6–9 g	nährt das Blut
Dang Gui	Radix Angelicae Sinensis	6–9 g	nährt das Blut
Shu Di Huang	Radix Rehmanniae Recens	6–9 g	nährt das Blut
Huang Qi	Radix Astragali Membranaceae	6–15 g	stärkt das *Qi*
Bai Zhu	Rhizoma Atractylodis Macrocephalae	3–6 g	stärkt das *Qi*
Ren Shen	Radix Ginseng	3–6 g	stärkt das *Qi*
Zhi Gan Cao	Radix Glycyrrhizae (Uralensis)	3–6 g	stärkt das *Qi*
Rou Gui	Cortex Cinnamomi (Cassiae)	1–3 g	wärmt das Innere
Chao Chen Pi (geröstet)	Pericarpium Citri Reticulatae Viride	3–6 g	reguliert das *Qi*
Wu Wei Zi	Fructus Schisandrae	6–9 g	konsolidiert das *Yin*
Fu Ling Pi	Sclerotium Poriae Albae	6–12 g	leitet Feuchtigkeit aus
Yuan Zhi	Radix Polygalae Tenuifoliae	6–9 g	beruhigt den Geist

oder:

Gui Shen Wan: zur Niere führende Pille			
Pin Yin	**Pharmakologischer Name**	**Menge**	**Wirkweise**
Shu Di Huang	Radix Rehmanniae Recens	6–12 g	nährt das Blut
He Shou Wu	Radix Polygoni Multiflori	6–9 g	nährt das Blut
Shan Yao	Rhizoma Dioscoreae Oppositae	6 12 g	stärkt das *Qi*
Ji Xue Teng	Caulis et Radix Milletae	6–12 g	bewegt das Blut
Mu Dan Pi	Cortex Moutan Radicis	6–9 g	kühlt das Blut
Shan Zhu Yu (Shan Yu Rou)	Fructus Corni	3–6 g	konsolidiert das *Yin*
Ze Xie	Rhizoma Alismatis	6–12 g	leitet Feuchtigkeit aus
Fu Ling Pi	Sclerotium Poriae Albae	6–12 g	leitet Feuchtigkeit aus
Tu Si Zi	Semen Cuscutae	6–12 g	stärkt das *Yang*
Du Zhong	Cortex Eucommiae (Ulmoidis)	6–12 g	stärkt das *Yang*

5

Akupunktur

NP (Bereich der Hauptbeschwerden): Ren 4 (M, +)
FP (betroffene Meridiane): Ma 36 (+), Mi 6 (+)
AP (für die Ursachenbehandlung): Bl 23 (+), Bl 17, Bl 18

Yin-Schwäche mit Leere-Hitze

Ursache: angeborene konstitutionelle *Yin*-Schwäche, Blut*(Xue)*-Verlust (auch ohne Blutung!) durch chronische Krankheiten oder andere Faktoren (s. o.); zusätzlich noch zu scharfe Speisen und Gewürze; *Yin*-Mangel führt zu Leere-Hitze. Da die Leere-Hitze ihrerseits das *Yin* weiter „austrocknen" kann, wird das Blutmeer *(Xue Hai)* zu wenig aufgefüllt; deshalb bleibt die Menstruation aus.

Diagnose

Allgemeinsymptome: leichtes Fieber, heiße Handflächen und Fußsohlen, Rükkenschmerzen, Nachtschweiß, evtl. trockener Husten, Kurzatmigkeit.
Zunge: Zungenkörper rot, wenig Belag.
Puls: fadenfömig und beschleunigt.

Therapie

Yin stärken, Hitze klären und Menstruation öffnen.

Phytotherapie

Jia Jian Yi Yin Jian: modifiziertes reines *Yin*-Dekokt, zusätzlich *Dan Shen* (Radix Salviae Miltiorrhizae)			
Pin Yin	**Pharmakologischer Name**	**Menge**	**Wirkweise**
Sheng Di Huang	Radix Rehmanniae Recens	6–12 g	befeuchtend, klärt Hitze
Shu Di Huang	Radix Rehmanniae Glutinosae Conquitae/ Praeparatae	3–9 g	ergänzt *Yin* und Blut
Bai Shao (Yao)	Radix Paeoniae Albae (Lactiflorae)	3–9 g	ergänzt *Yin* und Blut
Mai Men Dong	Tuber Ophiopogonis	3–9 g	ergänzt *Yin* und Blut
Zhi Mu	Rhizoma Anemarrhenae	3–6 g	befeuchtend, klärt Leere-Hitze
Di Gu Pi	Cortex Lycii Radicis	3–6 g	befeuchtend, klärt Leere-Hitze
Zhi Gan Cao	Radix Glycyrrhizae (Uralensis) Praep.	1–3 g	harmonisiert, stärkt *Qi*

5

Akupunktur

NP (Bereich der Hauptbeschwerden):	Ren 4
FP (betroffene Meridiane):	Mi 6, Ni 3 (+), Le 3 (+)
AP (für die Ursachenbehandlung):	Bl 43; bei starker Hitze Le 2 (–)

> Ni 3 und Le 3, die beiden Ursprung-*Yuan*-Punkte als Kombination zur *Yin*-Stärkung!

Qi- und Blut*(Xue)*-Stau

Ursache:

- *Qi*- und Blut*(Xue)*-Stagnation bei Leber-*Qi*-Stagnation
- Kälte-Blockade durch kaltes Essen. Mit kalten Speisen und Getränken dringt äußere Kälte in die Meridiane ein. Dadurch werden *Qi*- und Blut*(Xue)*-Fluss behindert, die Periodenblutung bleibt aus.

Diagnose

Allgemeinsymptome: Spannung und Schmerzen im Unterbauch, Völlegefühl im Thoraxbereich und an den Rippenbögen, gedrückte Stimmung, Unruhe.
Zunge: Zungenkörper bläulich, evtl. mit violetten Punkten.
Puls: saitenfömig oder rau.

Therapie

Qi freimachen, Blut *(Xue)* bewegen und Menstruation öffnen.

Phytotherapie

Xue Fu Zhu Yu Tang: Dekokt zum Bewegen des Blutes bei einer Stase im Thorax			
Pin Yin	**Pharmakologischer Name**	**Menge**	**Wirkweise**
Tao Ren	Semen Persicae	6–9 g	bewegt das Blut
Hong Hua	Flores Carthami Tinctorii	3–6 g	bewegt das Blut
Chuan Xiong	Radix Ligustici Wallichii (Chuan Xiong)	6–9 g	bewegt das Blut
Chuan Niu Xi	Radix Cyathulae Officinalis	6–9 g	bewegt das Blut
Dang Gui	Radix Angelicae Sinensis	6–12 g	nährt und bewegt das Blut
Chi Shao (Yao)	Radix Paeoniae Rubrae	6–9 g	kühlt das Blut
Sheng Di Huang	Radix Rehmanniae Recens	6–9 g	kühlt das Blut
Jie Geng	Radix Platycodi	1–3 g	bewegt und öffnet die *Qi*-Blockade
Chai Hu	Radix Bupleuri	3–6 g	bewegt und öffnet die *Qi*-Blockade
Zhi Ke (Zhi) Qiao	Fructus Citri seu Ponciri	3–6 g	bewegt und öffnet die *Qi*-Blockade
Zhi Gan Cao	Radix Glycyrrhizae (Uralensis)	1–3 g	harmonisiert

5

Akupunktur

NP (Bereich der Hauptbeschwerden): Ren 6, Ni 14
FP (betroffene Meridiane): Le 3
AP (für die Ursachenbehandlung): Gb 34 (–), Mi 8 (–), Mi 10 (–)

Blockierung durch Schleim und Feuchtigkeit

Ursache: tritt häufig bei adipösen Patienten, bei Milz-Schwäche durch falsche Ernährung oder psychischer Belastung auf. Die Milz kann die Feuchtigkeit nicht ausreichend transformieren und transportieren, es entsteht Schleim. Schleim und Feuchtigkeit blockieren die *Chong-* und *Ren*-Meridiane, so dass die Menstruationsblutung verhindert wird.

Diagnose

Allgemeinsymptome: oft Übergewicht, gelblich blasse Gesichtsfarbe, Völlegefühl im Thorax- und Magenbereich, Appetitmangel, evtl. viel weißes Sputum; Antriebslosigkeit, Ödeme, vermehrter weißlicher Ausfluss.
Zunge: normal oder blass mit dickem und schmierigem Belag.
Puls: schlüpfrig.

Therapie

Schleim umwandeln, Feuchtigkeit ausleiten, *Qi* und Blut *(Xue)* bewegen.

Phytotherapie

Die folgenden beiden Rezepte werden zusammen angewandt.

Chang Fu Dao Tan Tang: schleimableitendes Dekokt mit *Cang Zhu* und *Xiang Fu*			
Pin Yin	**Pharmakologischer Name**	**Menge**	**Wirkweise**
Xiang Fu	Rhizoma Cyperi Rotundi	6–9 g	reguliert das *Qi*
Cang Zhu	Rhizoma Atractylodis Macrocephalae	3–6 g	löst Schleim
Tian Nan Xing	Rhizoma Arisaematis	3–6 g	löst Schleim
Zhi Shi	Fructus Citri Aurantii Immaturus	3–6 g	leitet *Qi* nach unten
Ban Xia	Rhizoma Pinelliae Praeparatum	3–6 g	löst Schleim
Chao Chen Pi (geröstet)	Pericarpium Citri Reticulatae Viride	6–9 g	reguliert das *Qi*
Fu Ling Pi	Sclerotium Poriae Albae	6–15 g	leitet Feuchtigkeit aus, diuretisch
Zhi Gan Cao	Radix Glycyrrhizae (Uralensis)	1–3 g	harmonisiert

5

Fo Shou San: Buddhas Handpuder			
Pin Yin	**Pharmakologischer Name**	**Menge**	**Wirkweise**
Dang Gui	Radix Angelicae Sinensis	6 g	nährt das Blut
Chuan Xiong	Radix Ligustici Wallichii (Chuan Xiong)	4 g	bewegt das Blut und das *Qi*

Akupunktur

NP (Bereich der Hauptbeschwerden): Ren 3, Ma 29
FP (betroffene Meridiane): Mi 9 (–), Ma 40 (–)
AP (für die Ursachenbehandlung): Ren 12, Bl 31

Hausmittelrezepte bei Amenorrhö

a) ***Ma-Bian-Cao*-Tee mit braunem Zucker:** 90 g *Ma Bian Cao* (Herba Verbenae) und 20 g braunen Zucker 2 × 10 Min. lang mit je 1,5 l Wasser kochen, danach im Kühlschrank aufbewahren; innerhalb von 3 Tagen trinken. Bei Bedarf einige Male wiederholen.
Geeignet für *Qi*- und Blut*(Xue)*-Stagnation.

b) Hühner-Suppe mit *Dang Gui*: 500 g Biohuhn (in China wird eine Hühnerart mit schwarzer Haut und schwarzen Knochen verwendet), 10 g *Dang Gui* (R. Angelicae Sinensis), 20 g Datteln und 10 g *Gou Qi Zi* (Fructus Lycii) zusammen mit ca 2,5 l Wasser kochen, zu Beginn stark, dann 3–5 Stunden lang auf kleinerer Flamme.
Geeignet für Nieren-Schwäche und Blut*(Xue)*-Mangel.

5.2 Blutungsstörungen

Bei den reinen Blutungsstörungen ist der Zyklus normal. Dafür ist die Blutung selbst **zu stark**, **zu schwach** oder **verlängert**; auch **Zwischenblutungen** gehören dazu. Blutungsstörungen haben nicht nur ähnliche Pathomechanismen wie Zyklusstörungen (s. dort), sondern kommen oft gemeinsam mit ihnen vor. Beispielsweise kann Hitze den Blut *(Xue)*-Fluss im *Chong Mai* beschleunigen und gleichzeitig das Blut nach außen drängen, so dass die Blutung zu früh eintritt und zu stark ist.
Eine stark variierende Blutung bei unregelmäßigem Zyklus (wechselweise zu lang oder zu kurz) wird als *Beng Lou* (Überfluten und Tröpfeln) bezeichnet. Sie entspricht etwa der Meno-Metrorrhagie und zählt zu den am schwierigsten zu behandelnden Störungen in der TCM.
Ebenso wie die Zyklusstörungen werden auch Blutungsstörungen bevorzugt mit Arzneimitteln behandelt. Die Akupunktur dient dabei als adjuvante Therapie, um das Befinden der Patientin zu verbessern.

5.2.1 Zu starke Blutung (Hypermenorrhö)

Definition: *übermäßig starke Menstruationsblutung bei normaler Dauer.*
Die Krankheitsursachen und Pathomechanismen der Hypermenorrhö sind ähnlich wie bei Oligomenorrhö oder Polymenorrhö. Es handelt sich hauptsächlich um eine **Milz-Qi-Schwäche** und **Blut *(Xue)*-Hitze**. Im ersten Fall wird das Blut *(Xue)* vom Milz-*Qi* nicht in den Gefäßen gehalten, im zweiten Fall wird es durch die Hitze aus den Gefäßen heraus gedrängt. In beiden Fällen fließt es unkontrolliert ab. Auch eine **Blut *(Xue)*-Stagnation** kann eine Hypermenorrhö verursachen. Eine Blockade im *Chong Mai* und *Ren Mai*, meist bedingt durch eine Leber-*Qi*-Stagnation, verhindert, dass das neu produzierte Blut *(Xue)* in diese Gefäße (*Chong* und *Ren*) ausreichend aufgenommen wird. Es kann dort nicht verweilen und zirkulieren, sondern fließt direkt wieder nach außen ab; deshalb ist die Blutung zu stark (Abb. 5.3).

Differenzierung der Blutung

hellrot, wässrig	*Qi*-Mangel
intensiv rot, dickflüssig	Blut *(Xue)*-Hitze
dunkelrot mit Klumpen	Blut *(Xue)*-Stase

Qi-Mangel

Ursache: siehe verkürzter Zyklus (Kap. 5.1.1)

Diagnose

Hauptbeschwerden: starke, wässrige, hellrote Blutung.
Allgemeinsymptome: blasses Gesicht, Kurzatmigkeit, Erschöpfung.
Zunge: blass mit Zahneindrücken.
Puls: schwach.

Therapie

Qi stärken, *Chong Mai* stabilisieren und Blut zurückhalten.

Phytotherapie

Ju Yuan Jian: Trank, um das *Yuan Qi* emporzuheben bzw. emporzubringen			
Pin Yin	**Pharmakologischer Name**	**Menge**	**Wirkweise**
Ren Shen	Radix Ginseng	1–3 g	stärkt das *Yuan Qi*
Huang Qi	Radix Astragali Membranaceae	6–15 g	stärkt das *Qi*
Bai Zhu	Rhizoma Atractylodis Macrocephalae	6–9 g	stärkt das *Qi*
Sheng Ma	Rhizoma Cimicifugae	6–9 g	hebt das *Qi* empor
Zhi Gan Cao	Radix Glycyrrhizae (Uralensis)	1–3 g	harmonisiert

Akupunktur

(siehe verkürzter Zyklus in Kap. 5.1.1; zusätzlich Mi 1)

Mi 1 ist ein sehr wichtiger Punkt zur Blutstillung bei starker Menstruationsblutung, aber auch bei Blut im Urin oder Stuhl.

Blut*(Xue)*-Hitze

Ursache: siehe Fülle-Hitze beim verkürzten Zyklus (Kap. 5.1.1)

Diagnose

Hauptbeschwerden: große Mengen von intensiv rotem, dickflüssigem Blut.
Allgemeinsymptome: oft Unruhe, Durst, dunkler Urin und Obstipation.
Zunge: roter Zungenkörper mit gelbem Belag.
Puls: beschleunigt und schlüpfrig.

Therapie

(siehe Fülle-Hitze beim verkürzten Zyklus in Kap. 5.1.1)

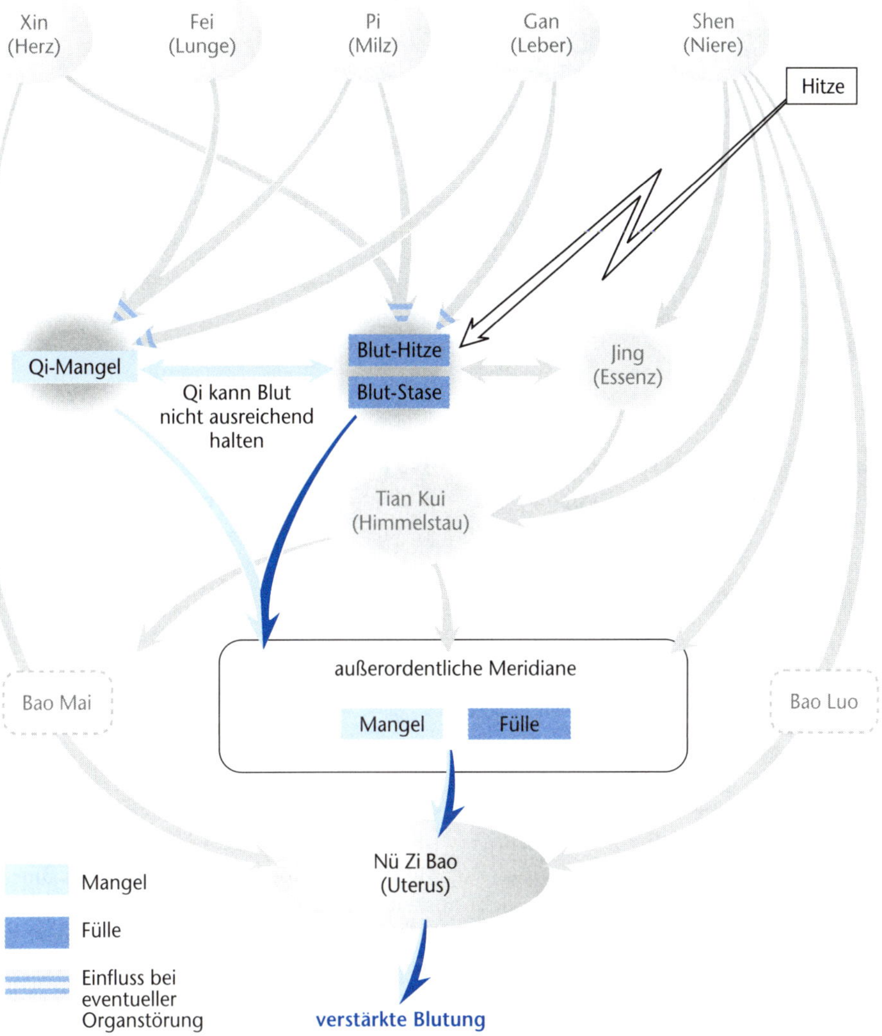

Abb. 5.3
Verstärkte Blutung: Eine verstärkte Blutung tritt oft zusammen mit einem verkürzten Zyklus auf und hat auch eine ähnliche Ätiologie. Es gibt drei wichtige Pathomechanismen: 1. Hitze von innen und von außen bewirkt, dass das Blut verstärkt nach außen gepresst wird. 2. Bei *Qi*-Mangel wird das Blut nicht ausreichend in den Gefäßen gehalten und fließt daher vermehrt heraus. 3. Eine Blut-Stase kann *Chong Mai* (Blutmeer) teilweise blockieren, so dass das neu produzierte Blut nicht genügend Platz hat und dann zusammen mit der „normalen" Regelblutung abfließt. All diese Faktoren führen zu einer verstärkten Blutung.

Phytotherapie

Bao Yin Jian: Trank, um das *Yin* zu bewahren bzw. zu schützen			
Pin Yin	**Pharmakologischer Name**	**Menge**	**Wirkweise**
Sheng Di Huang	Radix Rehmanniae Recens	9–15 g	tonisiert und kühlt das *Yin*
Shu Di Huang	Radix Rehmanniae Glutinosae Conquitae/ Praeparatae	6–12 g	tonisiert und kühlt das *Yin*
Bai Shao (Yao)	Radix Paeoniae Albae (Lactiflorae)	6–12 g	tonisiert und kühlt das *Yin*
Shan Yao	Rhizoma Dioscoreae Oppositae	6–12 g	stärkt das Nieren-*Qi*
Huang Qin	Radix Scutellariae Baicalensis	3–9 g	kühlend
Huang Bo/Bai	Cortex Phellodendri	3–9 g	kühlend
Xu Duan	Radix Dipsaci Asperi	3–6 g	stärkt das *Yang*
Zhi Gan Cao	Radix Glycyrrhizae (Uralensis)	1–3 g	harmonisiert

5

Akupunktur

(siehe Fülle-Hitze beim verkürzten Zyklus in Kap. 5.1.1; zusätzlich Mi 1)

Blut*(Xue)*-Stagnation

Ursache: bei fortdauernder psychischer Belastung, nach Abort, Geburt oder Operation kann eine Blut*(Xue)*-Stagnation auftreten, die sich in *Chong Mai* und *Ren Mai* (*Chong*- und *Ren*-Meridian) etabliert. Neu gebildetes Blut *(Xue)* gelangt nur spärlich, in nicht ausreichender Menge in diese Meridiane, daher zirkuliert das neu gebildete Blut nicht, sondern sucht sich direkt einen Ausweg nach außen über die Gebärmutter, die ja mit diesen Meridianen in Verbindung steht, so dass das neue Blut (rot) und das „alte" Blut aus *Chong Mai* (dunkelrot, klumpig) gemeinsam nach Außen fließen kann.

Diagnose

Hauptbeschwerden: große Blutmenge teilweise mit dunkler Farbe, viele Klumpen, oft verlängerte Blutungsdauer.
Allgemeinsymptome: evtl. bestehen Schmerzen im Unterbauch, die sich durch Druck verschlimmern.
Zunge: violetter Zungenkörper, gelegentlich mit dunklen Punkten.
Puls: rau.

Therapie

Blut *(Xue)* bewegen, Blockade freimachen.

Phytotherapie

Shi Xiao San: Pulver, um das Lächeln wieder zu erlangen			
Pin Yin	**Pharmakologischer Name**	**Menge**	**Wirkweise**
Wu Ling Zhi	Excrementum Trogopteri seu Pteropi	6–9 g	bewegt das Blut stark und stillt dadurch Schmerz
Pu Huang	Pollen Typhae	6–9 g	bewegt das Blut stark und stillt dadurch Schmerz

Akupunktur

NP (Bereich der Hauptbeschwerden): Ren 3, Ma 29
AP (für die Ursachenbehandlung): Bl 17, Mi 10 oder Mi 8

5.2.2 Schwache Blutung (Hypomenorrhö)

Definition: ungewöhnlich schwache Blutung oder deutlich verkürzte Dauer (< 3 Tage) bei normalem Zyklus.

Eine schwache Blutung kann entweder durch Mangel (z.B. Blut*[Xue]*-Mangel oder Nieren-Schwäche) oder Fülle (Blut*[Xue]*-Stagnation und Schleim-Blockade) bedingt sein. Beim Mangelzustand wird wenig Blut *(Xue)* produziert, so dass auch nur wenig abfließen kann. Beim Fülle-Zustand ist zwar Blut *(Xue)* in ausreichender Menge vorhanden, aber der Fluss wird behindert und es stockt.

Blut*(Xue)*-Mangel

Ursache: siehe Kap. 5.1.2

Diagnose

Hauptbeschwerden: schwache, hellrote Blutung ohne Klumpen.
Allgemeinsymptome: Erschöpfung, Schwindel, Palpitationen, blass-gelbliches Gesicht, Gefühl von Leere im Unterbauch.
Zunge: blasser Zungenkörper.
Puls: fadenförmig.

Therapie

Blut *(Xue)* nähren.

Phytotherapie

Zi Xue Tang: Blut *(Xue)* ergänzender Absud			
Pin Yin	**Pharmakologischer Name**	**Menge**	**Wirkweise**
Shu Di Huang	Radix Rehmanniae Glutinosae Conquitae/ Praeparatae	3–9 g	stärkt das Blut
Dang Gui	Radix Angelicae Sinensis	6–12 g	stärkt und bewegt das Blut
Bai Shao (Yao)	Radix Paeoniae Albae (Lactiflorae)	6–9 g	stärkt das Blut
Shan Yao	Rhizoma Dioscoreae Oppositae	6–12 g	stärkt die Niere
Ren Shen	Radix Ginseng	1–3 g	stärkt das *Qi*
Huang Qi	Radix Astragali Membranaceae	6–12 g	stärkt das *Qi*
Fu Ling Pi	Sclerotium Poriae Albae	6–9 g	stärkt die Milz, leitet Feuchtigkeit aus
Chuan Xiong	Radix Ligustici Wallichii (Chuan Xiong)	6–9 g	bewegt das Blut

5

Akupunktur

NP (Bereich der Hauptbeschwerden): Ren 4 (+)
FP (betroffene Meridiane): Mi 6 (+), Ma 36 (+)
AP (für die Ursachenbehandlung): Bl 20, Bl 21

Nieren-Schwäche

Ursache: siehe Kap. 1.3.2

Diagnose

Hauptbeschwerden: schwache, hellrote oder dunkelrote, wässrige Blutung ohne Klumpen.
Allgemeinsymptome: dumpfe Schmerzen oder Schwächegefühl in Rücken und Kniegelenken, Fersenschmerz, Tinnitus, Nykturie, Kältegefühle im Unterbauch.
Zunge: blass.
Puls: tief, schwach und langsam.

Therapie

Nieren stärken und Blut *(Xue)* ergänzen.

Phytotherapie

Gui Shen Wan: Pille, um die Niere zu regenerieren, Variante nach Maciocia			
Pin Yin	**Pharmakologischer Name**	**Menge**	**Wirkweise**
Shu Di Huang	Radix Rehmanniae Recens Glutinosae Conquitae Praeparatae	3–9 g	nährt die Leber und befeuchtet die Niere
Shan Yao	Rhizoma Dioscoreae Oppositae	6–12 g	nährt die Leber und befeuchtet die Niere, stärkt und harmonisiert die Mitte
Dang Gui	Radix Angelicae Sinensis	6–9 g	nährt das Blut, reguliert die Menstruation
Shan Zhu Yu (Shan Yu Rou)	Fructus Corni	3–6 g	nährt die Leber und befeuchtet die Niere
Gou Qi Zi	Fructus Lycii	6–9 g	nährt die Leber und befeuchtet die Niere
Fu Ling Pi	Sclerotium Poriae Albae	6–9 g	stärkt und harmonisiert die Mitte
Tu Si Zi	Semen Cuscutae	6–12 g	stärkt das Nieren-*Qi*
Du Zhong	Cortex Eucommiae (Ulmoidis)	6–9 g	stärkt das Nieren-*Qi*

Akupunktur

NP (Bereich der Hauptbeschwerden):	Ren 4 (M, +), Ni 13 (M)
FP (betroffene Meridiane):	Mi 6 (+), Ni 7 (+)
AP (für die Ursachenbehandlung):	Bl 23 (M, +)

Blut(Xue)-Stagnation

Ursache: siehe Kap. 1.3.2 (Blut-Stau)

Diagnose

Hauptbeschwerden: schwache dunkelrote Blutung mit vielen Klumpen.
Allgemeinsymptome: Unterbauchschmerzen, verstärkt bei Druck, bessern sich nach Abgang von Klumpen.
Zunge: violetter Zungenkörper, evtl. mit dunklen Punkten.
Puls: fadenförmig und rau.

Therapie

Blut *(Xue)* bewegen, Stagnation lösen.

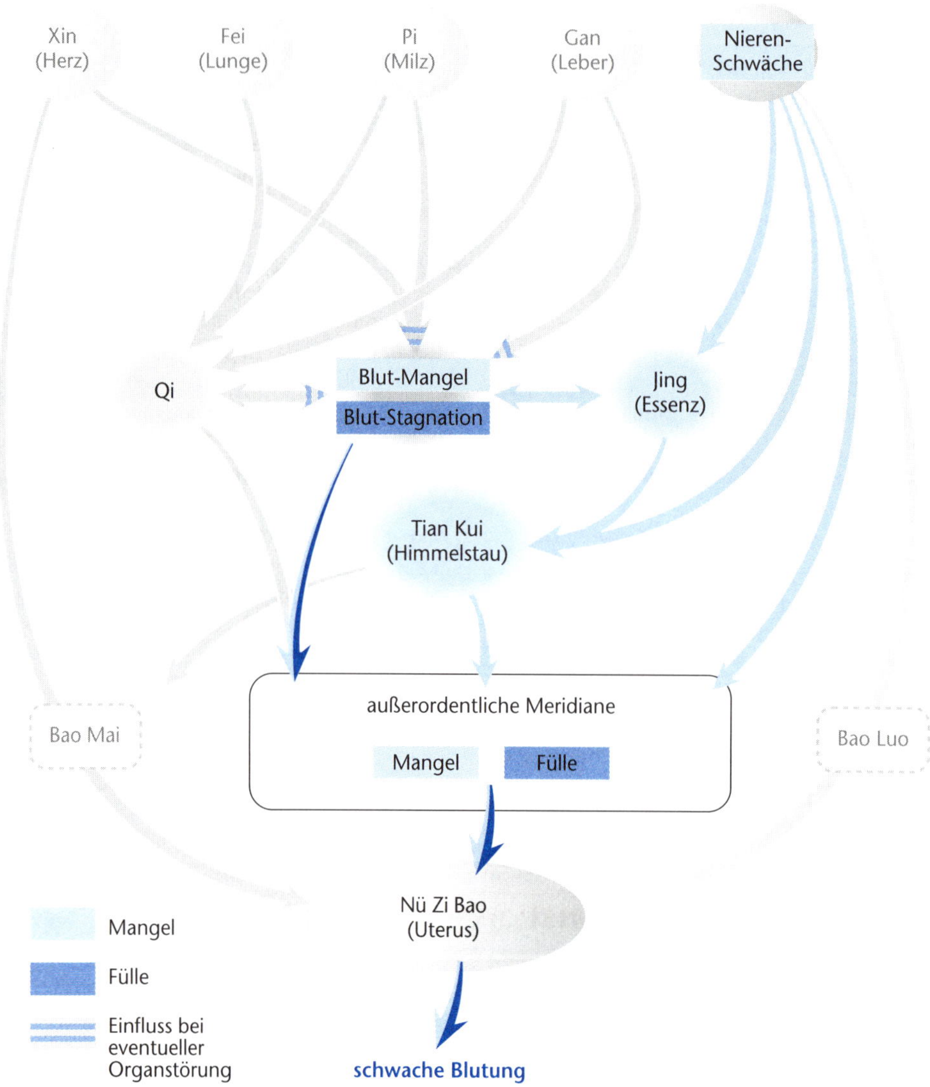

Abb. 5.4
Schwache Blutung: Eine schwache Blutung tritt oft zusammen mit einem verlängerten Zyklus auf und beruht hauptsächlich auf einem Mangel. Bei Blut-Mangel oder Nieren-Schwäche wird das Blutmeer *(Chong Mai)* zu wenig mit Blut gefüllt, während bei einer Blut-Stagnation (verursacht z. B. durch eine *Qi*-Blockade oder innere pathogene Faktoren) das Blut nur stockend nach außen fließt. Deshalb ist die Blutung schwach.

Phytotherapie

Tao Hong Si Wu Tang: Dekokt in 4 Geschmacksrichtungen und dazu Pfirsichsamen und Carthamusblüten			
Pin Yin	**Pharmakologischer Name**	**Menge**	**Wirkweise**
Shu Di Huang	Radix Rehmanniae Glutiuosae Conquitae/ Praeparatae	6–15 g	nährt das Blut
Dang Gui	Radix Angelicae Sinensis	6–12 g	nährt das Blut
Bai Shao (Yao)	Radix Paeoniae Albae (Lactiflorae)	6–12 g	nährt das Blut
Chuan Xiong	Radix Ligustici Wallichii (Chuan Xiong)	6–9 g	belebt und bewegt das Blut
Tao Ren	Semen Persicae	6–9 g	belebt und bewegt das Blut
Hong Hua	Flos Carthami	3–6 g	belebt und bewegt das Blut

Akupunktur

NP (Bereich der Hauptbeschwerden): Ren 3, Ma 30

AP (für die Ursachenbehandlung): Mi 10 (–), Bl 17 (–), Bl 18

5.2.3 Zwischenblutung (Mittelblutung)

Definition: regelmäßige Schmierblutung in der Zyklusmitte.

Eine regelmäßig auftretende Schmierblutung ist gemäß der TCM behandlungsbedürftig.
Zehn bis 15 Tage nach der Menstruation sind *Chong Mai* und *Ren Mai* erneut mit Blut angefüllt. Der Körper befindet sich am Wendepunkt vom Leere- zum Fülle-Zustand. Im *Chong*- und *Ren*-Meridian ist ausreichend *Yin*-Blut *(Xue)* vorhanden und das *Yang* (Funktion) sehr aktiv. Wenn *Yin* und *Yang* im Gleichgewicht sind, kann eine Empfängnis stattfinden. Wenn aber das *Yin* mangelhaft ist, kann das aktive und relativ starke *Yang* die kleinen *Yin*-Gefäße *(Yin Luo)* verletzen. Dies ist einer der Gründe für eine schwache Blutung zu diesem Zeitpunkt. Ein weiterer Grund ist eine Belastung mit feuchter Hitze, die die *Yang*-Aktivität verstärkt. Dadurch wird das Blut *(Xue)* im Blutmeer *(Xue Hai)* zu stark in Bewegung versetzt, so dass es nach außen fließt.

Nieren-Yin-Mangel

Ursache: siehe Kap. 1.3.2.

Diagnose

Hauptbeschwerden: schwache, intensiv rote Blutung ohne Klumpen.

5

Allgemeinsymptome: leichte Schmerzen und Schwäche im Rücken, Schlaflosigkeit, Unruhe, trockener Mund und Rachen.
Zunge: rot, evtl. mit Rissen, kein oder nur wenig Belag.
Puls: fadenförmig und schnell.

Therapie

Yin ergänzen und Blut stillen.

Phytotherapie

Liang Di Tang: das Dekokt mit den 2 „Di"-Kräutern			
Pin Yin	**Pharmakologischer Name**	**Menge**	**Wirkweise**
Sheng Di Huang	Radix Rehmanniae Recens	6–18 g	kühlt und nährt das Blut
Di Gu Pi	Cortex Lycii Radicis	3–9 g	kühlt und nährt das Blut
Xuan Shen	Radix Scrophulariae Ningpoensis	6–12 g	kühlt und nährt das Blut
Mai Men Dong	Tuber Ophiopogonis Japonici	6–9 g	nährt Blut und *Yin*
Bai Shao (Yao)	Radix Paeoniae Albae (Lactiflorae)	6–12 g	nährt Blut und *Yin*
A Jiao	Gelatinum Corii Asini	3–9 g	nährt Blut und *Yin*

Wenn die Blutung aufgehört hat, um die Wirkung zu stabilisieren:

Liu Wei Di Huang Wan: Pille aus 6 Arzneimitteln mit *Di Huang*			
Pin Yin	**Pharmakologischer Name**	**Menge**	**Wirkweise**
Shu Di Huang	Radix Rehmanniae Glutinosae Conquitae/ Praeparatae	9–18 g	nährt das Blut und stärkt *Yin*
Shan Zhu Yu (Shan Yu Rou)	Fructus Corni	6–9 g	befeuchtet die Niere und unterstützt die Leber, stabilisiert das *Yin*
Shan Yao	Rhizoma Dioscoreae Oppositae	6–12 g	stärkt Niere und Milz
Ze Xie	Rhizoma Alismatis	6–9 g	leitet Trübes aus
Mu Dan Pi	Cortex Moutan Radicis	6–9 g	klärt Leber-Hitze
Fu Ling Pi	Sclerotium Poriae Albae	6–9 g	stärkt die Milz, leitet Feuchtigkeit aus

Akupunktur

NP (Bereich der Hauptbeschwerden):	Ren 4
FP (betroffene Meridiane):	Ni 6 (+), Le 2 (–)
AP (für die Ursachenbehandlung):	Bl 23 (+)

Feuchte-Hitze

Ursache: während der Menstruation, unter der Geburt oder im Wochenbett ist die Gebärmutter offen, die *Bao Mai* sind leer. Äußere Feuchtigkeit und Hitze können leicht eindringen. Bei psychischer Dauerbelastung stagniert das Leber-*Qi* und die Milz wird unterdrückt, so dass es beim Transport von Flüssigkeiten zu Funktionsstörungen kommt. Leber-*Qi*-Stagnation und Flüssigkeitsansammlung erzeugen Hitze. In der Mitte zwischen zwei Menstruationsblutungen (zur Zeit der Ovulation) ist das *Yang-Qi* besonders aktiv. Seine Wirkung wird durch feuchte Hitze noch verstärkt, so dass *Chong Mai* und *Ren Mai* sowie *Yin Luo* verletzt werden. Dadurch wird eine Blutung ausgelöst.

Diagnose

Hauptbeschwerden: dickflüssige Schmierblutung mit roter bis dunkelroter Farbe.
Allgemeinsymptome: im ganzen Körper Schweregefühl, Spannungsgefühl im Thorax, Appetitlosigkeit; zwischen den Blutungen oft starker Fluor.
Zunge: rot mit dickem gelblichem Zungenbelag.
Puls: schlüpfrig und schnell.

5

Therapie

Hitze klären, Feuchtigkeit ausleiten.

Phytotherapie

***Qing Gan Zhi Ling Tang (Fu Qing Zhu)*: ein Absud, um Leber-Hitze zu klären und das Tröpfeln zu stoppen**

Pin Yin	Pharmakologischer Name	Menge	Wirkweise
Bai Shao (Yao)	Radix Paeoniae Albae (Lactiflorae)	3–9 g	nährt das Blut
Dang Gui	Radix Angelicae Sinensis	3–9 g	nährt das Blut
Sheng Di Huang	Radix Rehmanniae Recens	3–9 g	nährt das Blut
A Jiao	Gelatinum Corii Asini	3–6 g	nährt das Blut
Fen Dan (Mu Dan)	Cortex Moutan Radicis	6–9 g	kühlt das Blut
Huang Bo/Bai	Cortex Phellodendri	3–6 g	kühlt das Blut
Huai Niu Xi	Radix Achyranthis Bidentatae	6–9 g	kühlt das Blut
Xiang Fu (in Wein gebraten)	Rhizoma Cyperi Rotundi	6–9 g	bewegt das *Qi*
Da Zao (Hong Zao)	Fructus Zizyphi Jujubae	3–9 g	stärkt Blut und Niere
Xiao Hei Dou	kleine schwarze Sojabohnen	6–12 g	stärkt Blut und Niere

Akupunktur

NP (Bereich der Hauptbeschwerden):	Ren 3
FP (betroffene Meridiane):	Mi 10 (–), Ma 40 (–)
AP (für die Ursachenbehandlung):	Bl 18, Bl 20

> Bei Zwischenblutungen werden Akupunktur und Phytotherapie zusammen angewandt.

5.2.4 Menorrhagie/Metrorrhagie

Als Menorrhagie bezeichnet man eine zu starke und verlängerte Regelblutung; Metrorrhagie ist eine unregelmäßige und lang anhaltende Blutung.
Treten Menorrhagie und Metrorrhagie zusammen (kurz Meno-Metrorrhagie) auf, lässt sich der chinesische Begriff *Beng Lou* anwenden. *Beng* bedeutet überfluten, *Lou* heißt herauslaufen oder -tropfen. Damit wird ausgedrückt, dass die Blutung außerhalb des Zyklus entweder plötzlich stark fließt oder langwierig nachtröpfelt. Dass die beiden Blutungstypen miteinander kombiniert sind, kommt häufig vor.
Das Zu Bin Yuan Hou Lun schreibt dazu: „Wenn die Blutung außerhalb des Zyklus lange nachtröpfelt, nennt man dies nach unten auslaufen *(Lou),* eine plötzliche starke Blutung heißt Überfluten von innen *(Beng Zhong)*."
Die wichtigsten Krankheitsursachen sind Blut*(Xue)*-Hitze oder -Stau, Leber-Schwäche, Milz- und vor allem Nieren-Schwäche. Einzelne Krankheitsursachen sind oft miteinander kombiniert. Wenn *Chong Mai* und *Ren Mai* dadurch gestört werden, können sie das Blut *(Xue)* nicht mehr kontrollieren; die Regelmäßigkeit der Periodenblutungen gerät durcheinander. Bei einer länger dauernden Blutung stellt sich mit der Zeit ein allgemeiner *Qi*- und Blut*(Xue)*-Mangel oder ein *Qi*- und *Yin*-Mangel ein (Abb. 5.5).
Aufgrund der komplexen Krankheitsursachen und -mechanismen bleibt *Beng Lou* ein schwierig zu behandelndes Problem in der TCM. Der Arzt Fan Yue-zhi (Ming-Dynastie) fasste seine Erfahrungen bei der Behandlung folgendermaßen zusammen: „*Sai Liu, Cheng Yuan, Fu Jiu.*" Diese drei Schritte haben auch heute noch ihre Bedeutung.
Sai Liu (die Flut eindämmen) heißt hier Blutstillen. Besonders bei der Menorrhagie *(Beng)* sollte die Blutung so schnell wie möglich gestoppt werden, um zu vermeiden, dass die starke Blutung eine Zerstreuung des *Qi* bewirkt. Hier ist *Sheng Mai San* indiziert: 6–9 g *Ren Shen* (Radix Ginseng), 9–18 g *Mai Men Dong* (Radix Ophiopogonis Japonicus) und 6–9 g *Wu Wei Zi* (Fructus Schisandrae). Bei einem Schockzustand soll zusätzlich mit Akupunktur behandelt werden: Du 20 (M), Du 26, Ni 1, dann Mi 1 (M). Wichtig ist auch die schulmedizinische Unterstützung durch Überwachung und eventuelle Transfusion.
Cheng Yuan (den Grund der Überschwemmung suchen) bedeutet, dass, sobald die Blutung gestillt ist, nach den Ursachen gesucht und die Wurzel der Krank-

heit behandelt wird. Dies bezieht sich nach heutigem Verständnis sowohl auf die Ursachen aus der Sicht der TCM als auch auf diejenigen aus der Sicht der westlichen Medizin.
Fu Jiu (den alten Zustand wiederherstellen bzw. Störungen beseitigen) bedeutet, dass dafür gesorgt wird, das Gleichgewicht wiederherzustellen und den Gesundheitszustand zu stabilisieren. Die wichtigsten Maßnahmen sind Stärkung der Nieren und Ergänzung des Blutes *(Xue)*.
Zwischen diesen drei Behandlungsschritten gibt es keine klare Abgrenzung. Das heißt, sie lassen sich nicht eindeutig voneinander trennen, sondern ergänzen sich gegenseitig. Erst wenn man den Grund der Überschwemmung herausgefunden hat, können die richtigen Maßnahmen getroffen werden.
Im Allgemeinen sollten bei der Behandlung von *Beng* vor allem *Qi*-stärkende (evtl. anhebende) und blutstillende Mittel verwendet werden. Scharfe und warme Arzneimittel sind zu vermeiden. Dagegen sollte die Behandlung von *Lou* hauptsächlich darin bestehen, *Qi* und Blut *(Xue)* zu ergänzen, damit das Blut *(Xue)* wieder vom *Qi* kontrolliert wird. Ist das *Qi* kräftig genug, hört die Blutung von selbst auf.
Bei jugendlichen Patientinnen muss der Behandlungsschwerpunkt eher auf der Stärkung des Nieren-*Qi* liegen, während bei Frauen im mittleren Alter das Leber-Blut ergänzt und das *Qi* befreit werden muss. Bei Frauen im Klimakterium sind das Nieren- und das Leber-*Yin* zu ergänzen. Auf diese Weise kann die Funktion von *Chong Mai* und *Ren Mai* stabilisiert werden.
Das Behandlungsziel lautet: **Die Blutung beenden und den Zyklus wiederherstellen.**

5

Tumoren und Frühschwangerschaft sind auszuschließen!

Fülle-Hitze im Blut *(Xue)*

Diagnose

Hauptbeschwerden: unerwartet starke oder tropfende, lang anhaltende dickflüssige Blutung mit intensiv roter Farbe.
Allgemeinsymptome: Hitzegefühl, Hitzeaversion, Unruhe, Durst, dunkler Urin, Verstopfung.
Zunge: rot mit gelblichem Belag.
Puls: schnell und kräftig.

Therapie

Hitze klären, Blut *(Xue)* kühlen.

Phytotherapie

Qing Re Gu Jing Tang: Dekokt zum Hitze-Kühlen und um die Menstruation zu stabilisieren			
Pin Yin	**Pharmakologischer Name**	**Menge**	**Wirkweise**
Huang Qin	Radix Scutellariae Baicalensis	3–6 g	kühlend
Zhi Zi	Fructus Gardeniae Jasminoides	3–6 g	kühlend
Sheng Di Huang	Radix Rehmanniae Recens	6–9 g	kühlend
Di Gu Pi	Cortex Lycii Radicis	3–6 g	kühlend
Di Yu	Radix Sanguisorbae Officinalis	3–6 g	blutstillend
A Jiao	Gelatinum Corii Asini	3–6 g	nährt das Blut
Ou Jie	Nodus Nelumbinis Nuciferae Rhizomatis	6–9 g	nährt das Blut
*Gui Ban**	Chinemys Reevesii	6–12 g	nährt das *Yin*
Zong Lu Zi	Fructus Trachycarpi Fortunei	6–9 g	nährt das Blut
Mu Li	Concha Ostreae	6–12 g	nährt das *Yin*
Zhi Gan Cao	Radix Glycyrrhizae (Uralensis)	1–3 g	nährt das *Yin*

* Es sollte nur das Material aus gezüchteten Schildkröten verwendet werden.

Akupunktur

NP (Bereich der Hauptbeschwerden): *Ex-Zi Gong*, Ma 30 oder Ma 29
AP (für die Ursachenbehandlung): Mi 8 (–), Mi 10 (–)
EP (Erfahrungspunkt): Mi 1, Le 1 (bluten lassen)

Leere-Hitze im Blut *(Xue)*

Diagnose

Hauptbeschwerden: unerwartet starke oder tropfende, lang anhaltende Blutung von intensiv roter Farbe.
Allgemeinsymptome: Schwindel, Unruhe, Hitzewallung *(Chao Re)*, Durst, wenig Urin.
Zunge: rot und trocken, ohne Belag.
Puls: schnell und fadenförmig.

Therapie

Hitze klären, Blut *(Xue)* ergänzen.

Phytotherapie

Bao Yin Jian: Trank, um das *Yin* zu bewahren bzw. zu schützen			
Pin Yin	**Pharmakologischer Name**	**Menge**	**Wirkweise**
Sheng Di Huang	Radix Rehmanniae Recens	9–24 g	tonisiert und kühlt das *Yin*
Shu Di Huang	Radix Rehmanniae Glutinosae Conquitae/ Praeparatae	9–15 g	tonisiert und kühlt das *Yin*
Bai Shao (Yao)	Radix Paeoniae Albae (Lactiflorae)	6–12 g	tonisiert und kühlt das *Yin*
Shan Yao	Rhizoma Dioscoreae Oppositae	6–12 g	stärkt das Nieren-*Qi*
Huang Qin	Radix Scutellariae Baicalensis	6–9 g	kühlend
Huang Bo/Bai	Cortex Phellodendri	6–9 g	kühlend
Xu Duan	Radix Dipsaci (Asperi)	3–6 g	stärkt das *Yang*
Zhi Gan Cao	Radix Glycyrrhizae (Uralensis)	1–3 g	harmonisiert
A Jiao	Gelatinum Corii Asini	3–6 g	stärkt das Blut und nährt das *Yin*

Akupunktur

NP (Bereich der Hauptbeschwerden): Ni 13
FP (betroffene Meridiane): Le 1, Ni 2, Ni 6
AP (für die Ursachenbehandlung): Mi 6
EP (Erfahrungspunkt): Mi 1 (vor allem bei starker Blutung)

Nieren-Yang-Mangel

Diagnose

Hauptbeschwerden: spärliche, lang anhaltende oder zeitweise auch vermehrte, hellrote, wässrige Blutung.
Allgemeinsymptome: Kältegefühl, blasses bis graues Gesicht, Schwäche und/ oder Schmerzen im Rücken und in den Kniegelenken, reichlich heller Urin.
Zunge: blass mit dünnem weißem Belag.
Puls: tief und schwach, besonders an der *Chi*-Position.

Therapie

Nieren-*Yang* stärken, *Chong Mai* stabilisieren.

Phytotherapie

You Gui Wan: nach rechts (zum Nieren-*Yang*) führende Pille			
Pin Yin	**Pharmakologischer Name**	**Menge**	**Wirkweise**
Rou Gui	Cortex Cinnamomi Cassiae	1–3 g	stärkt *Yang* und wärmt das Innere
Lu Jiao Jiao	Colla Cornu Cervi	6–12 g	stärkt *Yang* und wärmt das Innere
Fu Zi	Radix Aconiti Lateralis (Carmichaeli) Praep.	3–6 g	stärkt *Yang* und wärmt das Innere
Tu Si Zi	Semen Cuscutae	6–12 g	stärkt *Yang* und wärmt das Innere
Shan Yao	Rhizoma Dioscoreae Oppositae	6–12 g	stärkt das *Qi*
Da Zao	Fructus Zizyphi Jujubae	6–9 g	stärkt das *Qi*
Shu Di Huang	Radix Rehmanniae Glutinosae Conquitae/ Praeparatae	6–12 g	stärkt das Blut *(Xue)*
*Dang Gui**	Radix Angelicae Sinensis	1–3 g*	stärkt das Blut *(Xue)*
Gou Qi Zi	Fructus Lycii	6–12 g	stärkt das *Yin*
Shan Zhu Yu (Shan Yu Rou)	Fructus Corni	6–9 g	stabilisiert die Essenz

* Da *Dang Gui* (Rx. Angelicae Sin.) das Blut bewegen kann, sollte es vorsichtig dosiert oder ganz vermieden werden. Zusätzlich kann man 6–12 g *Chi Shi Zhi* (Halloysitum Rubrum) geben, das blutstillend wirkt.

Akupunktur

NP (Bereich der Hauptbeschwerden):	Ni 13 (M, +), Ren 4 (M, +)
FP (betroffene Meridiane):	Ni 3, Ni 7
AP (für die Ursachenbehandlung):	Bl 23 (M, +), Du 4 (M, +)
EP (Erfahrungspunkt):	Mi 1 (nur M)

Nieren-Yin-Mangel

Diagnose

Hauptbeschwerden: spärliche, lang anhaltende oder zeitweise auch vermehrte Blutung, rote Farbe, keine Klumpen.
Allgemeinsymptome: Schwindel, Tinnitus, Kraftlosigkeit im Rücken und in den Kniegelenken, evtl. Hitzewallungen, Nachtschweiß.
Zunge: rot, ohne oder mit nur wenig Belag.
Puls: fadenförmig und schnell.

Therapie

Yin ernähren, Nieren stärken.

Phytotherapie

Zuo Gui Wuan: nach links (zum Nieren-*Yin*) führende Pille			
Pin Yin	**Pharmakologischer Name**	**Menge**	**Wirkweise**
Shu Di Huang	Radix Rehmanniae Glutinosae Conquitae/ Praeparatae	6–12 g	nährt Blut und *Yin*
Gou Qi Zi	Fructus Lycii	6–9 g	nährt Blut und *Yin*
Gui Ban	Plastrum Testudinis	6–12 g	nährt Blut und *Yin*
Shan Zhu Yu (Shan Yu Rou)	Fructus Corni	3–6 g	konsolidiert die Essenz
Chuan Niu Xi	Radix Cyathulae Officinalis	3–6 g	bewegt das Blut (deshalb möglichst meiden)
Han Lian Cao	Herba Ecliptae	6–15 g	ergänzt *Yin*, leitet Blut-Hitze aus
Lu Jiao Shuang	Cornu Cervi degelatinatum	3–6 g	stärkt *Qi* und *Yang*
Tu Si Zi	Semen Cuscutae	6–9 g	stärkt *Qi* und *Yang*
Shan Yao	Rhizoma Dioscoreae Oppositae	6–9 g	stärkt *Qi* und *Yang*

Akupunktur

NP (Bereich der Hauptbeschwerden):	Ren 4 (+), Ni 13
FP (betroffene Meridiane):	Ni 6 (+), Ni 3 (+)
AP (für die Ursachenbehandlung):	Mi 6, Le 3

Leere-Hitze und Nieren-Yin-Mangel
Die Klinik ist ähnlich. Bei Nieren-*Yin*-Mangel zeigen sich weniger Hitze-Symptome, dafür aber mehr Beschwerden, die auf den Funktionskreis der Nieren hinweisen. Zusätzlich ist er meistens durch einen chronischen Verlauf oder eine stark geschwächte Konstitution der Patientin gekennzeichnet.

Milz-Qi-Mangel

Diagnose

Hauptbeschwerden: spärliche, lang anhaltende oder zeitweise auch vermehrte, hellrote, wässrige Blutung.
Allgemeinsymptome: Müdigkeit, blasses Gesicht, Appetitlosigkeit, weiche Stühle.
Zunge: blass, evtl. mit Zahneindrücken, weißer Belag.
Puls: schwach und tief.

Therapie

Milz-*Qi* stärken, Blut *(Xue)* nähren.

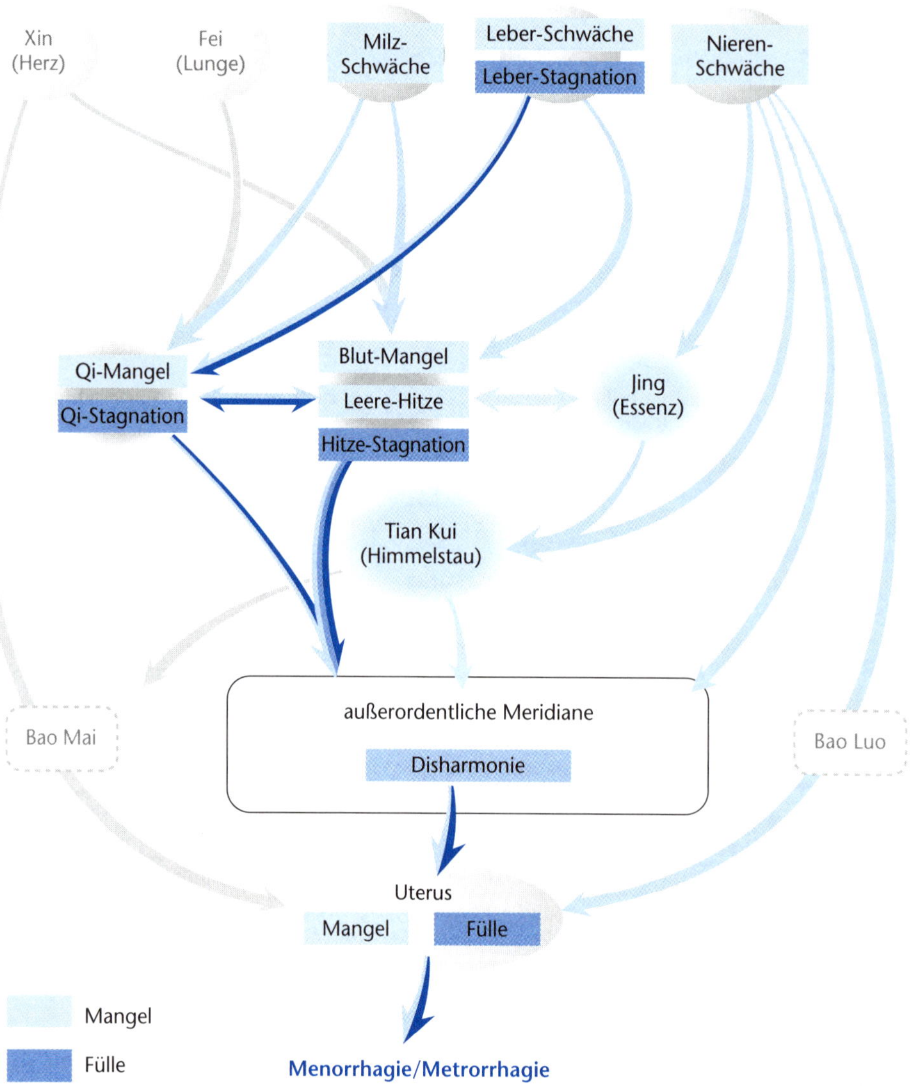

Abb. 5.5
Menorrhagie/Metrorrhagie: Die Menorrhagie/Metrorrhagie hat eine komplexe Ätiologie. Als Ursachen kommen sowohl lang anhaltende Störungen im Organsystem als auch Hitze im Blut in Betracht. Bei einer chronischen Nieren-Schwäche können Essenz *Jing* und *Tian Kui* (Himmelstau) geschwächt sein. Bei einer Milz-Schwäche liegt in der Regel ein *Qi*- und Blut-Mangel vor. Bei einer Leber-Störung (Schwäche oder Stagnation) fließt das *Qi* nicht frei oder die Blut-Speicherung ist gestört. Möglicherweise ist auch die Regulation im *Chong Mai* (Blutmeer) durch innere Stagnations-Hitze (wie bei einem gärenden Heuhaufen) gestört. Alle diese Faktoren führen zu einer Disharmonie in den Meridianen *Chong Mai* und *Ren Mai*, so dass diese die Blutung nicht mehr kontrollieren und regulieren können. Infolgedessen kommt es zu Menorrhagie und Metrorrhagie.

Phytotherapie

Gu Ben Zhi Beng Tang: Dekokt zur Wurzelkonsolidierung und zum Stoppen der Blutung			
Pin Yin	**Pharmakologischer Name**	**Menge**	**Wirkweise**
Huang Qi	Radix Astragali Membranaceae	6–15 g	stärkt das *Qi*
Ren Shen	Radix Ginseng	3–6 g	stärkt das *Qi*
Bai Zhu	Rhizoma Atractylodis Macrocephalae	6–12 g	stärkt das *Qi*
Shu Di Huang	Radix Rehmanniae Glutinosae Conquitae/ Praeparatae	3–9 g	nährt das Blut
*Dang Gui**	Radix Angelicae Sinensis	1–3 g	nährt das Blut
Pao Jiang	Rhizoma Zingiberis Officinalis (gebraten)	6 g	stillt Blutung

* *Dang Gui* kann weggelassen werden. Möglich ist auch die Ergänzung von 1–3 g *Sheng Ma* (Rhizoma Cimicifugae), um das *Qi* zu heben, und 9–15 g *Yi Mu Cao* (Herba Leonuri) zur Stärkung und Regulierung des Blutes.

5

Akupunktur

NP (Bereich der Hauptbeschwerden):	Ren 6 (M, +), Ma 25 (M, +)
FP (betroffene Meridiane):	Ma 36 (+), Mi 6 (+)
AP (für die Ursachenbehandlung):	Du 26, Bl 20
EP (Erfahrungspunkt):	Mi 1 (M)

Vorbeugung

- Scharfe und heiße Nahrungsmittel wie z. B. Pfeffer, Senf, Zimt oder Ingwer vermeiden, damit keine weitere Hitze erzeugt und das *Yin* nicht verletzt wird.
- *Beng Luo* gehört zu den chronischen Krankheiten, die Patientinnen sind meistens geschwächt. Sie sollten daher hauptsächlich nahrhafte Nahrungsmittel zu sich nehmen, um *Qi* und Blut *(Xue)* zu ergänzen, aber kein Essen mit zu warmem Temperaturverhalten.
- Vermeidung von schwerer körperlicher Arbeit oder übermäßiger sportlicher Betätigung.
- Regelmäßige Ruhe- und Arbeitszeiten, regelmäßige Mahlzeiten einhalten, denn ein gesunder Lebensrhythmus hilft den normalen Zyklus wiederherzustellen.

Hausmittel

- *Wu-Zei*-Pulver (Os Sepiae, der „Knochen" des Tintenfisches), 2-mal täglich 2 g.
Dieses Pulver löst Blut-Staus auf und beendet Blutungen.
- *Wu Mei* (Fructus Mume), 20 g, und *Da Zao* (Fructus Ziziphi Jujubae = rote Datteln), 20 g,

1 Std. einweichen, mit 2 l Wasser ca. 20 Min. kochen; den Tee mit etwas braunem Zucker innerhalb von ein bis zwei Tagen trinken.
Dieser Tee hat eine milde blutstärkende und blutstillende Wirkung.

5.3 Dysmenorrhö *(Tong Jing)*

Die früheste Beschreibung der Dysmenorrhö findet sich im JING GUI YAO LUE (ca. 300 n. Chr.): „Ausfluss, schwache Blutung, Völlegefühl und Schmerzen im Unterleib treten jeden Monat wieder auf." Nach heutiger Definition handelt es sich bei Dysmenorrhö um starke Unterbauchschmerzen, die vor, während oder auch kurz nach der Menstruation auftreten und mit einem allgemeinen Krankheitsgefühl sowie Übelkeit und Erbrechen einhergehen können.

5.3.1 Pathophysiologie

Gemäß der TCM sollte die Menstruation frei fließen wie ein Bach, ohne Schmerzen, ohne Klumpen. Kurz vor der Periode ist *Xue Hai* (das Blutmeer) gefüllt. Sobald es übervoll ist, beginnt das Blut zu fließen – die Menstruationsblutung kommt in Gang. Nach der Blutung ist das Blutmeer relativ leer. Perimenstruell und in der menstruellen Phase bewegen sich sowohl das *Qi* als auch das Blut sehr stark im Körper. Das *Yin-Yang*-System befindet sich ebenfalls in einem extrem dynamischen Prozess und ist sehr anfällig. Wenn zusätzlich äußere pathogene Faktoren, emotionale Belastungen oder eine ungesunde Lebensweise den Körper beeinträchtigen, treffen die zwei wichtigsten Pathomechanismen zusammen, die zu Schmerzen führen können.
Chong- und *Ren*-Meridian sind durch mögliche Krankheitsfaktoren gestaut, Blut und *Qi* können nicht mehr frei fließen; dadurch ist auch der Zyklus der Regelblutung behindert und es kommt zu einem **Fülle-Syndrom**. Das Fülle-Syndrom manifestiert sich klinisch mit starken Druck- oder Spannungsschmerzen im Unterbauch, die meist 1–2 Tage vor oder während der Menstruation, wenn das Blutmeer stark gefüllt ist, auftreten. Sie bessern sich durch das Einsetzen der Blutung oder nach der Ausscheidung von Blutklumpen, denn damit löst sich der Stau in den Meridianen auf. Druck auf den Unterbauch verstärkt dagegen die Schmerzen.
Das ZHU BIN YUAN HUO LUN schreibt: „Frauen, die Bauchschmerzen mit dem *Yue Shui* (Monatswasser) bekommen, bei denen das Blut *(Xue)* und das *Qi* durch Überanstrengung beeinträchtigt sind, entwickeln dadurch eine körperliche Schwäche, so dass sich Wind und Kälte leicht in der Gebärmutter einnisten. Dies wiederum greift den *Chong*- und den *Ren*-Meridian an." Nach der Regelblutung befinden sich relativ wenig *Qi* und Blut *(Xue)* im *Chong*- und im *Ren*-Meridian. Wenn *Qi* und Blut *(Xue)* außerdem noch durch verschiedene Krank-

heitsfaktoren wie z. B. Stress oder andere Erkrankungen verbraucht werden oder bei der Patientin bereits vorher ein *Qi*- und/oder Blut*(Xue)*-Mangel bestand, sind sie im *Chong*- und *Ren*-Meridian nur noch in so reduziertem Maße vorhanden, dass die Gebärmutter nicht mehr ausreichend ernährt werden kann. Das äußert sich klinisch als **Mangel-Syndrom**. Das Mangel-Syndrom führt ebenfalls zu Schmerzen, die charakteristischerweise als dumpf oder leer empfunden werden und erst nach Blutungsbeginn langsam einsetzen. Bei mäßigem Druck auf den Unterbauch vermindern sich die Schmerzen, da der Mangel durch die Verengung der Raumverhältnisse im Unterbauch vorübergehend kompensiert wird.

Nach dem Ende der Blutung versucht der Körper mehr *Qi* und Blut *(Xue)* zu produzieren. Somit können sich *Qi* und Blut *(Xue)* in der Gebärmutter und im *Chong*- und *Ren*-Meridian allmählich erholen und kehren etwa 7–8 Tage nach der Menses auf ein normales Niveau zurück. Die Symptome verschwinden.

Zusammengefasst: Außerhalb der Menstruationsphase fließen *Qi* und Blut *(Xue)* ungehindert und harmonisch im *Chong*- und im *Ren*-Meridian, *Yin* und *Yang* des Organsystems befinden sich im Gleichgewicht. Ein mäßiggradiger Krankheitsfaktor allein reicht nicht aus, das stabile System zu stören und eine Stase von *Qi* und Blut oder eine Leere-Symptomatik zu verursachen. In der perimenstruellen und der menstruellen Phase verändert sich das *Xue Hai* (Blutmeer) in sehr kurzer Zeit von einem Zustand der Fülle zu relativer Leere. Das *Yin-Yang*-System neigt dann zur Disharmonie und bei Einwirkung von Krankheitsfaktoren können leichter als sonst pathologische Veränderungen im *Qi*- und im *Xue*(Blut)-Fluss wie Stau oder Mangel auftreten. Dies verursacht Schmerzen (Abb. 5.6).

5

5.3.2 Diagnostik

Auch im Jing Yue Quan Shu aus der Ming-Dynastie steht: „Frauen, die während der Menstruation Bauchschmerzen haben, leiden häufig auch noch an einer Schwäche-Symptomatik; ein alleiniger Fülle-Zustand ist selten. Je nachdem, ob der Schmerz bei Druck auf den Bauch schlimmer oder besser wird bzw. ob der Schmerz vor oder nach der Periode auftritt, lässt sich ein Fülle- von einem Mangel-Syndrom unterscheiden. Das ist in aller Regel so. Aber es gibt auch einen *Qi*- und *Xue*(Blut)-Mangel, bei dem das Regelblut nicht fließt und die Schmerzen sich durch Drücken verschlimmern, weil das schwache *Qi* das Blut *(Xue)* nicht in Fluss halten kann.“ Die Aussage in diesem Text ist auch in der heutigen Klinik noch von großer Bedeutung.

Vor allem die Unterscheidung der Schmerzqualität spielt hier eine wichtige Rolle. Man sollte nach dem Zeitpunkt des Auftretens, der Lokalisation, der Intensität und der Art des Schmerzes fragen. Wichtig sind außerdem Angaben zu Menge, Farbe und Qualität des Regelblutes sowie die Beurteilung von Zunge und Puls in Kombination mit dem Allgemeinzustand. Dazu ist zwischen Leere/Fülle und Kälte/Hitze zu unterscheiden. Generell gilt, dass Schmerzen zu Beginn der Peri-

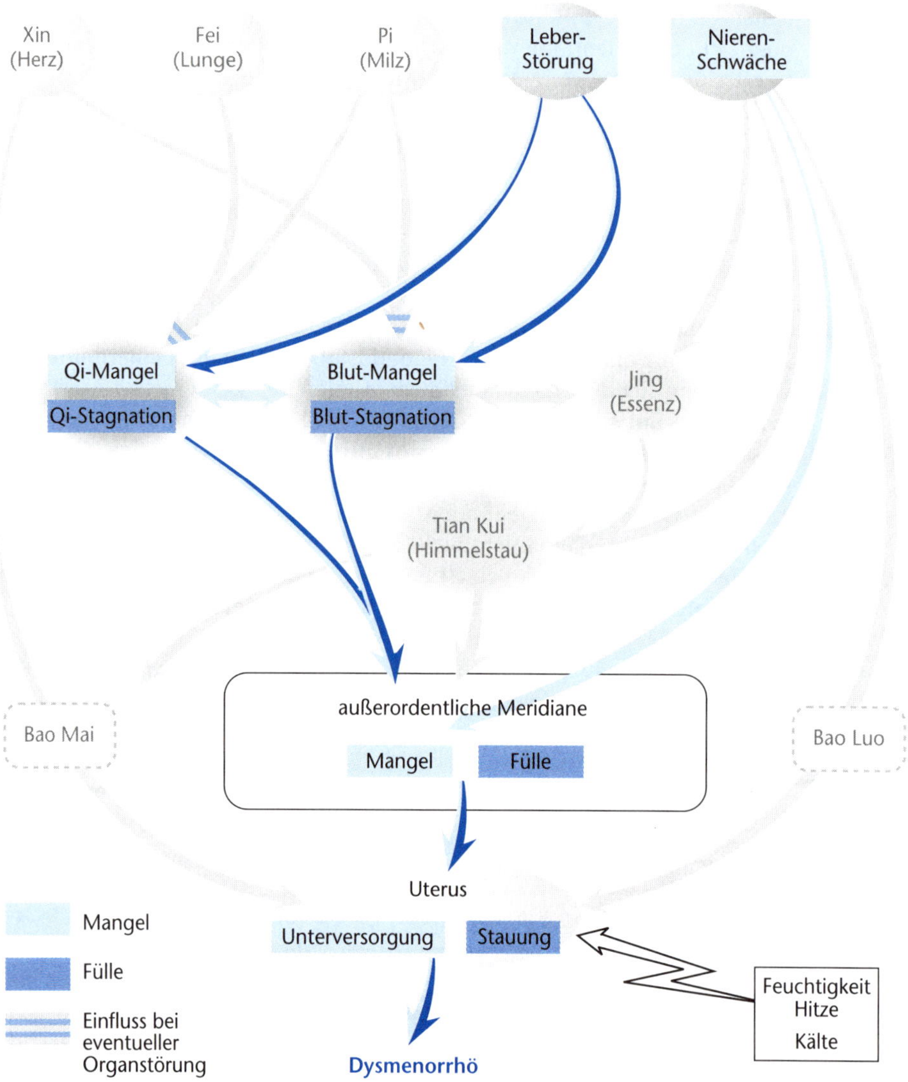

Abb. 5.6
Dysmenorrhö: Stauung und Unterversorgung im Uterus können zu einer Dysmenorrhö führen. Die Stauung entsteht z. B. bei emotionaler Belastung oder falscher Lebensweise, Unterversorgung bei chronischen Krankheiten, Blutverlust, einseitiger Ernährung oder chronischer Überbelastung. Auch die starken Schwankungen von *Qi*-Aktivität und Blutmenge während der perimenstruellen Phasen erleichtern das Eindringen von äusseren pathogenen Faktoren wie Feuchtigkeit, Hitze oder Kälte, was zu Stauung und damit Schmerzen führt.

ode eine Fülle-Symptomatik anzeigen, während sie am Ende eher auf einen Leere- oder Schwäche-Zustand zurückzuführen sind. Sehr starke, berührungsempfindliche Schmerzen deuten auf eine Fülle hin, dagegen sind leichtere Schmerzen, die sich bei Druck oder durch Massage bessern, eher Folge einer Leere. Schmerzen mit einem Kältegefühl, die sich durch Wärme bessern, weisen auf eine Kälte-Symptomatik hin; brennende Schmerzen, die sich durch Hitze verschlimmern, zeigen eine Hitze-Symptomatik an. Dunkles Regelblut ist – ebenso wie ein Nachlassen des Schmerzes nach der Ausscheidung von Blutklumpen – ein Zeichen einer Blut-Stase, ein Fülle-Schmerz spricht für eine *Qi*-Stagnation. Schmerzen im lateralen Bereich des Unterbauchs lassen sich oft mit einer Leberdisharmonie in Verbindung bringen. Wenn die Unterbauchschmerzen mit Rückenschmerzen einhergehen, weist dies meistens auf eine Nieren-Schwäche hin.

Schmerzcharakter bei einzelnen Zuständen

	Fülle	**Leere**	**Kälte**	**Hitze**
Schmerzen	kurz vor oder am Anfang der Periode; intensiv, berührungsempfindlich	1–2 Tage nach dem Beginn oder kurz nach der Menses; mild, diffus, bessern sich bei Druck	mit Kältegefühl im Unterbauch; bessern sich durch Wärme	brennend; verschlimmern sich durch Hitze

5

Eine schulmedizinische Differentialdiagnose ist erforderlich.

5.3.3 Allgemeine Therapieprinzipien

Wichtigstes Therapieprinzip: Die Regulation von *Qi* und Blut *(Xue)* im *Chong-* und im *Ren*-Meridian ist anzustreben.

Allgemein ausgedrückt: Während der Menstruation sollte in erster Linie eine symptomatische Behandlung – *Qi* und Blut *(Xue)* regulieren, Schmerz stillen – durchgeführt werden. In der Zwischenphase folgt dann die Behandlung der Krankheitsursache, indem Leber, Nieren, *Qi* und Blut gestärkt werden oder die Blockade beseitigt wird.

Behandlungsstrategie: Kurz vor und während der Menstruation wird hauptsächlich eine symptomatische Behandlung mit Regulation von *Qi* und Blut *(Xue)* und Schmerzstillung durchgeführt.

Mit einer gezielten Schmerzbehandlung sollte 7–10 Tage vor der Blutung angefangen werden. Bevorzugte Therapieform ist hierbei die Akupunktur, die sehr schnell gegen Schmerzen wirkt und in mindestens 2–3 Sitzungen innerhalb einer Woche durchgeführt werden soll. Bei Patienten mit Nadelangst ist oft eine 7- bis 10-tägige Phytotherapie besser geeignet.

In den Zwischenphasen soll die Krankheitsursache behandelt werden. Leber, Milz und Nieren werden gestärkt, damit *Qi* und Blut *(Xue)* in ausreichendem Umfang von den Organen produziert, gespeichert und kontrolliert werden oder ihre Blockade beseitigt wird. Hierzu eignet sich eine Phytotherapie besonders gut.
Die Behandlung sollte über drei Zyklen fortgesetzt werden.

5.3.4 Klinische Formen

Fülle-Syndrome

Leitsymptome

- Schmerzen zu Beginn der Periode
- starke Schmerzen mit Abneigung gegen Berührungen am Bauch

Akupunktur

Basiskombination

NP (Bereich der Hauptbeschwerden):	Ren 3
FP (betroffene Meridiane):	Mi 8 (–)

Ren 3 reguliert *Qi* und Blut *(Xue)* im *Chong*- und im *Ren*-Meridian.
Mi 8 (Spalten-*Qi*-Punkt) reguliert die allgemeine Zirkulation des Blutes und beseitigt die Blut-Stase.
Auch Ren 4, Mi 10, Bl 32 können abwechselnd neben der Basiskombination angewendet werden.
Modifikation (siehe auch weiterführende Differenzierung)
- bei *Qi*- und Blut-Stagnation zusätzlich als AP (Ursachenbehandlung): Pe 6, Gb 34
- bei Leber-Hitze zusätzlich als AP (Ursachenbehandlung): Le 2
- bei Kälte im Uterus zusätzlich Moxa-Anwendung an den oben genannten Hauptpunkten (NP, FP)
- bei Feuchte-Hitze im Uterus zusätzlich als AP (Ursachenbehandlung): Ma 28, Le 2, Mi 9
- bei starken Schmerzen zusätzlich als AP (Ursachenbehandlung): Ma 29, Ma 28, Bl 32

Pflaumenblütenhämmerchen-Methode: Zusätzlich kann eine Behandlung mit der Pflaumenblütenhämmerchen-Methode erfolgreich sein. Dabei werden Lumbal-, Sakral- und Unterbauchregion entlang den Meridianen geklopft; eher stärkere Manipulation.
Hausmittel (besonders gut bei mäßigen Symptomen geeignet):

Yi Mu Cao (Herba Leonuri heterophylli)	15 g
Xiang Fu (Rhizoma Cyperi Rotundi)	10 g

Dazu 1 Ei

Alle Mittel zusammen mit ca. 500 ml Wasser 20 Min. kochen, wobei das Ei nach 7–8 Min. herausgenommen, geschält und wieder hinein gegeben werden sollte; salzen; nur Ei und Suppe essen. 1-mal täglich an 3–4 Tagen hintereinander, vor der Menstruation.

Weiterführende Differenzierung zur Anwendung der Phytotherapie

- **Qi- und Blut*(Xue)*-Stagnation**

Ursache: Die Patientinnen sind häufig emotional instabil, besonders vor und während der Periode leiden sie unter starken Stimmungsschwankungen. Dabei kann die Leber so in Mitleidenschaft gezogen werden, dass eine *Qi*-Stagnation entsteht und Schmerzen auftreten.
Auch ohne erkennbaren emotionalen Auslöser kann die Patientin während der Periode Beschwerden haben, weil das Blut zu Beginn der Menstruation fließen will, von der Leber aber nicht unterstützt wird. Das Leber-*Qi* stagniert bereits, wenn eine emotionale Instabilität länger andauert. Im Fu Qin Zhu Lü Ke heißt es: „Das Blut will fließen, aber die Leber reagiert nicht, da das *Qi* leicht blockiert wird, und das verursacht Schmerzen."
Hauptbeschwerden: drückende oder stark spannende Unterbauchschmerzen 1–2 Tage vor oder zu Beginn der Menstruation, Besserung nach der Ausscheidung von Klumpen; Druck auf den Unterbauch verstärkt die Schmerzen;
Blutung: dunkelrotes Blut mit Klumpen, Beginn der Blutung ist stockend.
Allgemeinsymptome: Spannungsgefühl im Thorax, Reizbarkeit.
Zunge: blauviolett, evtl. mit dunklen Punkten.
Puls: rau oder saitenfömig.
Therapie: Blut *(Xue)* aktivieren, Stase auflösen; *Qi* bewegen, Schmerz stillen.

5

***Ge Xia Zhu Yu Tang:* Dekokt, um die Blut-Stase unterhalb des Zwerchfells zu lösen**

Pin Yin	Pharmakologischer Name	Menge	Wirkweise
Dang Gui	Radix Angelicae Sinensis	6–9 g	nährt und bewegt das Blut
Chuan Xiong	Radix Ligustici Wallichii (Chuan Xiong)	6–9 g	bewegt das Blut
Tao Ren	Semen Persicae	6–9 g	bewegt das Blut
Hong Hua	Flores Carthami Tinctorii	6–9 g	bewegt das Blut
Wu Ling Zhi	Excrementum Trogopteri seu Pteropi	6–9 g	löst Stase und stillt Schmerz
Wu Yao	Radix Linderae Strychnifoliae	6–9 g	löst Stase und stillt Schmerz, bewegt *Qi*
Yan Hu Suo	Rhizoma Corydalis	3–6 g	löst Stase und stillt Schmerz, bewegt *Qi*
Xiang Fu	Rhizoma Cyperi Rotundi	3–6 g	bewegt *Qi*
Chi Shao Yao	Radix Paeoniae Rubrae	6–9 g	löst Stase und bewegt Blut

➔

Ge Xia Zhu Yu Tang (Fortsetzung)			
Pin Yin	**Pharmakologischer Name**	**Menge**	**Wirkweise**
Mu Dan Pi	Cortex Moutan Radicis	6–9 g	löst Stase und bewegt Blut
Zhi Ke	Fructus Citri seu Ponciri	3–6 g	bewegt *Qi*
Zhi Gan Cao	Radix Glycyrrhizae (Uralensis)	1–3 g	harmonisiert

Rezeptmodifikation: Bei Leber-Hitze durch *Qi*-Stagnation, wenn die Patientin zusätzlich unter starker Unruhe leidet und einen bitteren Mundgeschmack hat: *Wu Yao* (R. Linderae strychnifoliae) auf 3–6 g reduzieren und 6–9 g *Zhi Zi* (Fructus Gardeniae) und 10–15 g *Xia Ku Cao* (Spica Prunellae) hinzufügen.

- **Kälte im Uterus**

5

Ursache: Die Kälte kann durch Baden, kaltes Wetter, Nasswerden im Regen oder durch die Aufnahme von kalten Getränken und Speisen hervorgerufen werden. Mit der Kälte kann oft auch Feuchtigkeit in den Körper eindringen und sich im Uterus sammeln. Dies führt zur Stauung des *Qi*- und Blut-Flusses und zu Schmerzen.
Hauptbeschwerden: krampfartiger, zentral im Unterbauch lokalisierter Schmerz vor und/oder während der Menstruation. Er verringert sich durch Wärme und wird durch Druck auf den Unterbauch verstärkt.
Blutung: spärlich, dunkelrot, klumpig und stockend.
Allgemeinsymptome: Oft hat die Patientin ein allgemeines Kältegefühl; kalter Unterbauch.
Zunge: normal bis bläulich, weißer und schmieriger Belag.
Puls: tief und straff.
Therapie: Uterus wärmen, dadurch Kälte und evtl. Feuchtigkeit vertreiben, Blut *(Xue)* bewegen.

Shao Fu Zhu Yu Tang: Dekokt, um die Blut-Stase im Unterbauch zu lösen			
Pin Yin	**Pharmakologischer Name**	**Menge**	**Wirkweise**
Dang Gui	Radix Angelicae Sinensis	6–9 g	bewegt das Blut
Chuan Xiong	Rhizoma Ligustici Chuan Xiong	3–6 g	bewegt das Blut
Chi Shao Yao	Radix Paeoniae Rubrae	3–6 g	bewegt das Blut
Yan Hu Suo	Rhizoma Corydalis	3–6 g	bewegt das Blut
Wu Ling Zhi	Excrementum Trogopteri seu Pteropi	3–6 g	bewegt das Blut

➔

Shao Fu Zhu Yu Tang (Fortsetzung)			
Pin Yin	**Pharmakologischer Name**	**Menge**	**Wirkweise**
Mo Yao	Myrrha	3–6 g	bewegt das Blut
Pu Huang	Pollen Typhae	6–9 g	bewegt das Blut
Xiao Hui Xiang	Fructus Foeniculi Vulgaris	3–6 g	wärmt das Innere
Rou Gui	Cortex Cinnamomi Cassiae	3–6 g	wärmt das Innere
Gan Jiang	Rhizoma Zingiberis Recens	3–6 g	wärmt das Innere

Rezeptmodifikation: Wenn die Patientin so starke Schmerzen hat, dass sie ein papierweißes bis graues Gesicht bekommt, auch an kaltem Schweiß und kalten Extremitäten leidet, ist das ein Zeichen dafür, dass durch die Kälte das *Yang-Qi* stark blockiert ist:

- *Fu Zi* (Radix Aconiti Lateralis (Carmichaeli)), 6–9 g, ergänzen.

Bei überwiegender Feuchtigkeit:

- *Cang Zhu* (Rhizoma Atractylodis lancae), 6–9 g, und *Fu Ling Pi* (Sclerotium Poriae albae), 9–12 g, ergänzen.

- **Feuchte-Hitze im Uterus**

Ursache: Bei adipösen Patientinnen oder durch die Aufnahme von zu viel süßen, fettigen oder scharfen Speisen kann innere Hitze mit Feuchtigkeit entstehen, die im *Chong-* und *Ren-*Meridian eine Blut- und *Qi-*Stagnation verursacht. Aber auch Hitze und Feuchtigkeit als pathogene Klimafaktoren können den Körper während der Menstruation oder nach der Geburt (auch nach Abort) direkt beeinträchtigen und im *Chong-* und *Ren-*Meridian bis zur Gebärmutter vordringen. Feuchte-Hitze kämpft mit dem *Qi* und dem Regelblut, was einen Fülle-Schmerz im Bauch hervorruft. Wegen der Zähigkeit der feuchten Hitze sind die Schmerzen rezidivierend und können auch ohne Regelblutung immer wieder auftreten.
Hauptbeschwerden: Unterbauchschmerzen vor oder/und während der Menstruation mit oft brennendem Charakter, die durch Druck auf den Unterbauch verstärkt werden.
Blutung: stark, rot mit vielen Klumpen.
Allgemeinsymptome: oft auch außerhalb der Regel immer wieder Bauchschmerzen, Hitzegefühle, gelblicher Fluor und gelber Urin.
Zunge: rot mit gelbem Belag.
Puls: schnell und schlüpfrig.
Therapie: Hitze klären, Feuchtigkeit vertreiben, Blut *(Xue)* bewegen.

Qing Re Tiao Xue Tang: Dekokt, das Hitze klärt und Blut reguliert			
Pin Yin	**Pharmakologischer Name**	**Menge**	**Wirkweise**
Mu Dan Pi	Cortex Moutan Radicis	6–9 g	kühlt und trocknet Feuchtigkeit
Huang Lian	Rhizoma Coptidis	1–3 g	kühlt und trocknet Feuchtigkeit
Sheng Di Huang	Radix Rehmanniae Recens	9–12 g	kühlt und trocknet Feuchtigkeit
Dang Gui	Radix Angelicae Sinensis	6–9 g	bewegt und nährt das Blut
Chuan Xiong	Rhizoma Ligustici Chuan Xiong	6–9 g	bewegt und nährt das Blut
Bai Shao (Yao)	Radix Paeoniae Albae (Lactiflorae)	6–9 g	bewegt und nährt das Blut
Hong Hua	Flos Carthami Tindorii	6–9 g	bewegt und nährt das Blut
Tao Ren	Semen Persicae	9–12 g	bewegt und nährt das Blut
E Zhu	Rhizoma Curcumae Zedoariae (E Zhu)	3–6 g	bewegt und nährt das Blut
Yan Hu Suo	Rhizoma Corydalis	3–6 g	bewegt und nährt das Blut
Xiang Fu	Rhizoma Cyperi Rotundi	6–9 g	bewegt das *Qi*

5

Rezeptmodifikation:
bei starker Blutung

- *E Zhu* (Rhizoma Zedoariae), *Hong Hua* (Flos Carthami), *Tao Ren* (Semen Persicae) weglassen und stattdessen
- *Zhi Zi* (Fructus Gardeniae) 6–9 g und *Di Yu* (Radix sanguisorbae) 10–15 g hinzufügen

bei dickem, gelblichem Ausfluß in den Intervallen (zwischen den Periodenblutungen),

- *Chuan Xiong* (Ligusticum Wallichii) und *E Zhu* (Rhizoma Curcumae Zedoariae [E Zhu]) weglassen und stattdessen
- *Yi Yi Ren* (Semen coicis) 12–18 g und *Huang Bo/Bai* (Cortex Phellodendri) 6–9 g hinzufügen

Mangel-Syndrome

Leitsymptome

- Schmerz tritt oft erst nach Blutungsbeginn und langsam auf
- leichtere Schmerzen, die sich bei Druck oder Massage bessern

Akupunktur

Basispunkte

NP (Bereich der Hauptbeschwerden):	Ren 4 (+) oder Ren 6 (+)
FP (betroffene Meridiane):	Mi 6 (+)

Ren 4 ist der Treffpunkt des *Ren*-Meridians mit den drei Fuß-*Yin*-Meridianen und der *Mu*-Punkt des Dünndarm-Meridians. Er speichert beim Mann das Nieren-*Jing* und bei der Frau das Blut *(Xue)* und zeichnet sich dadurch als die Wurzel des Lebens aus.
Ren 6 heißt im Chinesischen auch *Qi Hai* (das Meer des *Qi*). Durch diesen Punkt kann man das *Qi* stärken und regulieren. Die beiden *Ren*-Punkte können gleichzeitig oder getrennt benutzt werden; bei akuten Schmerzen ist Ren 6 auch als Lokalpunkt anwendbar.
Mi 6 ist der Treffpunkt der drei Fuß-*Yin*-Meridiane, er stärkt die Milz, die Leber und die Nieren.
Auch Bl 17, Ma 36 und Mi 10 können abwechselnd angewendet werden.
Modifikation (siehe auch weiterführende Differenzierung)**:**
- bei *Qi*- und Blut*(Xue)*-Mangel zusätzlich: Bl 20 (M, +), Bl 21 (M, +), Ma 36 (M, +)
- bei Mangel-Kälte zusätzlich: Bl 32 (M), Bl 23 (M, +)
- bei Leber- und Nieren-*Yin*-Mangel zusätzlich: Le 3 (+), Ni 3 (+)

Hausrezept:

Lammfleisch	500 g
Radix Angelicae Sinensis	20 g
Radix Astragali	30 g
Ingwer	5 g

Alle Zutaten zusammen mit ca. 2 l Wasser und wenig Salz 2 Std. bei kleiner Flamme kochen. Zweimal im Monat vor und zwischen den Menstruationen die Suppe mit dem Fleisch essen.

Weiterführende Differenzierung zur Anwendung der Phytotherapie

- **Qi- und Blut*(Xue)*-Mangel**

Ursache: Bei bereits vorhandener Milz- und Magen-Schwäche oder nach einer schweren und langwierigen Krankheit sind das *Qi* und das Blut *(Xue)* geschwächt, der *Chong*- und der *Ren*-Meridian sind leer. Da am Ende der Menstruation das *Xue Hai* (Blutmeer) noch weniger gefüllt ist, können der *Chong*- und der *Ren*-Meridian sowie die Gebärmutter nicht mehr ausreichend ernährt werden. Das verursacht gegen Ende der Periode einen Leere-Schmerz.
Hauptbeschwerden: schwacher, dumpfer Schmerz im Unterbauch nach Einsetzen der Blutung und/oder während der Menstruation, der auf Druck nachlässt;
Blutung: die Blutmenge ist gering, das Blut blassrot und wässrig.
Allgemeinsymptome: blasse Hautfarbe der Patientin, sie leidet unter Müdigkeit, evtl. auch Schwindel.
Zunge: blass mit dünnem, weißem Belag.
Puls: schwach und dünn.
Therapie: *Qi* und Blut *(Xue)* stärken, Schmerz beseitigen.

Ba Zhen Tang: Dekokt aus 8 Juwelen			
Pin Yin	**Pharmakologischer Name**	**Menge**	**Wirkweise**
Ren Shen	Radix Ginseng	6–9 g	stärkt das *Qi*
Bai Zhu	Rhizoma Atractylodis Macrocephalae	9–12 g	stärkt das *Qi*
Da Zao	Fructus Zizyphi Jujubae	3–5 g	stärkt das *Qi*
Shu Di Huang	Radix Rehmanniae Recens	9–12 g	ergänzt das Blut
Dang Gui	Radix Angelicae Sinensis	9–12 g	ergänzt das Blut
Bai Shao (Yao)	Radix Paeoniae Albae (Lactiflorae)	6–9 g	ergänzt das Blut
Chuan Xiong	Rhizoma Ligustici Chuan Xiong	6–9 g	bewegt das Blut
Fu Ling Pi	Sclerotium Poriae Albae	9–12 g	leitet Feuchtigkeit aus
Sheng Jiang	Rhizoma Zingiberis Recens	1–3 g	bewegend
Zhi Gan Cao	Radix Glycyrrhizae (Uralensis)	3–6 g	harmonisiert

5

Rezeptmodifikation:
- kurz vor der Menstruation: zusätzlich *Yi Mu Cao* (Herba Leonuri) 9–12 g und *Xiang Fu* (Rhizoma Cyperi Rotundi) 6–9 g
- bei Schlafstörungen wegen Blut*(Xue)*-Mangel: zusätzlich *Suan Zao Ren* (Semen Ziziphi spinosae) 9–12 g
- bei Brustspannung: zusätzlich *Chai Hu* (Radix Bupleuri) 6–9 g

- **Mangel-Kälte im Uterus**

Ursache: *Yang*-Mangel bei konstitutioneller Schwäche oder chronischer Krankheit, so dass innere Kälte entsteht. Andererseits kann auch äußere Kälte leichter eindringen und nicht ausreichend schnell beseitigt werden. Die Kälte greift auf den leeren *Chong*- und *Ren*-Meridian über und behindert den bereits geschwächten Fluss des Blut *(Xue)* noch stärker. Dies führt zu Schmerzen.
Die Situation entspricht sowohl einem Mangel- als auch einem kombinierten Mangel- und Fülle-Zustand.
Hauptbeschwerden: anhaltende, zeitweise starke Unterbauchschmerzen während der Menstruation; Wärme und Druck vermindern die Schmerzen;
Blutung: klare und wässrige Blutung, oft verspäteter Zyklus.
Allgemeinsymptome: blasses Gesicht, Kältegefühl, Erschöpfung.
Zunge: blass mit dünnem, weißem Belag.
Puls: tief, dünn und langsam.
Therapie: Uterus wärmen, Nieren-*Yang* stärken.

Wen Jing Tan: die Meridiane wärmendes Dekokt			
Pin Yin	**Pharmakologischer Name**	**Menge**	**Wirkweise**
Wu Zhu Yu	Fructus Evodiae	3–6 g	wärmt das Innere und die Meridiane
Gui Zhi	Ramuli Cinnamomi	3–6 g	wärmt das Innere und die Meridiane
Dang Gui	Radix Angelicae Sinensis	6–9 g	nährt Blut und *Yin*
Bai Shao (Yao)	Radix Paeoniae Albae (Lactiflorae)	6–9 g	nährt Blut und *Yin*
A Jiao	Gelatina Corii Asini	6–9 g	nährt Blut und *Yin*
Mai Men Dong	Tuber Ophiopogonis Japonici	6–9 g	nährt Blut und *Yin*
Chuan Xiong	Rhizoma Ligustici Chuan Xiong	6–9 g	bewegt das Blut
Mu Dan Pi	Cortex Moutan Radicis	6–9 g	kühlt das Blut
Ren Shen	Radix Ginseng	3–6 g	stärkt das *Qi*
Ban Xia	Rhizoma oder Tuber Pinelliae (Ternatae)	6–9 g	löst Schleim und Feuchtigkeit
Sheng Jiang	Rhizoma Zingiberis Recens	6–9 g	wärmt die Meridiane, beseitigt Kälte
Zhi Gan Cao	Radix Glycyrrhizae (Uralensis)	3–6 g	harmonisiert

Rezeptmodifikation:
bei Rückenschmerzen und Harninkontinenz wegen ausgeprägtem Nieren-*Yang*-Mangel zusätzlich: *Bu Gu Zhi* (Fructus psoraleae) 9–12 g und *Yi Zhi Ren* (Fructus Alpiniae) 9–12 g.

- **Leber- und Nieren-Schwäche**

Ursache: Mehrere Schwangerschaften und Geburten, chronische Überanstrengung oder übermäßige sexuelle Aktivität können eine Leber- und Nierenschwäche verursachen. Mangel an Nieren-Essenz und Leber-Blut bedingen sich gegenseitig und führen außerdem zu Blut- und Essenz-Mangel des *Chong*- und *Ren*-Meridians. Gegen Ende der Menstruation ist das *Xue Hai* (Blutmeer) ebenfalls leer, so dass der *Chong*- und der *Ren*-Meridian sowie die Gebärmutter nicht mehr ausreichend ernährt werden können. Dies verursacht besonders am Ende der Periode einen Leere-Schmerz.
Hauptbeschwerden: anhaltende, dumpfe Unterbauchschmerzen am Beginn und gegen Ende der Menstruation.
Blutung: spärliche Blutung.
Allgemeinsymptome: Hitzegefühl, besonders an Händen und Füßen; Nachtschweiß; Tinnitus; Schmerzen oder Kraftlosigkeit im Rücken.
Zunge: rot und trocken, wenig Zungenbelag.
Puls: dünn und schnell.
Therapie: Leber- und Nieren-*Yin* ergänzen, Schmerz stillen.

5

Tiao Gan Tang: die Leber regulierendes Dekokt			
Pin Yin	**Pharmakologischer Name**	**Menge**	**Wirkweise**
Shan Yao	Rhizoma Dioscoreae Oppositae	9–12 g	stärkt die Milz, unterstützt die Mitte
A Jiao	Gelatina Corii Asini	6–9 g	stärkt Blut und *Yin*
Dang Gui	Radix Angelicae Sinensis	6–9 g	ergänzt Blut, besänftigt die Leber
Bai Shao (Yao)	Radix Paeoniae Albae (Lactiflorae)	6–9 g	ergänzt Blut, besänftigt die Leber
Shan Zhu Yu (Shan Yu Rou)	Fructus Corni	6–9 g	stärkt Leber und Niere
Ba Ji Tian	Radix Morindae Officinalis	6–9 g	stärkt Leber und Niere
Ze Lan	Herba Lycopi lucidi	9–12 g	bewegt Blut, leitet Wasser aus
Dan Shan	Radix Salviae Miltiorrhizae	6–9 g	stärkt das *Qi*
Zhi Gan Cao	Radix Glycyrrhizae (Uralensis)	3–6g	harmonisiert

Rezeptmodifikation:
- bei Kopfschmerzen und Schwindel zusätzlich: *Tian Ma* (Rhizoma Gastrodiae) 9–12 g und *Gou Teng* (Ramulus Uncariae cum Uncis) 6–9 g
- bei trockenen Augen oder Tinnitus zusätzlich: *Gou Qi Zi* (Fructus Lycii) 12–15 g und *Ju Hua* (Flos Chrysanthemi Morifolii) 6–9 g

5.3.5 Prävention und Ernährungshinweise

Wesentlich ist die psychische Einstellung: Die Patientin sollte darüber aufgeklärt werden, dass die Dysmenorrhö eine gut behandelbare Krankheit ist und dass es daher keinen Grund gibt, in Angst oder Panik zu verfallen. Das ängstliche Erwarten der Periode hat nur eine Leber-*Qi*-Stagnation zur Folge und verstärkt so die Schmerzen noch mehr. Insgesamt wirkt sich eine Harmonisierung der Gefühlswelt wie auch der äußeren Lebensumstände positiv auf die Behandlung aus.
Während der Menstruation ist darauf zu achten, dass
- Stress und Überanstrengung vermieden werden.
- auf Kontakt mit kaltem Wasser, auf kaltes Duschen oder Schwimmen zu verzichten ist.
- kalte Getränke, kalte Gerichte und scharfes Essen vermieden werden.
- kein oder nur eingeschränkt Geschlechtsverkehr stattfinden soll.

5.4 Zyklusassoziierte Symptome

Die nachfolgend genannten Symptome wie Schmerzen und Spannen der Brüste, Hitzegefühl und Kopfschmerzen werden in der Schulmedizin unter dem Begriff „prämenstruelles Syndrom“ subsummiert, falls sie in den letzten 7–10 Tage eines Zyklus auftreten. Da hier jedoch auch periodisch wiederkehrende Beschwerden während und kurz nach der Menstruation betrachtet werden sollen, habe ich sie unter der Bezeichnung „zyklusassoziierte Symptome“ zusammengefasst. Die meisten dieser Symptome sind zwar physiologischer Natur, aber wenn sich die Frau sehr unwohl dabei fühlt, ist eine Behandlung indiziert. Da jede Frau in unterschiedlicher körperlicher und psychischer Verfassung ist oder auch bedingt durch ihre individuellen Lebensumstände andere Krankheitsursachen und Hauptbeschwerden aufweist, entspricht ihr Beschwerdebild selten genau dem, wie es bei den einzelnen Unterkapiteln dargestellt wird. Es liegen meistens Mischbilder und Überlappungen vor. Die Behandlung muss dann in mehreren Schritten erfolgen. Dabei ist die Reihenfolge der einzelnen Schritte der Dringlichkeit der Beschwerden und der Schwere der zugrunde liegenden Ursachen anzupassen.

5

Allgemein gilt: 7–10 Tage vor der Menstruation sollten die Symptome intensiv behandelt werden, während zwischen den Zyklen mehr auf die Konstitution und die Krankheitsursachen eingewirkt wird.

5.4.1 Schmerzen und Spannen der Brüste

Leichte Schmerzen und Spannen der Brüste treten bei fast allen Frauen zyklisch vor der Menstruation auf und sind physiologisch. Wenn Schmerzen und Spannung aber als sehr unangenehm empfunden werden, ist eine Behandlung angebracht.

Die Leber spielt durch ihre *Qi*-regulierende und *Xue*-speichernde Funktion eine wichtige Rolle bei der Menstruation. Da auch ihr Meridian seinen inneren Verlauf durch die Brust nimmt, kann die Brust nicht mehr ausreichend ernährt werden, sobald es infolge sehr starker Emotionen oder auch durch einen Mangel an Blut in der Leber zu einer Stauung des Leber-*Qi* kommt. Daraus resultieren Schmerzen.

Bei der Behandlung sollte das Leber-*Qi* freigemacht oder das Leber-*Xue* ergänzt werden. Die Beschwerden bei den unterschiedlichen klinischen Typen lassen sich mit TCM sehr erfolgreich behandeln.

Leber-Qi-Stagnation

Ursache: siehe Kap. 5.3.4 (*Qi*- und Blut-Stagnation)

Diagnose

Hauptbeschwerden: Spannung und Schmerzen, evtl. auch Juckreiz im Bereich der Brüste vor der Menstruation.
Allgemeinsymptome: Völlegefühl im Thoraxbereich, Depression oder Unruhe, häufiges Seufzen.
Zunge: normal mit dünnem, weißlichem Belag.
Puls: saitenförmig.

Therapie

Die Leber freimachen und das *Qi* bewegen.

Phytotherapie

Chai Hu Shu Gan San: Pulver mit Bupleurum zur Regulierung der Leber			
Pin Yin	**Pharmakologischer Name**	**Menge**	**Wirkweise**
Chai Hu	Radix Bupleuri	9–12 g	macht das Leber-*Qi* frei
Bai Shao (Yao)	Radix Paeoniae Albae (Lactiflorae)	6–9 g	nährt das Blut, besänftigt die Leber
Zhi Ke	Fructus Citri seu Ponciri	6–9 g	bewegt das *Qi*
Chuan Xiong	Rhizoma Ligustici Chuan Xiong	3–6 g	bewegt das Blut
Xiang Fu	Rhizoma Cyperi Rotundi	6–9 g	macht das *Qi* frei, stillt Schmerzen
Zhi Gan Cao	Radix Glycyrrhizae (Uralensis)	1–3 g	harmonisiert das Rezept

Modifikation bei Knotenbildung der Brüste: zusätzlich *Xia Ku Cao* (Spica Prunellae) 6–12 g und *Wang Bu Liu Xing* (Semen Vaccariae) 3–9 g.

Akupunktur

NP (Bereich der Hauptbeschwerden):	Le 14, Du 17, Ma 18, Ma 16 (abwechselnd)
FP (betroffene Meridiane):	Gb 34 (–), Le 6 (–)
AP (für die Ursachenbehandlung):	Bl 18 oder Bl 19, Pe 6

Hausmittel

Chuan-Lian-Zi-Tee: 10 g *Chuan Lian Zi* (Fructus Meliae Toosendan) mit 500 ml Wasser 15 Min. als Tee kochen und in dieser Tagesdosis eine Woche lang vor der Menstruation trinken. Geeignet bei Leber-*Qi*-Stagnation.

Leber-Yin-Schwäche

Ursache: siehe Kap. 5.3.4

Diagnose

Hauptbeschwerden: milde Spannung und Schmerzen am Ende oder kurz nach der Menstruation; spärliche Blutung.
Allgemeinsymptome: trockene Augen, trockener Mund und Rachen, Hitzegefühl und unruhiger Schlaf, Konzentrationsstörungen.
Zunge: rot, kein oder nur wenig Belag.
Puls: dünn und beschleunigt.

Therapie

Leber-*Yin* ergänzen, Leere-Hitze klären.

Phytotherapie

Yi Guan Jian: Trank des durchgezogenen Entschlusses			
Pin Yin	**Pharmakologischer Name**	**Menge**	**Wirkweise**
Sheng Di Huang	Radix Rehmanniae Recens	10–15 g	stärkt das *Yin*, besänftigt die Leber
Bei Sha Shen	Radix Glehniae	6–9 g	stärkt das *Yin*, besänftigt die Leber
Mai Men Dong	Tuber Ophiopogonis	6–9 g	stärkt das *Yin*, besänftigt die Leber
Dang Gui	Radix Angelicae Sinensis	6–9 g	nährt und bewegt das Blut
Gou Qi Zi	Fructus Lycii	6–9 g	stärkt das Nieren-*Yin*
Chuan Lian Zi	Fructus Meliae Toosendan	3–6 g	reguliert das Leber-*Qi*

Akupunktur

NP (Bereich der Hauptbeschwerden): Le 14, Ni 24, Ma 18
FP (betroffene Meridiane): Le 3 (+), Ni 6 (+)
AP (für die Ursachenbehandlung): Bl 18 (+), Bl 17

Fülle-Syndrome: Schmerzen und gespannte Brüste vor der Menstruation, evtl. bilden sich auch Knoten, die nach der Menstruation wieder verschwinden.
Leere-Syndrome: Schmerzen nach der Menstruation, Brust weich, keine Knoten.

5.4.2 Kopfschmerzen

Kopfschmerzen haben bei Frauen häufig einen engen Bezug zum Zyklus. Meist treten sie periodisch entweder kurz vor, während oder kurz nach der Periode auf. Die Kopfschmerzen werden hauptsächlich durch innere Krankheitsfaktoren ausgelöst. Sie können durch eine *Qi*- oder Blut-Stagnation verursacht sein oder bei einer Blockierung der Meridiane durch Feuchtigkeit und Schleim auf-

treten. Auch eine Unterversorgung des Gehirns bei einem *Qi*- und Blut*(Xue)*-Mangel führt zu Schmerzen (Abb. 5.7).
In der Klinik beobachtet man häufig Kopfschmerzen beim Absetzen der „Pille". Aus meiner (d. h. TCM geprägter) Sicht lässt sich dazu Folgendes sagen: Die „Pille" unterbindet den körpereigenen Rhythmus. Patientinnen, die schon einen vorbestehenden *Qi*- und Blut*(Xue)*-Mangel haben und die normalerweise zu einem verlängerten Rhythmus tendieren, werden unter dem Einfluss der „Pille" quasi gezwungen, „pünktlich" zu bluten. Dadurch wird der Körper auf die Dauer weiter geschwächt. Bei Patientinnen mit Neigung zu Blut-Stagnation fließt das Blut während der Pilleneinnahme regelmäßig. Beim Absetzen der „Pille" kann die physiologische, blutregulierende Fähigkeit der Patientin eine gewisse Zeit ausfallen, weshalb es zu einer zusätzlichen Stauung kommt.
Das klinische Korrelat der Kopfschmerzen entspricht weitgehend demjenigen bei Dysmenorrhö.

Bei einem **Fülle-Syndrom** treten starke pulsierende oder Spannungsschmerzen meistens 1–2 Tage vor oder am Anfang der Menstruation auf. Zu dieser Zeit ist das Blutmeer stark gefüllt. Sobald die Blutung in Gang kommt, löst sich der Stau in den Meridianen und die Kopfschmerzen werden besser.
Ein **Mangel-Syndrom** führt ebenfalls zu Schmerzen, die aber eher dumpf oder mit einer Leere-Empfindung verbunden sind. Sie entwickeln sich langsam, so dass sie erst am Ende der Blutung ausgeprägt sind, und bleiben oft noch einige Tage danach bestehen.

Tab. 5.1 Behandlung von Kopfschmerzen: Meridian-Punkte und Arzneimittel gemäss Lokalisation

Achse	betroffene Meridiane	Schmerz-lokalisation	Kräuter	Akupunktur
Yang Ming	(Di/Ma)	Stirn	*Ge Gen* (Radix Puerariae), *Bai Zhi* (Radix Angelicae Dahuricae)	**NP:** *Ashi*, Gb 14, Bl 2 oder *Yin Tang* (Ex) **FP:** Di 4, Ma 36
Shao Yang	3E/Gb	Schläfe	*Chai Hu* (Radix Bupleuri), *Chuan Xiong* (Ligusticum Wallichii)	**NP:** *Ashi*, *Tai Yang* (Ex), Gb 8, Ma 8 **FP:** 3E 5, Gb 41
Tai Yang	Du/Bl	Hinterhaupt	*Ge Gen* (Radix Puerariae), *Qiang Huo* (Rhizoma seu Radix Notopterygii)	**NP:** Ashi, Gb 20, Bl 10, Du 19 **FP:** Du 3, Bl 60
Jue Yin	Le/Pe	Scheitel	*Gao Ben* (Rhizoma et Radix Ligustici), *Wu Zhu Yu* (Fructus Evodiae)	**NP:** *Ashi*, Du 20 oder *Si Shen Cong* (Ex), Gb 20 **FP:** Le 3 oder Le 2, Bl 67

NP = Nahpunkte, FP = Fernpunkte

Die Behandlung ist darauf ausgerichtet, die Blockade zu lösen, das *Qi* und das Blut zu regulieren oder zu stärken. Die unterschiedlichen Lokalisationen der Schmerzen spielen dabei eine wichtige Rolle. Für die Behandlung von Kopfschmerzen gilt allgemein folgende Regel (Tab. 5.1):
Zuerst wird die Lokalisation des Kopfschmerzes festgestellt, dann wählt man je nach Lokalisation und betroffenen Meridianen die entsprechenden Arzneimittel oder die relevanten Nah- und Fernpunkte für die Akupunktur. Anschließend können – wenn der genaue Krankheitstyp bestimmt ist – weitere Kräuterrezepte oder allgemein wirkende Akupunkturpunkte in Betracht kommen. In der folgenden Tabelle werden verschiedene Behandlungsmöglichkeiten ausgehend von der Lokalisation der Kopfschmerzen schematisch dargestellt.

Behandlung von Kopfschmerzen je nach klinischen Typen

Nach dem gezielten Aussuchen von Akupunkturpunkten und Arzneimitteln gemäss der Lokalisation, sollte man zwischen verschiedenen klinischen Typen unterscheiden, damit die Ursachen der Kopfschmerzen auch behandelt werden und die Wirksamkeit der Behandlung länger anhält.

Leber-Qi-Stagnation mit aufsteigendem Feuer

Ursache: Übermäßige Emotionen führen zur Leber-*Qi*-Stagnation. Daraus entwickelt sich ein aufsteigendes Leber-Feuer mit Kopfschmerzen.

Diagnose

Hauptbeschwerden: Die Kopfschmerzen treten einige Tage vor der Menstruation auf, oft am Scheitel oder temporal. Je näher die Blutung rückt, desto stärker wird der Schmerz, er bessert sich langsam nach der Blutung.
Allgemeinsymptome: Gefühlsschwankungen, Schwindel, Sehstörungen, Unruhe, Völlegefühl im Brust- und/oder Rippenbogenbereich, bitterer Geschmack im Mund, Obstipation, dunkler Urin.
Blutung: häufig kommt die Blutung entweder zu früh oder zu spät, ist von intensiver roter Farbe und reichlich.
Zunge: roter Zungenkörper mit gelblichem Belag.
Puls: kräftig, schnell und saitenförmig.

Therapie

Die Leber freimachen, das Feuer ausleiten und den Schmerz beseitigen.

Phytotherapie

Dan Zhi Xiao Yao San: das Pulver des unbeschwerten Wanderers mit *Mu Dan Pi* , *Shan Zhi, Zi*, und zusätzlich *Ju Hua, Bai Ji Li, Shun Zhi Zi*			
Pin Yin	**Pharmakologischer Name**	**Menge**	**Wirkweise**
Chai Hu	Radix Bupleuri	3–6 g	reguliert das Leber-*Qi*
Bo He	Herba Menthae	1–3 g	reguliert das Leber-*Qi*
Bai Shao (Yao)	Radix Paeoniae Albae (Lactiflorae)	3–9 g	nährt das Leber-Blut
Dang Gui	Radix Angelicae Sinensis	6–9 g	nährt das Leber-Blut
Bai Zhu	Rhizoma Atractylodis Macrocephalae	6–9 g	stärkt das Milz-*Qi*
Sheng Jiang	Rhizoma Zingiberis Recens	1–3 g	bewegt das *Qi*
Fu Ling Pi	Sclerotium Poriae Albae	6–12 g	leitet Wasser aus
Zhi Gan Cao	Radix Glycyrrhizae (Uralensis)	1–3 g	harmonisiert die Rezeptur
Mu Dan Pi	Cortex Moutan Radicis	3–6 g	kühlt das Blut *(Xue)*
Zhi Zi	Fructus Gardeniae	3–6 g	kühlt Feuer-Hitze
Ju Hua	Flos Chrysanthemi Morifolii	3–6 g	senkt Leber-*Yang* ab
Bai Ji Li	Fructus Tribuli Terrestris	6–9 g	beruhigt Leber-Wind

Je nach Schmerzlokalisation sind noch die für die entsprechende Region geeigneten Kräuter hinzuzufügen (siehe Tabelle 5-1 „Behandlung nach Lokalisation“).

Akupunktur

siehe Tabelle 5-1 „Behandlung nach Lokalisation“; zusätzlich den *Ashi*-Punkt bluten lassen.

Blut*(Xue)*-Stase

Ursache: Entweder Meridian-Stau durch äußere Krankheitsfaktoren wie z. B. Kälte, Hitze und Feuchtigkeit oder eine *Qi*-Stagnation aufgrund von emotionalen Störungen. Das führt zur Behinderung des Blut-Flusses mit nachfolgender Blut-Stase.
Während der Menstruation ist der Blut-Fluss zwar stärker, stockt aber durch Stagnation. Wenn die Meridiane im Kopfbereich betroffen sind, entstehen Kopfschmerzen.

Diagnose

Hauptbeschwerden: fixierter Schmerz am Anfang der Periode mit stechendem oder pulsierendem Charakter, oft auch in der Nacht.

Allgemeinsymptome: oft Verletzung in der Vorgeschichte.
Blutung: dunkelrot mit Klumpen (Koagel).
Zunge: violett, evtl. mit purpurnen Stauungspunkten.
Puls: saitenförmig, haftend und rau.

Therapie

Das Blut bewegen, die Stase auflösen, die Meridiane befreien und die Schmerzen beseitigen.

Phytotherapie

Tong Qiao Huo Xue Tang: Dekokt zum Öffnen und Blutbewegen

Pin Yin	Pharmakologischer Name	Menge	Wirkweise
She Xiang	Secretio Moschus	0,1–0,2 g	öffnet
Tao Ren	Semen Persicae	6–9 g	bewegt das Blut
Hong Hua	Flos Carthami Tinctorii	6–9 g	bewegt das Blut
Chuan Xiong	Rhizoma Ligustici Chuan Xiong	3–6 g	bewegt das Blut
Chi Shao Yao	Radix Paeoniae Rubrae	3–6 g	bewegt das Blut
Cong Bai	Bulbus Allii	3 Stück	öffnet die Oberfläche
Sheng Jiang	Rhizoma Zingiberis Recens	3–6 g	öffnet die Oberfläche
Da Zao	Fructus Zizyphi Jujubae	3–5 Stk.	nährt das Blut
Bai Jiu	(chinesischer) Branntwein	1–2 g	bewegt *Qi* und Blut

Je nach Schmerzlokalisation sind noch die für die entsprechende Region geeigneten Kräuter hinzuzufügen (siehe Tabelle 5.1 Behandlung von Kopfschmerzen, S. 96).

Akupunktur

siehe Tabelle 5.1 Behandlung von Kopfschmerzen:
Meridian-Punkte und Arzneimittel gemäss Lokalisation
Mi 10 (–), Bl 17 (–) zusätzlich als AP (für die Behandlung der Ursachen):
Ashi-Punkte bluten lassen.

Schleim und Feuchtigkeit

Ursache: Durch Milz-*Qi*-Schwäche wird der Wassertransport behindert und Schleim gebildet, so dass weder das reine *Qi* nach oben zum Kopf steigen noch das unreine *Qi* nach unten sinken kann. Der Kopf wird deshalb von Trübem blockiert.

Diagnose

Hauptbeschwerden: dumpfe Schmerzen im ganzen Kopf oder im Stirnbereich mit Druck- oder Schweregefühl.

Allgemeinsymptome: Benommenheit, Übelkeit, Erbrechen, thorakales Völlegefühl, Appetitlosigkeit, oft auch dünne Stühle.
Zunge: aufgedunsen mit Zahneindrücken und einem schmierigen, weißen Belag.
Puls: saitenförmig und schlüpfrig.

Therapie

Schleim transformieren, Feuchtigkeit ausleiten.

Phytotherapie

Ban Xia Bai Zhu Tian Ma Tang: Dekokt mit *Ban Xia, Bai Zhu* und *Tian Ma*			
Pin Yin	**Pharmakologischer Name**	**Menge**	**Wirkweise**
Ban Xia	Rhizoma oder Tuber Pinelliae (Ternatae)	6–9 g	löst Schleim
Bai Zhu	Rhizoma Atractylodis Macrocephalae	6–9 g	stärkt die Milz
Tian Ma	Rhizoma Gastrodiae	3–6 g	löst Schleim, beseitigt Wind
Fu Ling Pi	Sclerotium Poriae Albae	6–9 g	leitet Feuchtigkeit aus
Chao Chen Pi (geröstet)	Pericarpium Citri Reticulatae Viride	3–6 g	bewegt das *Qi*
Zhi Gan Cao	Radix Glycyrrhizae (Uralensis)	3–6 g	harmonisiert
Sheng Jiang	Rhizoma Zingiberis Recens	3–6 g	macht Meridiane frei
Da Zao	Fructus Zizyphi Jujubae	3–5 Stk.	unterstützt das Blut

Je nach Schmerzlokalisation sind noch die für die entsprechende Region geeigneten Kräuter hinzuzufügen (siehe Tabelle 5-1 „Behandlung nach Lokalisation“).

Akupunktur

siehe Tabelle 5-1 „Behandlung nach Lokalisation“;
zusätzlich als AP (für die Ursachenbehandlung): Ma 40 (–), Ma 36, Ren 12.

Qi- und Blut*(Xue)*-Mangel

Ursache: siehe Kap. 5.3.4

Diagnose

Hauptbeschwerden: milde, dumpfe und lang andauernde Schmerzen, die sich durch Ausruhen oder Hinlegen bessern.
Allgemeinsymptome: Schwindel, Müdigkeit, Konzentrationsstörung, Kältescheu.
Zunge: blass mit dünnem weißem Belag.
Puls: schwach und leer.

Therapie

Qi und Blut *(Xue)* ergänzen.

Phytotherapie

Ba Zhen Tang: Dekokt aus 8 Juwelen			
Pin Yin	**Pharmakologischer Name**	**Menge**	**Wirkweise**
Ren Shen	Radix Ginseng	6–9 g	stärkt das *Qi*
Bai Zhu	Rhizoma Atractylodis Macrocephalae	9–12 g	stärkt das *Qi*
Da Zao	Fructus Zizyphi Jujubae	3–5 Stk.	stärkt das *Qi*
Shu Di Huang	Radix Rehmanniae Glutinosae Conquitae/ Praeparatae	9–12 g	ergänzt das Blut
Dang Gui	Radix Angelicae Sinensis	9–12 g	ergänzt das Blut
Bai Shao (Yao)	Radix Paeoniae Albae (Lactiflorae)	6–9 g	ergänzt das Blut
Chuan Xiong	Rhizoma Ligustici Chuan Xiong	6–9 g	bewegt das Blut
Fu Ling Pi	Sclerotium Poriae Albae	9–12 g	leitet Feuchtigkeit aus
Sheng Jiang	Rhizoma Zingiberis Recens	1–3 g	bewegt
Zhi Gan Cao	Radix Glycyrrhizae (Uralensis)	3–6 g	harmonisiert

Je nach Schmerzlokalisation sind noch die für die entsprechende Region geeigneten Kräuter hinzuzufügen (siehe Tabelle 5-1 „Behandlung nach Lokalisation").

Akupunktur

siehe Tabelle 5-1 „Behandlung nach Lokalisation",
zusätzlich als AP (für die Ursachenbehandlung): Mi 6, Ma 36 (M, +), Ren 4 (M, +).

Hausrezepte

Bei aufsteigendem Leber-*Yang*:

- Staudenselleriesaft: Staudensellerie klein schneiden, mit einem Mixer den Saft gewinnen. An mehreren Tagen ½ l täglich davon trinken.
- Tee aus Prunellen, Chrysanthemen und Cassia: *Xia Ku Cao* (Spica Prunellae) 10 g, *Ju Hua* (Flos Chrysanthemi Morifolii) 5 g und *Jue Ming Zi* (Semen Cassiae) 10 g, 5 Min. kochen, als Tee über den Tag verteilt trinken.

Bei *Qi*- und Blut*(Xue)*-Mangel:

- Wachteleierpudding mit Gastrodia: *Tian Ma* (Rhizoma Gastrodiae) 2 g (Pulver) zusammen mit 5 Wachteleiern in eine Schüssel schlagen, eine halbe Tasse Wasser, etwas Salz und Pfeffer dazugeben, rühren und dann ca. 3 Min. im heißen Wasserbad stocken lassen, bis die Eier gerade nicht mehr flüssig sind. Diesen Pudding an mehreren Tagen hintereinander zubereiten und essen.

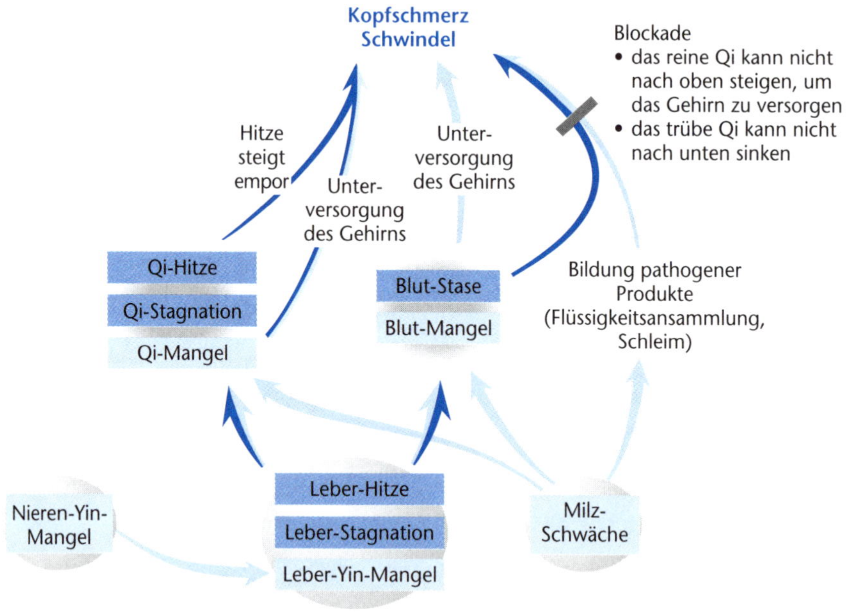

Abb. 5.7
Kopfschmerzen/Schwindel: Wenn das Gehirn unterversorgt oder sein *Qi*-Fluss blockiert ist, entsteht Schmerz. Zu einer Unterversorgung kommt es durch *Qi*- und Blut-Mangel sowie bei Blockade in einem Organsystem (z. B. durch Schleim). Das reine *Qi* kann dann nicht mehr nach oben steigen, um das Gehirn zu versorgen. Bei einer Blockade im Gehirn durch aufsteigende Hitze (meist verursacht durch *Qi*-Stagnation) oder Schleim-Stagnation kann das trübe *Qi* nicht mehr nach unten sinken. Nieren- und Leber-*Yin*-Schwäche bewirken eine Leber-Hitze, die nach oben steigt. Im Gehirn resultiert daraus eine Unterversorgung und gleichzeitig eine Leere-Hitze.

5.4.3 Schwindel/Kreislaufstörungen

Viele Frauen haben zyklusassoziierte Kreislaufstörungen, die sich als Schwindel evtl. kombiniert mit Sehstörungen äußern. Bezogen auf die Hauptbeschwerden lassen sich dabei Fülle- und Leere-Typen unterscheiden. Dem Fülle-Typ liegt meist eine Schleim- oder Feuchtigkeitsblockade zugrunde. Das reine *Yang* kann nicht mehr ausreichend ins Gehirn aufsteigen und *Shen*, den Geist, versorgen. Der Leere-Typ wird dagegen hauptsächlich durch Blut- oder *Yin*-Mangel hervorgerufen; in diesem Fall ist das *Yang* ungenügend verankert und schlägt nach oben.

Blut*(Xue)*-Mangel

Ursache: siehe Kap. 1.3.2

Diagnose

Hauptbeschwerden: Schwindel, manchmal Verschwommensehen; helle (wässrige, blasse) und spärliche Blutung.
Allgemeinsymptome: Erschöpfung, blasses Gesicht, Herzklopfen, Schlafstörungen.
Zunge: blass mit dünnem weißem Belag.
Puls: schwach und fadenfömig.

Therapie

Das Herz und die Milz stärken, das Blut ergänzen.

Phytotherapie

Gui Pi Tang: Dekokt zur Regenerierung der Milz mit *Gou Qi Zi* (Fructus Lycii) und *He Shuo Wu* (Radix Polygoni Multiflori)

Pin Yin	Pharmakologischer Name	Menge	Wirkweise
Ren Shen	Radix Ginseng	1–3 g	stärkt das *Qi*
Bai Zhu	Rhizoma Atractylodis Macrocephalae	6–9 g	stärkt das *Qi*
Huang Qi	Radix Astragali Membranaceae	9–15 g	stärkt das *Qi*
Zhi Gan Cao	Radix Glycyrrhizae (Uralensis)	1–3 g	stärkt das *Qi*
Fu Ling Pi	Sclerotium Poriae Albae	6–9 g	leitet Feuchtigkeit aus
Yuan Zhi	Radix Polygalae	3–6 g	beruhigt und nährt den Geist
Suan Zao Ren	Semen Zizyphi Spinosae	3–6 g	beruhigt und nährt den Geist
Mu Xiang	Radix Aucklandiae (Lappae)	3–6 g	reguliert das *Qi*
Dang Gui	Radix Angelicae Sinensis	6–12 g	nährt Blut und *Yin*
Long Yan Rou	Arillus Euphoriae longanae	6–12 g	nährt Blut und *Yin*
Gou Qi Zi	Fructus Lycii	6–9 g	nährt Blut und *Yin*
He Shou Wu	Radix Polygoni Multiflori	6–9 g	nährt Blut und *Yin*

Akupunktur

NP (Bereich der Hauptbeschwerden): Du 20, Gb 20
FP (betroffene Meridiane): Ma 36 (+), Mi 6 (+)
AP (für die Ursachenbehandlung): Bl 15 (+), Bl 17 (+)

Yin-Schwäche, Yang steigt empor

Ursache: Aufgrund von chronischen Erkrankungen oder anderen Krankheitsfaktoren hat die Patientin bereits konstitutionell eine *Yin*-Schwäche. Während der Menstruation sind dann das *Yin* und das Blut im übrigen Körperbereich noch schwächer. Dadurch wird das *Yang* nicht mehr „im Zaum gehalten“ und steigt empor.

Diagnose

Hauptbeschwerden: Schwindel, Verschwommensehen.
Allgemeinsymptome: Nervosität und Unruhe, trockener Mund und trockene Kehle, Nachtschweiß.
Zunge: rot und trocken mit etwas gelblichem Belag.
Puls: fadenfömig und beschleunigt.

Therapie

Yin stärken, *Yang* unterdrücken.

Phytotherapie

Wenn die akuten Symptome überwiegen, wird bevorzugt ***Tian Ma Gou Teng Yin*** gegeben, zur Dauerbehandlung eignet sich besser ***Qi Jü Di Huang Wan***.

5

Tian Ma Gou Teng Yin: Trank mit Tian Ma und Gou Teng			
Pin Yin	**Pharmakologischer Name**	**Menge**	**Wirkweise**
Tian Ma	Rhizoma Gastrodiae	6–9 g	besänftigt Wind und kontrolliert das *Yang*
Gou Teng	Ramuli Uncariae Cum Uncis	9–12 g	besänftigt Wind und kontrolliert das *Yang*
Shi Jue Ming	Concha Haliotidis	9–12 g	besänftigt Wind und kontrolliert das *Yang*
Zhi Zi	Fructus Gardeniae	6–9 g	kühlt
Huang Qin	Radix Scutellariae Baicalensis	6–9 g	kühlt
Du Zhong	Cortex Eucommiae (Ulmoidis)	6–9 g	stärkt das *Yang*
Huai Niu Xi	Radix Achyranthis Bidentatae	6–9 g	bewegt das Blut
Yi Mu Cao	Herba Leonuri	6–9 g	bewegt das Blut
Ye Jiao Teng	Caulis Polygoni Multiflori	6–15 g	bewegt das Blut
Sang Ji Sheng	Ramuli Loranthii seu Visci	9–12 g	nährt das *Yin*
Fu Shen	Sclerotium Poriae Cocos Pararadicis	6–9 g	beruhigt den Geist

Qi Jü Di Huang Wan: Sechs-Ingredienzien-Pille mit Lycium und Chrysanthemum			
Pin Yin	**Pharmakologischer Name**	**Menge**	**Wirkweise**
Gou Qi Zi	Fructus Lycii	6–12 g	klärt Hitze, beruhigt *Yang*
Ju Hua	Flos Chrysanthemi Morifolii	6–9 g	klärt Hitze, beruhigt *Yang*
Shu Di Huang	Radix Rehmanniae Glutinosae Conquitae/ Praeparatae	6–9 g	nährt das Blut
Shan Yao	Rhizoma Dioscoreae Oppositae	6–9 g	stärkt das *Qi*
Shan Zhu Yu (Shan Yu Rou)	Fructus Corni	3–6 g	stärkt die Nieren, beruhigt den Geist
Ze Xie	Rhizoma Alismatis	6–9 g	leitet Feuchtigkeit aus
Fu Ling Pi	Sclerotium Poriae Albae	6–9 g	leitet Feuchtigkeit aus
Mu Dan Pi	Cortex Moutan Radicis	6–9 g	bewegt das Blut

5

Akupunktur

NP (Bereich der Hauptbeschwerden): Du 20, Gb 20 (–)
FP (betroffene Meridiane): Le 3 (+), Ni 3 (+)
AP (für die Ursachenbehandlung): Bl 17, Bl 18

Schleimblockade

Ursache: siehe Kap. 5.3.4

Diagnose

Hauptbeschwerden: Schwindel, leichte Übelkeit, vermehrte Speichelproduktion.
Allgemeinsymptome: Völlegefühl im Thorax, Appetitlosigkeit, großes Schlafbedürfnis.
Zunge: leicht geschwollen mit weißem, schmierigem Belag.
Puls: schlüpfrig.

Therapie

Feuchtigkeit und Schleim auflösen, Milz unterstützen.

Phytotherapie

Ban Xia Bai Zhu Tian Ma Tang: Dekokt mit *Ban Xia, Bai Zhu* und *Tian Ma*			
Pin Yin	**Pharmakologischer Name**	**Menge**	**Wirkweise**
Ban Xia	Rhizoma oder Tuber Pinelliae (Ternatae)	6–9 g	löst Schleim
Tian Ma	Rhizoma Gastrodiae	3–6	stärkt die Milz

→

Ban Xia Bai Zhu Tian Ma Tang (Fortsetzung)			
Pin Yin	**Pharmakologischer Name**	**Menge**	**Wirkweise**
Bai Zhu	Rhizoma Atractylodis Macrocephalae	6–9	löst Schleim, beseitigt Wind
Fu Ling Pi	Sclerotium Poriae Albae	6–9	leitet Feuchtigkeit aus
Chao Chen Pi (geröstet)	Pericarpium Citri Reticulatae Viride	3–6	bewegt das *Qi*
Zhi Gan Cao	Radix Glycyrrhizae (Uralensis)	3–6	harmonisiert
Sheng Jiang	Rhizoma Zingiberis Recens	3–6	macht Meridiane frei
Da Zao	Fructus Zizyphi Jujubae	3–5 Stk.	unterstützt das Blut

Da Feuchtigkeit und Schleim häufig mit Hitze kombiniert sind, findet sich unter Umständen auch ein dicker gelblicher Zungenbelag und ein saitenfömiger Puls. In diesem Fall sollten noch *Huang Qin* (Radix Scutellariae Baicalensis) und *Zhu Ru* (Caulis Bambusae in Taeniis) ergänzt werden.

Akupunktur

NP (Bereich der Hauptbeschwerden):	*Yin Tang (Ex)* (–), Ma 8 (–), *Tai Yang* (Ex)
FP (betroffene Meridiane):	Mi 9 (–), Ma 40 (–)
AP (für die Ursachenbehandlung):	Ren 12

Hausrezepte

Bei Schwindel durch *Qi*- und Blut*(Xue)*-Mangel:
- Wachteleierpudding mit Gastrodia (siehe bei Kopfschmerzen)

Bei *Yin*-Schwäche oder Schleim:
- Reisbrei mit Hiobstränen und Prunellen: *Xia Ku Cao* (Spica Prunellae) 5 g, *Yi Yi Ren* (Semen Coicis) 15 g, zusammen mit 100 g *Jing Mi* (Semen Oryzae) in 1 l Wasser 30 Min. kochen. Der Reisbrei kann mit ein wenig Salz morgens und abends gegessen werden.

5.4.4 Durchfall

Manche Patientinnen haben eine Neigung zu weichen Stühlen. Während der Menstruation kann sogar Durchfall auftreten. Dieser ist nicht nur lästig, sondern schwächt auf Dauer auch Blut und *Qi*.
Da die Milz für die Verdauung zuständig ist und das Nieren-*Yang* die Milz erwärmt, damit sie ihre Funktion richtig ausüben kann, findet man bei Patientinnen mit regelmäßigen Durchfällen meist eine Störung von Milz-*Qi* und Nieren-*Yang*.

- Die Durchfälle bei **Milz-Schwäche** sind weiche bis dünne Stühle, die mehrmals am Tag auftreten. Dazu klagen die Patienten über Appetitlosigkeit und abdominale Blähungen.
- Die Durchfälle bei **Nieren-Schwäche** sind wässrige Stühle mit teilweise unverdauten Nahrungsresten. Sie treten vor allem frühmorgens auf.

Milz-Schwäche

Ursache: Die Patientin hat eine konstitutionelle Milz-Schwäche. Kurz vor oder während der Menstruation fließt in *Chong Mai* und *Ren Mai* mehr *Qi* und *Xue*. Dadurch wird die Milz überbeansprucht. Eine Beeinträchtigung der Transport- und Umwandlungsfunktion der Milz führt zu Durchfall.

Diagnose

Hauptbeschwerden: weiche bis dünne Stühle mehrmals am Tag.
Allgemeinsymptome: Appetitlosigkeit, geblähtes Abdomen, Ödeme im Gesicht und an den Extremitäten.
Zunge: blass und geschwollen mit Zahneindrücken, weisser Belag.
Puls: sanft und langsam, behäbig.

Therapie

Milz-*Qi* stärken, Durchfall stoppen.

Phytotherapie

Shen Ling Bai Zhu San: Pulver mit Ginseng, Poria und Atractylodis			
Pin Yin	**Pharmakologischer Name**	**Menge**	**Wirkweise**
Ren Shen	Radix Ginseng	1–3 g	stärkt das *Qi*
Bai Zhu	Rhizoma Atractylodis Macrocephalae	6–9 g	stärkt die Milz
Fu Ling Pi	Sclerotium Poriae Albae	6–15 g	stärkt die Milz, leitet Feuchtigkeit aus
Zhi Gan Cao	Radix Glycyrrhizae (Uralensis)	1–3 g	harmonisiert
Shan Yao	Rhizoma Dioscoreae Oppositae	6–12 g	stärkt die Milz, leitet Feuchtigkeit aus
Bai Bian Dou	Semen Dolichoris Lablab	6–9 g	stärkt die Milz, leitet Feuchtigkeit aus
Lian Zi	Semen Nelumbinis	6–9 g	stärkt die Milz, stabilisiert, adstringiert
Jie Geng	Radix Platycodi	3–6 g	bewegt das *Qi* nach oben
Yi Yi Ren	Semen Coicis	6–15 g	stärkt die Milz, leitet Feuchtigkeit aus
Sha Ren	Fructus Amomi Villosi	6–9 g	harmonisiert den Magen, reguliert das *Qi*

Ist die Milz-Schwäche durch Leber-*Qi*-Stagnation verursacht (typische Hauptbeschwerden: Blähungen und Schmerzen im Unterbauch mit plötzlicher Stuhlentleerung, die Erleichterung bringt), ist ***Tong Xie Yao Fang*** indiziert.

Tong Xie Yao Fang: wichtiges Rezept für schmerzhafte Durchfälle			
Pin Yin	**Pharmakologischer Name**	**Menge**	**Wirkweise**
Chao Bai Zhu (geröstet)	Rhizoma Atractylodis Macrocephalae	6–12 g	stärkt die Milz, leitet Feuchtigkeit aus
Chao Bai Shao (geröstet)	Radix Paeoniae Albae (Lactiflorae)	9–15 g	besänftigt die Leber, beseitigt Schmerz
Chao Chen Pi (geröstet)	Pericarpium Citri Reticulatae Viride	6–9 g	reguliert das *Qi*, harmonisiert die Mitte
Fang Feng	Radix Ledebouriellae	6–9 g	beseitigt Wind, macht die Milz frei

Bei einer Milz-*Yang*-Schwäche (mit Kälte und Schmerzen im Unterbauch sowie kalten Extremitäten) ist ***Li Zhong Wan*** mit *Wu Zhu Yu* (Fructus Evodiae) indiziert.

Li Zhong Wan: die Mitte regulierende Pille			
Pin Yin	**Pharmakologischer Name**	**Menge**	**Wirkweise**
Gan Jiang	Rhizoma Zingiberis Recens	6–9 g	wärmt die inneren Organe
Ren Shen	Radix Ginseng	3–6 g	stärkt das *Qi*
Bai Zhu	Rhizoma Atractylodis Macrocephalae	9–12 g	stärkt die Milz
Zhi Gan Cao	Radix Glycyrrhizae (Uralensis) Praep.	6–9 g	stärkt das *Qi*, harmonisiert die Mitte

Akupunktur

NP (Bereich der Hauptbeschwerden):	Mi 15 (M, +), Ma 25 (M, +), Ren 6 (M, +)
FP (betroffene Meridiane):	Ma 36, Mi 4
AP (für die Ursachenbehandlung):	Bl 20 (+), Bl 26 (+)

Nieren-Schwäche

Ursache: Die Patientin hat eine konstitutionelle Nieren-Schwäche und das Feuer des *Ming Men* ist demzufolge schwach. Kurz vor oder während der Menstruation fließt mehr *Qi* und *Xue* im *Chong Mai* und *Ren Mai*, so dass die Milz eine stärkere Unterstützung durch die Nieren benötigt, um Nahrung und Flüssigkeit zu transportieren und umzuwandeln. Weil die Niere aber schwach ist, kann sie während dieser Zeit die Milz nicht ausreichend erwärmen; das führt zu Durchfall.

Diagnose

Hauptbeschwerden: wässrige Stühle am frühen Morgen, teilweise mit unverdauten Nahrungsresten.
Allgemeinsymptome: Müdigkeit oder Schmerzen im Rücken und in den Knien, Schwindel, Ohrensausen, ständiges Kältegefühl.
Zunge: blass mit weissem Belag.
Puls: tief und langsam, behäbig.

Therapie

Nieren-*Yang* stärken, Erde (Milz) wärmen und Darm stabilisieren.

Phytotherapie

Jian Gu Tang: stärkendes und festigendes Dekokt			
Pin Yin	**Pharmakologischer Name**	**Menge**	**Wirkweise**
Ren Shen	Radix Ginseng	3–6 g	stärkt die Milz, leitet Feuchtigkeit aus
Fu Ling Pi	Sclerotium Poriae Albae	6–15 g	stärkt die Milz, leitet Feuchtigkeit aus
Bai Zhu	Rhizoma Atractylodis Macrocephalae	6–9 g	stärkt die Milz, leitet Feuchtigkeit aus
Ba Ji Tian (in Salzwasser eingeweicht)	Radix Morindae Officinalis	6–9 g	stärkt das Nieren-Yang
Yi Yi Ren (geröstet)	Semen Coicis	6–15 g	stärkt die Milz, leitet Feuchtigkeit aus

Si Shen Wan: Pille mit vier Wundermitteln			
Pin Yin	**Pharmakologischer Name**	**Menge**	**Wirkweise**
Bu Gu Zhi	Fructus Psoralae (Corylifoliae)	6–12 g	stärkt das Nieren-*Yang*
Wu Zhu Yu	Fructus Evodiae	3–6 g	erwärmt Magen und Milz
Rou Dou Kou	Semen Myristicae	6–9 g	stärkt die Milz, beseitigt Durchfall
Wu Wei Zi	Fructus Schisandrae	6–12 g	stärkt die Milz, beseitigt Durchfall

Akupunktur

NP (Bereich der Hauptbeschwerden): Ni 16 (+), Ma 25 (+), Ren 4 (+)
FP (betroffene Meridiane): Ni 7, Ma 36
AP (für die Ursachenbehandlung): Ni 23 (M, +), Du 4 (M, +)

Hausrezept

- **Reisbrei mit Hiobstränen und Euryalespulver:**
Qian Shi (Semen Euryales) schälen, dann zu Pulver verarbeiten. 15 g *Qian-Shi*-Pulver und 30 g *Yi Yi Ren* (Semen Coicis) zusammen mit 100 g *Jing Mi* (Semen Oryzae) in 1 l Wasser 30 Min. kochen. Der Reisbrei kann mit wenig Salz morgens und abends gegessen werden.

5.4.5 Ulzera im Mund

Zyklusassoziierte Ulzera im Mund werden hauptsächlich durch Hitze verursacht. Da zwischen Magen und Mund bzw. Herz und Zunge ein enger Zusammenhang besteht, können die Ulzera entweder durch eine nach oben dampfende Magen-Hitze oder durch eine auf *Yin*-Mangel basierende Leere-Hitze hervorgerufen werden.

Yin-Mangel mit Herz-Feuer

Ursache: Die Patientin hat eine konstitutionelle *Yin*-Schwäche. Während und kurz nach der Blutung wird das *Yin* weiter geschwächt. Dadurch kann das Herz-*Yin* angegriffen werden und ein Leere-Herz-Feuer entstehen. Das führt in der Regel zu Ulzera auf der Zunge.

Diagnose

Hauptbeschwerden: Zungenulzera, trockener Mund und trockene Kehle.
Allgemeinsymptome: Rötung der Wangen, Unruhe und Nervosität, unruhiger Schlaf oder Schlafstörung.
Zunge: rot, kein oder nur wenig Belag.
Puls: fadenfömig und beschleunigt.

Therapie

Yin ergänzen, Feuer ableiten.

Phytotherapie

Zhi Bai Di Huang Wan: Pille mit Rehmannia, Philodendron und Anemarrhena			
Pin Yin	**Pharmakologischer Name**	**Menge**	**Wirkweise**
Shu Di Huang	Radix Rehmanniae Glutinosae Conquitae/ Praeparatae	9–15 g	stärkt Leber- und Nieren-*Yin*
Shan Zhu Yu (Shan Yu Rou)	Fructus Corni	3–6 g	stabilisiert Leber- und Nieren-*Yin*
Shan Yao	Rhizoma Dioscoreae Oppositae	9–12 g	stärkt Nieren-*Qi* und -*Yin*

➔

Zhi Bai Di Huang Wan (Fortsetzung)			
Pin Yin	**Pharmakologischer Name**	**Menge**	**Wirkweise**
Ze Xie	Rhizoma Alismatis	6–9 g	leitet Hitze und Feuchtigkeit aus
Mu Dan Pi	Cortex Moutan Radicis	6–9 g	leitet Leere-Hitze aus
Fu Ling Pi	Sclerotium Poriae Albae	9–12 g	leitet Feuchtigkeit aus
Huang Bo/Bai	Cortex Phellodendri	6–9 g	leitet Hitze aus
Zhi Mu	Rhizoma Anemarrhenae	6–9 g	leitet Leere-Hitze aus

Akupunktur

NP (Bereich der Hauptbeschwerden): Ma 6
FP (betroffene Meridiane): Pe 8, He 6
AP (für die Ursachenbehandlung): Ni 6 (+), Le 3 (+)

5

Magen-Hitze

Ursache: Die Patientin hat bereits Magen-Hitze, weil sie häufig zu scharfe Gewürze und Nahrungsmittel mit warmem Charakter isst. Kurz vor oder am Anfang der Menstruation ist der *Chong*-Meridian *(Xue Hai)* voll. Dann steigt das *Jing Qi* (*Chong*-Meridian-*Qi*) nach oben und verursacht zusammen mit der Magen-Hitze Ulzera im Mund.

Diagnose

Hauptbeschwerden: Mundulzera, oft auch Mundgeruch.
Allgemeinsymptome: Durst, konzentrierter Urin und Obstipation.
Zunge: rot mit dickem gelblichem Belag.
Puls: schnell und schlüpfrig.

Therapie

Hitze ausleiten und Magen kühlen.

Phytotherapie

Yu Nü Jian: Dekokt der Jade-Frau mit *Da Huang* (Radix et Rhizoma Rhei) und *Huang Zhi Zi* (Semen Cannabis)			
Pin Yin	**Pharmakologischer Name**	**Menge**	**Wirkweise**
Shi Gao	Gypsum Fibrosum	9–15 g	klärt Hitze
Shu Di Huang	Radix Rehmanniae Glutinosae Conquitae/ Praeparatae	6–9 g	unterstützt das *Yin*
Zhi Mu	Rhizoma Anemarrhenae	9–12 g	befeuchtet, klärt Hitze

➔

Yu Nü Jian (Fortsetzung)			
Pin Yin	**Pharmakologischer Name**	**Menge**	**Wirkweise**
Mai Men Dong	Tuber Ophiopogonis Japonici	6–12 g	befeuchtet, klärt Hitze
Huai Niu Xi	Radix Achyranthis Bidentatae	3–6 g	leitet steigendes Feuer nach unten
Da Huang	Rhizoma Rhei	3–6 g	beseitigt Obstipation, klärt Hitze
Zhi Zi	Fructus Gardeniae Jasminoides	3–6 g	klärt Hitze

Beseitigung der Obstipation ist in diesem Fall wichtig, damit die Hitze nach unten ausgeleitet werden kann.

5

Akupunktur

NP (Bereich der Hauptbeschwerden): Ma 7

FP (betroffene Meridiane): Ma 44 (–)

AP (für die Ursachenbehandlung): Bl 25 (–), 3E 6 (–), Pe 8

Pe 8 hat eine gute Wirkung bei Mundgeruch und Aphthen infolge Hitze.

Eine Behandlung von Herpes im Mundbereich kann auch nach diesem Prinzip durchgeführt werden. Man sollte allerdings noch 1–2 lokale Punkte direkt neben den Herpes-Herden stechen.

Hausmittel

Bei *Yin*-Schwäche:

- *Tian-Mai-Dong*-Tee: 10 g *Tian Men Dong* (Radix Asparagi), 10 g *Mai Men Dong* (Tuber Ophiopogonis) und 10 g *Xuan Shen* (Radix Scrophulariae Ningpoensis) in 1 l Wasser einweichen und dann 10 Min. lang kochen. Den Tee mit ein wenig Honig trinken.

Bei Magen-Hitze:

- Löwenzahntee: 20 g frischen Löwenzahn (Herba Taraxaci) aus dem Garten (oder auch getrockneten) waschen und als Tee 5 Min. kochen.

5.4.6 Urtikaria

Ein juckender Hautausschlag mit Schwellung und Rötung kann mit der Menstruation auftreten und nach der Blutung wieder verschwinden. Eine allergische Urtikaria lässt sich hier ausschließen. Da der Ausschlag plötzlich und überall am

Körper auftritt und ebenso rasch wieder verschwindet, wird er in China als „Windquaddeln“ *(Feng Zhen)* bezeichnet. Das bedeutet, dass Wind der Hauptfaktor der Urtikaria ist. Dieses Krankheitsbild kann in 2 Typen unterteilt werden:

- Blut*(Xue)*-Mangel mit innerem Wind
- äußerer Wind, meist in Kombination mit Hitze

In der Praxis hat die Akupunktur eine gute symptomatische Wirkung. Mit Unterstützung der Phytotherapie kann außerdem die Krankheitsursache angegangen werden.

Blut(Xue)-Mangel

Ursache: siehe Kap. 1.3.2

Diagnose

Hauptbeschwerden: helle Quaddeln, Juckreiz, besonders in der Nacht.
Allgemeinsymptome: blasses Gesicht, trockene Haut.
Zunge: blass mit wenig Belag.
Puls: leer oder fadenfömig.

Therapie

Xue ergänzen, Wind evakuieren.

Phytotherapie

Dang Gui Yin Zi:* Trank mit *Dang Gui

Pin Yin	Pharmakologischer Name	Menge	Wirkweise
Dang Gui	Radix Angelicae Sinensis	6–9 g	nährt und bewegt das Blut
Chuan Xiong	Radix Ligustici Chuan Xiong	6–9 g	nährt und bewegt das Blut
Sheng Di Huang	Radix Rehmanniae Recens	6–15 g	klärt Hitze, nährt das *Yin*
Bai Shao (Yao)	Radix Paeoniae Albae (Lactiflorae)	6–9 g	nährt das Blut
Fang Feng	Radix Ledebouriellae (Saposhnikoviae)	6–12 g	beruhigt Wind, beseitigt Juckreiz
Jing Jie	Herba Schizonepetae	6–12 g	beruhigt Wind, beseitigt Juckreiz
Huang Qi	Radix Astragali Membranaceae	6–9 g	stärkt das *Qi*
Bai Ji Li	Fructus Tribuli Terrestris	6–12 g	beruhigt Wind
He Shou Wu	Radix Polygoni Multiflori	6–9 g	stärkt das Nieren-*Yin*

Akupunktur

AP (für die Ursachenbehandlung): Gruppe I: Di 4, Di 11, Le 3 (+), Mi 10 (+)
Gruppe II: Bl 17 (+), Bl 25, Bl 40, Di 11;
beide Gruppen abwechseln

Wind-Hitze

Ursache: Die Patientin hat bereits eine konstitutionelle *Yang*-Fülle oder nimmt zu viel scharfe Gewürze und warme Nahrungsmittel zu sich. Dann sammelt sich Hitze im Blut. Während der Menstruation befindet sich der Körper in einer anfälligen Phase (siehe Kap. 1.2), so dass äußerer Wind und Hitze leicht eindringen können. Die Auseinandersetzung zwischen Wind/Hitze und dem Abwehr-*Wei-Qi* der Oberfläche kann sich als Hautausschlag äußern.

Diagnose

Hauptbeschwerden: rote tastbare Quaddeln, starker Juckreiz; Symptome verstärkt bei Wind oder Hitze, rotes Gesicht, Hitzegefühl.
Allgemeinsymptome: Durst, Obstipation und dunkelgelber Urin.
Zunge: rot mit gelbem Belag.
Puls: oberflächlich und schnell.

Therapie

Wind ausleiten, Hitze klären.

Phytotherapie

Xiao Feng San: Pulver zum Eliminieren des Windes			
Pin Yin	**Pharmakologischer Name**	**Menge**	**Wirkweise**
Dang Gui	Radix Angelicae Sinensis	3–6 g	nährt das Blut, befeuchtet
Sheng Di Huang	Radix Rehmanniae Recens	3–6 g	nährt und kühlt das Blut, befeuchtet
Fang Feng	Radix Saposnikoviae	3–6 g	eliminiert Wind, beseitigt Juckreiz
Chan Tui	Periostracum Cicadae	3–6 g	eliminiert Wind, beseitigt Juckreiz
Zhi Mu	Rhizoma Anemarrhenae	3–6 g	klärt Hitze
Ku Shen	Radix Sophorae Flavescentis	3–6 g	leitet feuchte Hitze aus
Hu Ma	Semen Lini	3–6 g	nährt und bewegt das Blut
Jing Jie Sui/Hui	Herba Schizonepetae Tenuifoliae	3–6 g	eliminiert Wind
Cang Zhu	Rhizoma Atractylodis Macrocephalae	3–6 g	beseitigt Wind und Feuchtigkeit
Niu Bang Zi	Fructus Arctii (Lappae)	3–6 g	klärt Hitze

➔

Xiao Feng San (Fortsetzung)			
Pin Yin	**Pharmakologischer Name**	**Menge**	**Wirkweise**
Shi Gao	Gypsum Fibrosum	3–6 g	klärt Hitze
Zhi Gan Cao	Radix Glycyrrhizae (Uralensis)	1–3 g	harmonisiert
*Mu Tong**	Caulis Akebiae	1–3 g	leitet feuchte Hitze aus

* *Achtung:* Dieses Arzneimittel ist laut Presseangaben nierenschädigend. Neue Forschungsergebnisse sollten beachtet werden!

Akupunktur

AP (für die Ursachenbehandlung): Di 11, Lu 7, Du 14, Bl 25, *Bai Chong Wo (Ex)*

Hausmittel

- *Fu-Ping*-Tee: 6 g *Fu Ping* (Herba Spirodelae) zusammen mit 6 g *Sheng Di Huang* (Radix Rehmanniae) 20 Min. lang als Tee kochen und dann in kleinen Portionen über den Tag verteilt trinken. Geeignet für die Anfangsphase.

Nahrungsmitteln mit scharfem Geschmack und/oder heißem Temperaturverhalten (wie z. B. Lauch, Zwiebel und Hummer) sollten vermieden werden.

5.4.7 Stimmungsschwankungen

Kurz vor oder während der Menstruation klagen viele Patientinnen über Stimmungsschwankungen. Die Ausdrucksformen können sehr vielfältig sein und von Depression bis Aggressivität reichen. Je nachdem, wie stark die Beschwerden das Alltagsleben oder die berufliche Tätigkeit stören, sind sie behandlungsbedürftig.

In dieser Phase neigt der Körper zu einer Blut- und *Qi*-Fülle. Dabei kann das Leber-*Qi* unter dem Einfluss äußerer und auch innerer pathogener Faktoren leicht stagnieren und aus der Stagnation heraus kann Feuer entstehen.

Leber-Qi-Stagnation

Diagnose

Hauptbeschwerden: Depression, Traurigkeit, häufiges Seufzen, Gefühl von Knoten im Hals.

Allgemeinsymptome: Völlegefühl im Thorax- und Rippenbogenbereich, Appetitlosigkeit; Dysmenorrhö.

Zunge: normaler Zungenkörper mit dünnem oder leicht schmierigem Belag.

Puls: saitenförmig.

5

Therapie

Das *Qi* bewegen und die Leber entfalten.

Phytotherapie

Xiao Yao San: das Pulver des unbeschwerten Wanderers			
Pin Yin	**Pharmakologischer Name**	**Menge**	**Wirkweise**
Chai Hu	Radix Bupleuri	3–6 g	reguliert das Leber-*Qi*
Bo He	Herba Menthae	1–3 g	reguliert das Leber-*Qi*
Bai Shao (Yao)	Radix Paeoniae Albae (Lactiflorae)	3–9 g	nährt das Leberblut
Dang Gui	Radix Angelicae Sinensis	3–9 g	nährt das Leberblut, fördert den Blutfluß
Bai Zhu	Radix Atractylodis Macrocephalae	3–6 g	stärkt das Milz-*Qi*
Sheng Jiang	Rhizoma Zingiberis Recens	1–3 g	bewegt das *Qi*
Fu Ling Pi	Sclerotium Poriae Albae	6–9 g	leitet Wasser aus, stärkt die Milz
Zhi Gan Cao	Radix Glycyrrhizae (Uralensis)	1–3 g	harmonisiert die Rezeptur

Akupunktur

FP (betroffene Meridiane): Le 14, Gb 34 (–)

AP (für die Ursachenbehandlung): Ren 17, Pe 6 (–), He 7

Leber-Hitze

Diagnose

Hauptbeschwerden: innere Unruhe, Nervosität, leichte Reizbarkeit; unruhiger Schlaf und Schlaflosigkeit.
Allgemeinsymptome: Kopfschmerzen, Völlegefühl im Thorax- und an den Rippenbögen, Durst, Obstipation.
Zunge: rot mit gelblichem Belag.
Puls: schnell und saitenförmig.

Therapie

Die Leber klären, das Feuer ausleiten und das *Qi* bewegen.

Phytotherapie

Dan Zhi Xiao Yao San: das Pulver des unbeschwerten Wanderers mit *Mu Dan Pi* und *Zhi Zi*			
Pin Yin	**Pharmakologischer Name**	**Menge**	**Wirkweise**
Chai Hu	Radix Bupleuri	3–6 g	reguliert das Leber-*Qi*
Bo He	Herba Menthae	1–3 g	reguliert das Leber-*Qi*
Bai Shao (Yao)	Radix Paeoniae Albae (Lactiflorae)	3–9 g	nährt das Leberblut
Dang Gui	Radix Angelicae Sinensis	3–9 g	nährt das Leberblut
Bai Zhu	Rhizoma Atractylodis Macrocephalae	3–6 g	stärkt das Milz-*Qi*
Sheng Jiang	Rhizoma Zingiberis Recens	1–3 g	bewegt das *Qi*
Fu Ling Pi	Sclerotium Poriae Albae	6–9 g	leitet Wasser aus
Zhi Gan Cao	Radix Glycyrrhizae (Uralensis)	1–3 g	harmonisiert die Rezeptur
Mu Dan Pi	Cortex Moutan Radicis	3–9 g	klärt Hitze
Zhi Zi	Fructus Gardeniae Jasminoides	3–6 g	klärt Hitze

Zuo Jin Wan: Pille aus Coptis und Evodia			
Huang Liang	Rhizoma Coptidis Sinensis	6–12 g	klärt Hitze sehr stark
Wu Zhu Yu	Fructus Evodiae Rutaecarpae	1–3 g	harmonisiert Leber und Magen

Das zweite Rezept hat einen sehr bitteren Geschmack.

Akupunktur

FP (betroffene Meridiane): Le 14, Gb 34 (–), Le 2 (–)

AP (für die Ursachenbehandlung): Du 20, He 7, Ma 44 (–)

Herz- und Milz-Qi-Schwäche

Diagnose

Hauptbeschwerden: Die Patientinnen sind oft „melancholisch", neigen zu Nachdenklichkeit und Grübeln, sind ängstlich und ständig traurig.
Allgemeinsymptome: Schwindel, blasses Gesicht, Müdigkeit, Appetitlosigkeit, Durchfall, Schlaflosigkeit.
Zunge: blass mit wenig Belag.
Puls: schwach.

5

Therapie

Herz und Milz stärken, *Qi* und Blut *(Xue)* ergänzen.

Phytotherapie

Gui Pi Tang: Dekokt zur Regenerierung der Milz mit *Gou Qi Zi* (Fructus Lycii) und *He Shuo Wu* (Radix Polygoni Multiflori)			
Pin Yin	**Pharmakologischer Name**	**Menge**	**Wirkweise**
Ren Shen	Radix Ginseng	1–3 g	stärkt das *Qi*
Bai Zhu	Rhizoma Atractylodis Macrocephalae	6–9 g	stärkt das *Qi*
Huang Qi	Radix Astragali Membranaceae	9–15 g	stärkt das *Qi*
Zhi Gan Cao	Radix Glycyrrhizae (Uralensis)	1–3 g	stärkt das *Qi*
Fu Ling Pi	Sclerotium Poriae Albae	6–9 g	leitet Feuchtigkeit aus
Yuan Zhi	Radix Polygalae	3–6 g	beruhigt und nährt den Geist
Suan Zao Ren	Semen Zizyphi Spinosae	3–6 g	beruhigt und nährt den Geist
Mu Xiang	Radix Aucklandiae (Lappae)	3–6 g	reguliert das *Qi*
Dang Gui	Radix Angelicae Sinensis	6–12 g	nährt Blut und *Yin*
Long Yan Rou	Arillus Euphoriae Longanae	6–12 g	nährt Blut und *Yin*
Gou Qi Zi	Fructus Lycii	6–9 g	nährt Blut und *Yin*
He Shou Wu	Radix Polygoni Multiflori	6–9 g	nährt Blut und *Yin*

Akupunktur

FP (betroffene Meridiane): He 7, Mi 6 (+)
AP (für die Ursachenbehandlung): Bl 15 (+), Bl 20 (+), Pe 6

Hausmittel

- *Fo-Shou-Gan*-Tee: 5 g *Fo Shou Gan* (Fr. Citri Sarcodactylis), 5 g *Da Zao* (Fr. Ziziphi jujubae) und 3 g *Long Yan Rou* (Arillus Longan) zusammen 15 Min. lang als Tee kochen. Dieses Rezept wirkt *Qi* bewegend und Blut *(Xue)* stärkend.

5.5 Beschwerden in den Wechseljahren

Die Traditionelle Chinesische Medizin kennt zwar den Begriff „Wechseljahrbeschwerden" nicht, dennoch lassen sich die darunter zusammengefassten, sehr lästigen Beschwerden wie Schwindel, Hitzewallungen, starkes Schwitzen, Unruhe, Schlafstörungen und unregelmäßige Menstruation in diesem Lebensabschnitt erfolgreich mit Chinesischer Medizin behandeln. Da bei jeder Frau die körperliche und seelische Verfassung unterschiedlich ist oder in Abhängigkeit von ihren individuellen Lebensumständen verschiedene Krankheitsursachen und Hauptbeschwerden vorliegen, kommt es meistens zu Mischbildern und Überlappungen. Die Behandlung muss dann in mehreren Schritten erfolgen und die Prioritäten sind an die Dringlichkeit der Beschwerden und der zugrundeliegenden Ursachen anzupassen.

Im NEI JING steht: „... Mit dem 49. Lebensjahr ist der *Ren*-Meridian leer, der *Chong*-Meridian erschöpft, *Tian Kui* (der Himmels-Tau) trocknet aus, die Erdpassage (Uterus) ist nicht mehr offen, so dass Schwäche und Unfruchtbarkeit einsetzen." Neben dem physiologischen Verbrauch durch Menstruation und Geburten führt vor allem familiärer und/oder beruflicher Stress bei Frauen in dieser Lebensphase hauptsächlich zu einem Nieren-, Leber- und Milz-Mangel. Bei gewissen Frauen kann es sogar zu einer Disharmonie zwischen *Yin* und *Yang* bzw. *Qi Xue* kommen, so dass die Beschwerden stärker sind und länger andauern.

Da die Hauptursache der Beschwerden eine Nieren-*Yin*- und -*Yang*-Schwäche ist, sollte man in der Behandlung auf das Nieren-*Qi* achten. So sollten z.B. Kräuter mit extrem warmem und kaltem Charakter vermieden werden. Bei Nieren-*Yang*-Schwäche sind deshalb *Bu Gu Zi* (Fructus Psoraleae), *Tu Si Zi* (Semen Cuscutae), *Xian Mao* (Rhizoma Curculiginis) besser geeignet als *Fu Zi* (Radix Aconiti Lateralis [Carmichaeli]) oder *Rou Gui* (Cortex Cinnamomi Cassiae). Bei entsprechender Ausprägung sollten einzelne Beschwerden auch symptombezogen – wie in den jeweiligen Kapiteln angegeben – behandelt werden.

5

Nieren- und Leber-Yin-Schwäche

Ursache: siehe Kap. 1.3.2

Diagnose

Hauptbeschwerden: Schwindel, Ohrensausen, verschwommenes Sehen, Hitzewallungen, warmes Gesicht und Wangenröte, Hitzeempfindung in den Fußsohlen und Handflächen, Unruhe, Schwitzen, besonders nachts, Schmerzen und Schwäche im Rücken und in den Knien, Schlaflosigkeit.
Allgemeinsymptome: Schlafstörung, trockene Haut, Juckreiz, trockener Mund und trockene Kehle, Verstopfung, unregelmäßige Menstruation.
Zunge: trocken und rot, kein oder nur wenig Belag.
Puls: fadenförmig und schnell.

Therapie

Nieren- und Leber-*Yin* ergänzen.

Phytotherapie

Zhuo Gui Yin: das nach links führende Getränk, zusätzlich *He Shou Wu*			
Pin Yin	**Pharmakologischer Name**	**Menge**	**Wirkweise**
Shu Di Huang	Radix Rehmanniae Glutinosae Conquitae/ Praeparatae	6–12 g	nährt Blut und *Yin*
Gou Qi Zi	Fructus Lycii	6–12 g	nährt Blut und *Yin*
Shan Zhu Yu (Shan Yu Rou)	Fructus Corni	3–6 g	adstringiert *Yin*
Fu Ling Pi	Sclerotium Poriae Albae	6–12 g	stärkt Milz und Niere
Zhi Gan Cao	Radix Glycyrrhizae (Uralensis) praep.	1–3 g	stärkt Milz und Niere
Shan Yao	Rhizoma Dioscoreae Oppositae	6–12 g	stärkt Milz und Niere
He Shou Wu	Radix Polygoni Multiflori praep.	6–15 g	ergänzt Leber-*Yin*

5

Akupunktur

AP (für die Ursachenbehandlung): Ni 6 (+), Le 3 (+)

zusätzlich Symptombehandlung
- bei Schlaflosigkeit zusätzlich Bl 15, Bl 62, He 7;
- bei Ohrensausen zusätzlich SJ 17, SJ 21, SJ 5, Gb 20;
- bei anderen Beschwerden wie Kopfschmerzen oder Schwindel, wie in den entsprechenden Kapiteln angegeben

Nieren- und Milz-Yang-Schwäche

Ursache: siehe Kap. 1.3.2

Diagnose

Hauptbeschwerden: Erschöpfung, dunkelgraue Gesichtsfarbe, andauerndes Kältegefühl, kalte Extremitäten.
Allgemeinsymptome: Blähungen, Appetitlosigkeit, dünne Stühle, Ödeme, Nykturie, Harninkontinenz, unregelmäßige Blutung, Kälte und Scherzen im Rücken.
Zunge: blass mit Zahneindrücken und dünnem weißlichem Belag.
Puls: tief und fadenförmig.

Therapie

Nieren-*Yang* stärken, Milz wärmen.

Phytotherapie

Yuo Gui Wan: nach rechts führende Pille			
Pin Yin	**Pharmakologischer Name**	**Menge**	**Wirkweise**
Shu Di Huang	Radix Rehmanniae Glutinosae Conquitae/ Praeparatae	6–12 g	nährt Blut und *Yin*
Fu Zi	Radix Aconiti Lateralis (Carmichaeli) Praep.	3–6 g	stärkt das Nieren-*Yang*
Du Zhong	Cortex Eucommiae (Ulmoidis)	6–9 g	stärkt das Nieren-*Yang*
Shan Zhu Yu (Shan Yu Rou)	Fructus Corni	3–6 g	konsolidiert die Essenz
Rou Gui	Cortex Cinnamomi Cassiae	1–3 g	stärkt das Nieren-*Yang*
Gou Qi Zi	Fructus Lycii	6–12 g	nährt Blut und *Yin*
Zhi Gan Cao	Radix Glycyrrhizae (Uralensis)	1–3 g	harmonisiert
Shan Yao	Rhizoma Dioscoreae Oppositae	6–12 g	nährt die Mitte (Milz und Magen)

Li Zhong Wan: die Mitte regulierende Pille			
Pin Yin	**Pharmakologischer Name**	**Menge**	**Wirkweise**
Dang Sheng	Radix Codonopsitis	6–12 g	stärkt das Milz-*Qi*
Bai Zhu	Rhizoma Atractylodis Macrocephalae	6–9 g	stärkt das Milz-*Qi*
Gan Jiang	Rhizoma Zingiberis Officinalis	6–9 g	stärkt das *Yang*
Zhi Gan Cao	Radix Glycyrrhizae (Uralensis) praep.	3–6 g	stärkt das *Qi*, harmonisiert

Akupunktur

AP (für die Ursachenbehandlung): Ni 3 (+), Bl 23 (+) oder Ren 4 (+), Mi 6 (+), Ma 36 (+)

> Vorsichtig mit Moxabehandlung, zusätzlich Symptombehandlung.
> In der Klinik kommen Nieren-*Yin*- und Nieren-*Yang*-Schwäche auch oft gleichzeitig vor; die Behandlung erfordert dann eine genaue Diagnose und große klinische Erfahrung.

5.6 Pathologischer Fluor vaginalis *(Dai Xia)*

Fluor vaginalis (Scheidenausfluss) ist ein physiologisches Phänomen bei der Frau. Ein normaler Fluor ist Zeichen eines reifen und gut funktionierenden Nieren- und Milz-*Qi*. Er hängt auch eng mit dem gleichnamigen Extrameridian *(Dai Mai)* zusammen. Der *Dai*-Meridian ist der einzige Meridian mit horizontalem statt longitudinalem Verlauf. Seine Funktion besteht darin, sämtliche Meridiane untereinander zu verbinden und das auf- und absteigende *Qi* zu regulieren. Der *Dai*-Meridian nimmt somit einen wichtigen Platz in der Gynäkologie ein.

In China wurde der Frauenarzt früher auch als „Fluor-Arzt“ *(Dai Xia-Yi)* bezeichnet (siehe Shi Ji: Dokumentation der Geschichte). Damit sollte zum Ausdruck gebracht werden, dass der Frauenarzt für alle Krankheiten zuständig ist, bei denen eine Dysfunktion des *Dai*-Meridians beteiligt ist – nämlich praktisch alle Frauenkrankheiten.

Der Ausfluss steht in einem engen Zusammenhang zur Körperflüssigkeit. Dabei wird die Menge hauptsächlich vom *Ren*- und *Dai*-Meridian beeinflusst.

Der *Ren*-Meridian gilt als „das Meer des *Yin*“ (der Körpersäfte); er reguliert somit den Fluor. Der *Dai Mai* hält nicht nur sämtliche Meridiane wie ein Bündel zusammen, sondern auch die Säfte im Körper, so dass sie nicht nach unten wegfließen. Bei einer *Qi*-Schwäche ist diese Haltefunktion jedoch geschwächt und es entsteht vermehrt Fluor. Die Funktion des *Dai*-Meridians ist außerdem an die Funktion der Nieren und der Milz gekoppelt bzw. davon abhängig. Die Nieren speichern das *Yin-Jing* (Körpersäfte) und haben damit eine direkte Verbindung mit dem *Ren*-Meridian. Die Milz lässt das *Qi* aufsteigen und verhindert damit das Wegfließen der Körpersäfte. Da sich Fluor vom *Yin-Jing* ableitet, führt ein schwaches Nieren- und Milz-*Qi* gleichermaßen zu Ausfluss wie ein nicht konsolidierter *Dai Mai*. Darüber hinaus ist ein schwaches Milz-*Qi* mitverantwortlich für die Anhäufung von Feuchtigkeit und Schleim. Diese pathologischen Säfte haben ebenfalls die Tendenz, nach unten zu sinken und wegzufließen. Deshalb besteht bei pathologischer Adipositas auch eine verstärkte Neigung zu Fluor.

Kennzeichen eines pathologischen Ausflusses sind Farbveränderung, übermäßige Menge oder Begleitsymptome wie Juckreiz, Brennen oder übler Geruch. Vermehrt gebildet wird er auch infolge mechanischer (Pessar, Prolaps) oder chemischer Reizung.

Nach der Farbe des Ausflusses lassen sich die Auslöser unterscheiden:

- weißer trüber Ausfluss – Feuchtigkeit
- gelber Ausfluss – feuchte Hitze
- wässriger Ausfluss – Kälte, *Yang*-Mangel
- roter Ausfluss (blutig) – toxische Hitze

Da Feuchtigkeit das Hauptproblem bei Ausfluss ist, sollte eine Feuchtigkeitsausleitung das wichtigste Behandlungsprinzip sein. Abhängig von den weiteren

Krankheitsursachen werden entweder die Milz oder die Nieren gestärkt, die Kälte ausgetrieben oder die Hitze geklärt. Bei starken lokalen Beschwerden wie Brennen und Juckreiz kann auch eine äußere Anwendung (Sitzbad oder Kompresse, siehe Kap. 4) helfen.
In den chinesischen Lehrbüchern wird immer wieder betont, dass ein geregelter Lebensrhythmus unabdingbare Voraussetzung ist, wenn man *Dai Xia* erfolgreich behandeln will. Dies bezieht sich sowohl auf Ernährungsfehler als auch auf übermäßigen Sex und mangelnde Hygiene während der Periode. Die Frau ist dann besonders empfänglich für äußere Krankheitsfaktoren (Abb. 5.8).

> Bei rotem oder braunem Fluor ist immer zuerst ein Tumor auszuschließen.

Milz-Schwäche

Ursache: siehe Kap. 1.3.2

Diagnose

Hauptbeschwerden: anhaltender, reichlicher, dickflüssiger, geruchloser, weißlicher Fluor.
Allgemeinsymptome: blasses Gesicht, Müdigkeit, Appetitlosigkeit, weiche Stühle.
Zunge: blass, evtl. geschwollen oder mit Zahneindrücken und weißem, schmierigem Belag.
Puls: schwach, langsam, evtl. schlüpfrig an den *Guan*-Positionen.

Therapie

Milz-*Qi* stärken, Feuchtigkeit ausleiten.

Phytotherapie

Wan Dai Tang: Dekokt zum Beenden des Ausflusses			
Pin Yin	**Pharmakologischer Name**	**Menge**	**Wirkweise**
Bai Zhu	Rhizoma Atractylodis Macrocephalae	30 g	stärkt das *Qi*
Shan Yao	Rhizoma Dioscoreae Oppositae	30 g	stärkt das *Qi*
Ren Shen	Radix Ginseng	1–3 g	stärkt das *Qi*
Bai Shao Yao	Radix Paeoniae Albae (Lactiflorae)	6–15 g	nährt das Blut
Che Qian Zi	Semen Plantaginis	6–9 g	leitet Feuchtigkeit aus
Cang Zhu	Rhizoma Atractylodis Lanceae	6–9 g	wandelt Feuchtigkeit um

→

Wan Dai Tang (Fortsetzung)			
Pin Yin	**Pharmakologischer Name**	**Menge**	**Wirkweise**
Zhi Gan Cao	Radix Glycyrrhizae (Uralensis)	1–3 g	harmonisierend
Chao Chen Pi (geröstet)	Pericarpium Citri Reticulatae Viride	3–6 g	bewegt das *Qi*
Jing Jie Tan	Herba Schizonepetae Tenuifoliae Carbonisatus	1–3 g	beseitigt Feuchtigkeit
Chai Hu	Radix Bupleuri	1–3 g	hebt das *Qi* nach oben

Akupunktur

NP (Bereich der Hauptbeschwerden): **Gb 26**, Ren 6 (M, +), Ma 25
FP (betroffene Meridiane): Mi 6 (+), Ma 36 (M, +)
AP (für die Ursachenbehandlung): Bl 30 (M)

5

Nieren-Schwäche

Ursache: siehe Kap. 1.3.2 (schwache Konstitution, chronische Krankheit)

Diagnose

Hauptbeschwerden: reichlich dünnflüssiger, geruchloser Fluor, Kältegefühl im Unterbauch.
Allgemeinsymptome: Schwäche und dumpfe Schmerzen in Rücken und Kniegelenken; große Urinmengen, Nykturie.
Zunge: blass mit wenig dünnem weißem Belag.
Puls: tief und langsam.

Therapie

Nieren stärken und wärmen, *Ren Mai* und *Dai Mai* stabilisieren.

Phytotherapie

Nei Bu Wan: Pille zum Ergänzen des Inneren			
Pin Yin	**Pharmakologischer Name**	**Menge**	**Wirkweise**
Tu Si Zi	Semen Cuscutae	6–9 g	stärkt das *Yang*
Lu Rong	Cornu Cervi Parvum	1–3 g	stärkt das *Yang*
Rou Cong Rong	Herba Cistanches	6–9 g	stärkt das *Yang*
Sha Yuan Ji Li	Semen Astragali Complanati	6–9 g	stärkt das *Yang*

→

Nei Bu Wan (Fortsetzung)			
Pin Yin	**Pharmakologischer Name**	**Menge**	**Wirkweise**
Huang Qi	Radix Astragali Membranaceae	6–9 g	stärkt das *Qi*
Sang Piao Xiao	Ootheca Mantidis	1–3 g	adstringiert
Rou Gui	Cortex Cinnamomi Cassiae	1–3 g	das Innere wärmend
Fu Zi	Radix Aconiti Carmichaeli praep.	1–3 g	das Innere wärmend
Bai Ji Li	Fructus Tribuli Terrestris	3–6 g	besänftigt die Leber
Zi Wan	Radix Asteris Tatarici	3–6 g	wärmt Lunge und Niere

Akupunktur

NP (Bereich der Hauptbeschwerden): **Gb 26**, Ren 4 (M, +), Ni 13 (M, +)
FP (betroffene Meridiane): Ni 3 oder Ni 6
AP (für die Ursachenbehandlung): Bl 23 (M, +), Bl 32

5

Feuchte-Hitze

Ursache: siehe Kap. 5.3.4

Diagnose

Hauptbeschwerden: viel dickflüssiger bis klebriger, übelriechender, gelb-grünlicher, evtl. auch rötlicher Fluor; Pruritus vulvae.
Allgemeinsymptome: bitterer Mundgeschmack, Appetitlosigkeit, wenig und dunkler Urin.
Zunge: rot mit gelbem, schmierigem Belag.
Puls: schlüpfrig und schnell.

Therapie

Hitze klären, Feuchtigkeit ausleiten.

Phytotherapie

Zhi Dai Tang: Pille zum Stoppen des Ausflusses			
Pin Yin	**Pharmakologischer Name**	**Menge**	**Wirkweise**
Zhu Ling	Sclerotium Polypori	6–9 g	leitet Feuchtigkeit aus
Fu Ling Pi	Sclerotium Poriae Albae	6–9 g	leitet Feuchtigkeit aus
Che Qian Zi	Semen Plantaginis	6–9 g	leitet Feuchtigkeit aus
Ze Xie	Rhizoma Alismatis	6–9 g	leitet Feuchtigkeit aus

➔

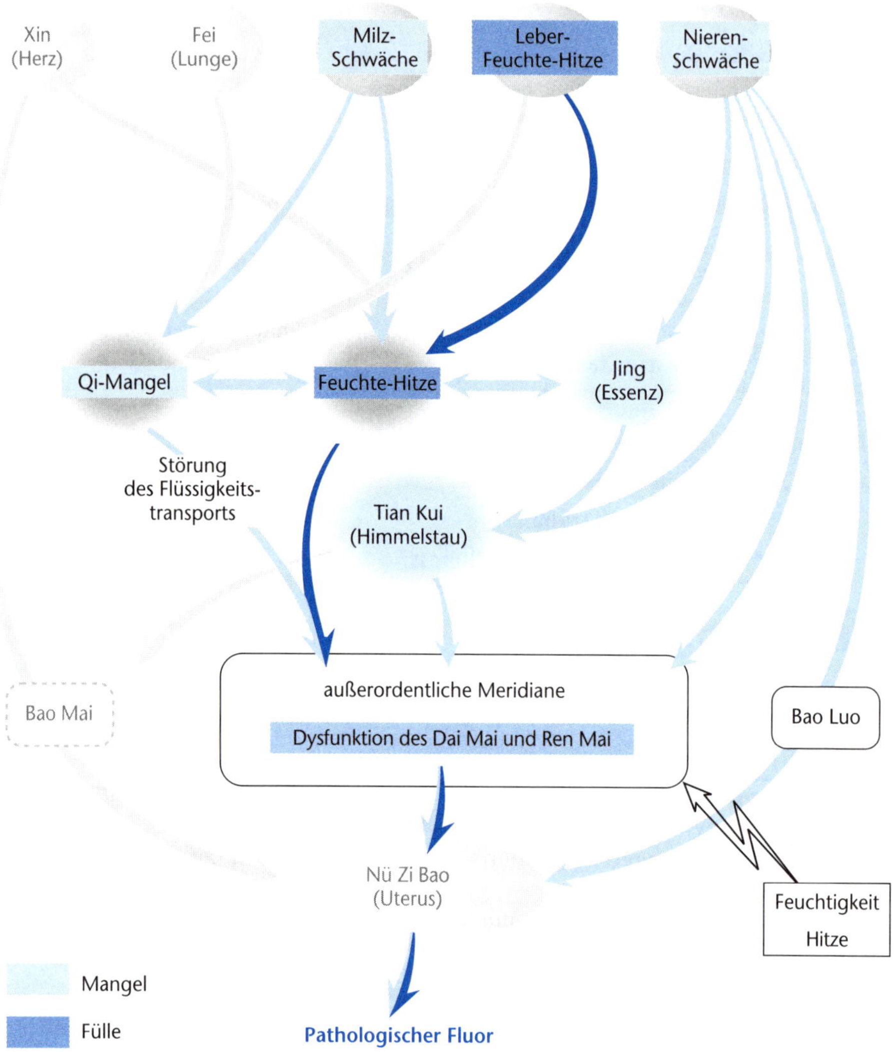

Abb. 5.8

Pathologischer Fluor: Pathologischer Fluor entsteht sowohl durch äußere pathogene Einflüsse wie Feuchtigkeit und Hitze, als auch durch Milz- und/oder Nieren-Schwäche. Bei der Milz-Schwäche wird die Flüssigkeit im Körper nicht mehr regelrecht transportiert und transformiert, bei der Nieren-Schwäche ungenügend erwärmt und transformiert, was zu einer Ansammlung von innerer Feuchtigkeit führt. Dadurch werden *Ren Mai* und *Dai Mai* in ihrer Funktion gestört, so dass pathologischer Fluor entsteht. Sind bei einer Nieren-Schwäche auch die Essenz-*Jing* und der Himmelstau-*Tian Kui* betroffen, führt dies zu zusätzlichen Beschwerden, wie z. B. Zyklusstörungen.

Zhi Dai Tang (Fortsetzung)			
Pin Yin	**Pharmakologischer Name**	**Menge**	**Wirkweise**
Yin Chen Hao	Herba Artemisiae Capillaris	6–9 g	leitet Feuchtigkeit aus
Chi Shao Yao	Radix Paeoniae Rubrae	6–9 g	klärt Hitze, kühlt das Blut
Mu Dan Pi	Cortex Moutan Radicis	6–9 g	klärt Hitze, kühlt das Blut
Huang Bo/Bai	Cortex Phellodendri	3–6 g	klärt Hitze, kühlt das Blut
Zhi Zi	Fructus Gardeniae Jasminoides	3–6 g	klärt Hitze, kühlt das Blut
Huai Niu Xi	Radix Achyranthis Bidentatae	3–6 g	bewegt das Blut

Äußerliche Anwendung: siehe Kap. 5.4

Akupunktur

NP (Bereich der Hauptbeschwerden): Gb 26, Ren 3
FP (betroffene Meridiane): Mi 9
AP (für die Ursachenbehandlung): Le 2 (–), Gb 34 (–)

bei starkem Pruritus: zusätzlich Le 5, kein Moxa!

Hausrezepte (zur Flüssigkeitsausleitung)

- Gingko mit Tofu: aus 5 Stück *Bai Guo* (Semen Gingko) die Mitte herausnehmen und mit Tofu zusammen ca. 10 Min. kochen und würzen.
- Reisbrei mit Coix und Euryalis: 5 g *Yi Yi Ren* (Semen Coicis), 3 g *Qian Shi* (Semen Euryalis) und 500 g Reis mit ca. 1 l Wasser 30 Min. kochen, ein wenig salzen.

Jedes dieser Hausmittel sollte an mehreren aufeinander folgenden Tagen wiederholt gegessen werden.

5.7 Prolapsus uteri et vaginae *(Yin Tin)*

Uterus und Vagina wurden im alten China zusammen als *Chan Chang* (Darm der Geburt) bezeichnet. Einen Vorfall beider Organe nannte man *Chan Chang Bu Shou* („Darm der Geburt kehrt nicht zurück"). Ein solcher Befund tritt oft direkt nach der Geburt auf. Die wichtigsten Ursachen für einen Prolaps sind ein sinkendes Milz-*Qi* und ein Nieren-*Qi*-Mangel, die zur Schwäche im *Chong*- und *Ren*-Meridian führen. Daraufhin kann der *Dai*-Meridian seine verbindende Wirkung nicht mehr ausüben und der Uterus wird nicht in der normalen Position gehalten (Abb. 5.9).
Bei einem leichten Prolaps ist eine TCM-Behandlung wirksam, wenn Phytotherapie und Akupunktur gleichzeitig anwendet werden. Damit wird das

schwache *Qi* gestärkt und das sinkende *Qi* wieder gehoben. Bei lokalen Beschwerden wie Juckreiz, Schmerzen, übelriechendem Fluor ist zusätzlich eine äußerliche Anwendung (Sitzbad, Kompresse) angezeigt. Ein starker Vorfall sollte operativ behandelt werden.

Milz-Qi-Mangel

Ursache: Er tritt auf nach einer langen schweren Geburt, nach mehreren Geburten, bei chronischem Husten oder wenn bereits im Wochenbett wieder körperlich schwer gearbeitet wird. In der Regel haben die Patientinnen bereits eine schwache Konstitution.

Diagnose

5

Hauptbeschwerden: Der Vorfall verstärkt sich nach körperlicher Arbeit und ist begleitet von einem Gefühl des nach unten Sinkens im Unterbauch.
Allgemeinsymptome: Schwindel, Müdigkeit, Kurzatmigkeit, blasses Gesicht, reichlich wässriger Ausfluss, weiche Stühle.
Zunge: leicht geschwollen und blass, mit Zahneindrücken, weißer Belag.
Puls: schwach und weich.

Therapie

Milz stärken, sinkendes *Qi* heben.

Phytotherapie

Bu Zhong Yi Qi Tang und *Jing Yin Zi He Zi*: Dekokt zum Stärken der Mitte und um dem *Qi* zu helfen			
Pin Yin	**Pharmakologischer Name**	**Menge**	**Wirkweise**
Huang Qi	Radix Astragali Membranaceae	6–15 g	stärkt das *Qi*
Ren Shen	Radix Ginseng	6–9 g	stärkt das *Qi*
Bai Zhu	Rhizoma Atractylodis Macrocephalae	9–12 g	stärkt das *Qi*
Zhi Gan Cao	Radix Glycyrrhizae (Uralensis)	3–6 g	stärkt das *Qi*
Dang Gui	Radix Angelicae Sinensis	6–9 g	stärkt das Blut *(Xue)*
Sheng Ma	Rhizoma Cimicifugae	3–6 g	hebt das *Qi* empor
Chai Hu	Radix Bupleuri	6–9 g	hebt das *Qi* empor
Chao Chen Pi (geröstet)	Pericarpium Citri Reticulatae Viride	3–6 g	bewegt das *Qi*
Jin Ying Zi	Fructus Rosae levigatae	3–6 g	adstringiert
He Zi	Fructus Terminaliae Chebulae	3–9 g	adstringiert

Akupunktur

NP (Bereich der Hauptbeschwerden): Ren 6 (M, +)

Besondere Technik:
Wei Bao (Ex): 6 Cun lateral Ren 4, starke Stimulation, die Patientin soll ein zusammenziehendes Gefühl im Uterus verspüren
Ti Tuo (Ex): 4 Cun lateral Ren 4
Zi Gong (Ex): 3 Cun lateral Ren 3, die Patientin soll ein zusammenziehendes Gefühl im Uterus verspüren
Zur Behandlung genügen zwei Punkte davon.

FP (betroffene Meridiane): Mi 6 (+), Mi 9, Ma 36 (+)

AP (für die Ursachenbehandlung): Du 20 (M), Bl 20 (+)

Nieren-Qi-Mangel

Ursache: schwache Konstitution; das Nieren-*Qi* wird durch zu viel Sex und/oder zu viele Geburten geschädigt oder wenn ältere Frauen bereits eine Nieren-Schwäche haben, können die *Bao Luo* den Uterus nicht mehr festhalten.

5

Diagnose

Hauptbeschwerden: Prolaps oder nach unten ziehendes Gefühl im Unterbauch.
Allgemeinsymptome: Schwindel, Tinnitus, häufiges Wasserlassen, Nykturie oder Harninkontinenz, milde Schmerzen oder Müdigkeit in Rücken und Knien.
Zunge: blass mit wenig Belag.
Puls: tief und schwach.

Therapie

Nieren-*Qi* stärken, *Bao Luo* stabilisieren.

Phytotherapie

Jing Gui Shen Qi Wan: das Nieren-*Qi* stärkende Pille aus dem „goldenen Schrein" *Jing Gui* (und zusätzlich *Huang Qi, Jin Ying Zi, Qian Shi*)			
Pin Yin	**Pharmakologischer Name**	**Menge**	**Wirkweise**
Fu Zi	Radix Aconiti Lateralis (Carmichaeli)	3–6 g	stärkt das Nieren-*Yang*
Rou Gui	Cortex Cinnamomi Cassiae	1–3 g	stärkt das Nieren-*Yang*
Shu Di Huang	Radix Rehmanniae Glutinosae Conquitae Praeparatae	6–12 g	stärkt die Nieren, nährt das Blut
Shan Zhu Yu (Shan Yu Rou)	Fructus Corni	3–6 g	stärkt die Nieren, nährt das Blut
Shan Yao	Rhizoma Dioscoreae Oppositae	6–12 g	stärkt die Nieren, nährt das Blut
Ze Xie	Rhizoma Alismatis	6–9 g	leitet Feuchtigkeit aus

➔

Jing Gui Shen Qi Wan (Fortsetzung)			
Pin Yin	**Pharmakologischer Name**	**Menge**	**Wirkweise**
Mu Dan Pi	Cortex Moutan Radicis	6–9 g	bewegt das Blut *(Xue)*
Fu Ling Pi	Sclerotium Poriae Albae	6–9 g	stärkt die Milz, leitet Feuchtigkeit aus
Huang Qi	Radix Astragali Membranaceae	6–15 g	stärkt das *Qi*
Jin Ying Zi	Fructus Rosae levigatae	6–9 g	adstringiert
Qian Shi	Semen Euryales	6–15 g	adstringiert

5

Akupunktur

NP (Bereich der Hauptbeschwerden): Ren 4 (M, +), *Wei Bao (Ex)*, die Patientin soll ein zusammenziehendes Gefühl im Uterus verspüren;
Ti Tuo (Ex), *Zi Gong* (Ex), die Patientin soll ein zusammenziehendes Gefühl im Uterus verspüren, Du 1.
Zur Behandlung genügen zwei bis drei Punkte davon.

FP (betroffene Meridiane): Ni 3 (+)

AP (für die Ursachenbehandlung): Du 20 (M), Bl 23 (+)

EP (Erfahrungspunkt): Gb 28

Äußerliche Anwendung

Bei Juckreiz, leichten Schmerzen und gelblichem Ausfluss:
20 g *She Chuang Zi* (Fructus Cnidii Monnieri), 10 g *Wu Mei* (Fructus Mume), 20 g *Ku Shen* (Radix Sophorae Flavescentis), 10 g *Huang Bo/Bai* (Cortex Phellodendri).
Zubereitung und Anwendung siehe Kap. 4.

Hausrezepte

- Eiersuppe mit *Sheng Ma:* 3 g *Sheng Ma* (Rhizoma Cimicifugae) als Pulver, 1 geschlagenes Ei, 100 ml Wasser, ein wenig Salz zusammen verrühren, 6 Min. lang dämpfen. Jeden Tag eine Portion davon essen.
- Hühnersuppe mit *Huang Qi* und *Jin Ying Zi*: 500 g Huhn, 10 g *Huang Qi* (Radix Astragali Membranaceae), 15 g *Jin Ying Zi* (Fructus Rosae laevigatae). Zuerst das Huhn mit ca. 2 l Wasser 2 Stunden lang kochen, dann die schon eingeweichten Kräuter dazugeben, weitere 30 Min. kochen, würzen, das Fleisch und die Suppe in kleinen Portionen essen.

Pflege

Schwere körperliche Arbeit und Verstopfung vermeiden, um die *Bao Luo* zu schonen. Mit Beckenbodenübungen lassen sich die Muskeln stärken. Besonders

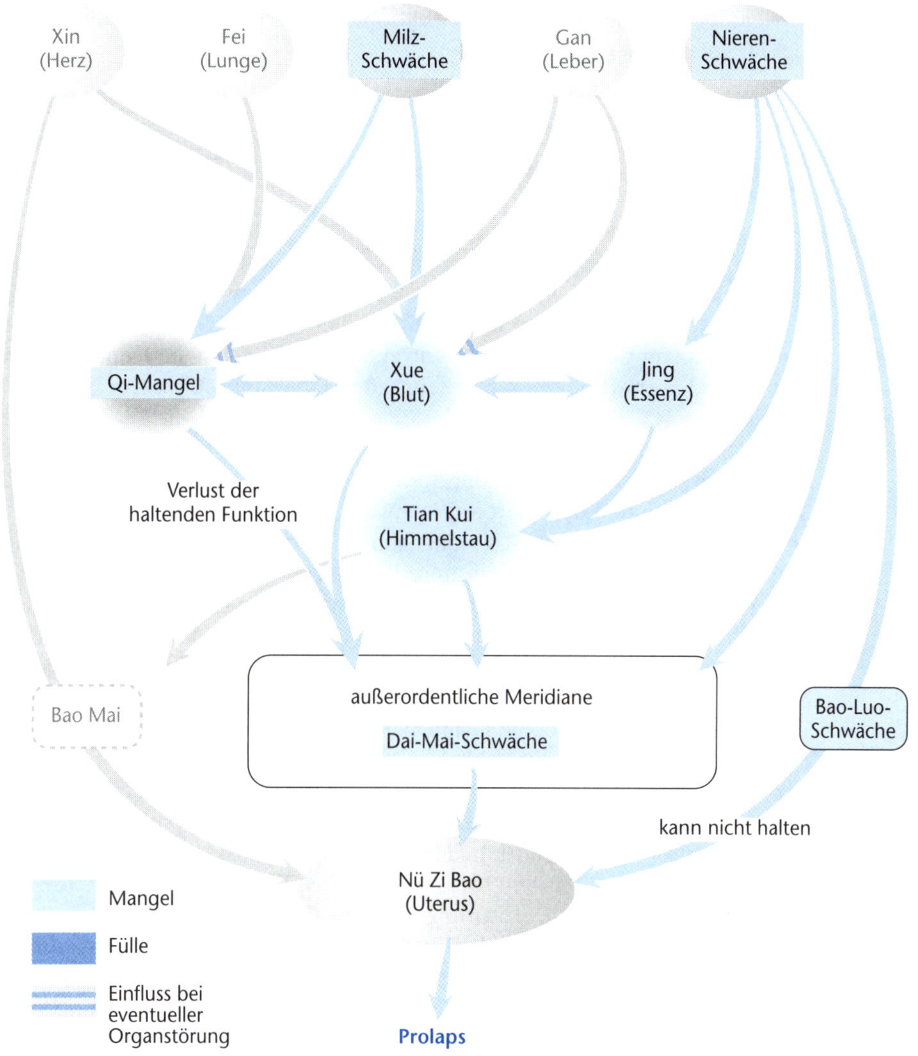

Abb. 5.9
Prolapsus uteri et vaginae: Einem Prolaps von Uterus und Vagina liegt oft ein schwerer *Qi*-Mangel oder eine Nieren-Schwäche zugrunde. Dabei sinkt das *Qi* pathologisch nach unten und die *Bao Luo* werden nicht mehr ausreichend ernährt. Infolgedessen fällt ihre haltende Funktion teilweise aus. Bei einer chronischen Nieren-Schwäche können auch die Essenz-*Jing* und Himmelstau-*Tian Kui* (Himmelstau) geschwächt sein, was zusätzliche Beschwerden hervorrufen kann (z. B. pathologischer Fluor).

auf lokale Hygiene achten und Infektionen vorbeugen. Regelmäßig gynäkologisch untersuchen lassen.

5.8 Sterilität *(Bu Yun)*

Die Unfähigkeit einer Frau zu empfangen wird als Sterilität *(Bu Yun)* bezeichnet. Immerhin bleiben 15–20 % aller Ehepaare ungewollt kinderlos. Sterilität war ein wichtiges Thema in der traditionellen chinesischen Gesellschaft, weil die Fortpflanzung der Sippe eine zentrale Rolle spielte (siehe Kap. 1). Deshalb gibt es zu diesem Problem schon sehr frühe Überlieferungen. Im Nei Jing Su Wen steht z. B.: „Wenn der *Du*-Meridian krank ist, kann die Frau nicht empfangen." Das Shen Ji Zhong Lu aus der Song-Dynastie führt dazu an: „Frauen empfangen deshalb keine Kinder, weil sie einen Mangel im *Chong*- und *Ren*-Meridian haben und das Nieren-*Qi* schwach und kalt ist." (Abb. 5.10).
Ist nie eine Schwangerschaft vorangegangen, handelt es sich um eine primäre Sterilität; sie wird oft durch ein unreifes Nieren-*Qi* oder einen Nieren-*Yang*-Mangel verursacht. Tritt die Sterilität hingegen erst nach einer vorangegangenen Schwangerschaft auf, gilt sie als sekundär (erworben). Die sekundäre Sterilität wird meistens durch eine Leber-*Qi*-Stagnation, eine Blut-Stase oder eine Schleimblockade hervorgerufen. Sterilitätsformen, die z. B. durch anatomische Defekte oder Tumoren bedingt sind, werden nicht mit TCM behandelt.
Bei Sterilität kommt hauptsächlich die Phytotherapie zur Anwendung. Neben der Behandlung der Ursache, wie z. B. einer Nieren-*Qi*-Schwäche oder einer Leber-*Qi*-Stagnation, wird heute zusätzlich eine zyklusangepasste Modifikation der Rezepturen durchgeführt. In der ersten Zyklusphase soll die Follikelreifung durch Mittel, die das Nieren-*Qi* stärken und das Blut ergänzen, unterstützt werden. Während der Zeit des Eisprungs müssen eher Kräuter gewählt werden, die Blut und *Qi* bewegen. Außerdem kann in der Ovulationsphase als unterstützende Massnahme auch eine Akupunkturbehandlung erfolgen. In der zweiten Zyklushälfte nach dem Eisprung sollte dann gezielt die Krankheitsursache wie Stagnation, Blockade oder Schwäche (siehe unten) behandelt werden.
Bei Sterilität wird eine alleinige Akupunkturbehandlung in China nur selten durchgeführt. Sie kommt in der Regel als adjuvante Therapie zum Einsatz.

Nieren-Schwäche

Ursache: angeborene schwache Konstitution oder chronische Krankheit, Stress, zu viel Sex. Das Nieren-*Qi* ist zu schwach, um den Uterus (*Zi Gong* = Palast des Kindes) erwärmen und die Spermien aufbewahren zu können.

Diagnose

Hauptbeschwerden: Sterilität.

Blutung: Oligo-, Hypomenorrhö oder Amenorrhö.
Allgemeinsymptome: leichte Schmerzen oder Müdigkeit im Rücken und in den Kniegelenken, dunkelgraues Gesicht, Schwindel, Libidoverlust.
Zunge: blass mit wenig Belag.
Puls: tief und schwach.

Therapie

Nieren-*Qi* und -*Jing* stärken, *Chong*- und *Ren*-Meridian regulieren.

Phytotherapie

Yu Lin Zhu: Pille für die Fruchtbarkeit			
Pin Yin	**Pharmakologischer Name**	**Menge**	**Wirkweise**
Ren Shen	Radix Ginseng	1–3 g	nährt das *Qi*
Bai Zhu	Rhizoma Atractylodis Macrocephalae	6–9 g	stärkt die Milz
Fu Ling Pi	Sclerotium Poriae Albae	6–12 g	stärkt die Milz
Bai Shao Yao	Radix Paeoniae Albae (Lactiflorae)	6–9 g	nährt und bewegt das Blut
Chuan Xiong	Rhizoma Ligustici Chuan Xiong	3–6 g	nährt und bewegt das Blut
Zhi Gan Cao	Radix Glycyrrhizae (Uralensis) praep.	3–6 g	nährt und bewegt das Blut
Dang Gui	Radix Angelicae Sinensis	9–12 g	nährt und bewegt das Blut
Shu Di Huang	Radix Rehmanniae Recens	9–12 g	nährt und bewegt das Blut
Tu Si Zi	Semen Cuscutae	6–12 g	stärkt das Nieren-*Yang*
Du Zhong	Cortex Eucommiae (Ulmoides)	6–9 g	stärkt das Nieren-*Yang*
Lu Jiao Shuang	Cornu Cervi degelatinatum	3–6 g	stärkt das Nieren-*Yang*
Chuan Jiao	Pericarpium Zantoxyli Bungeani	1–2 g	wärmt *Du Mai*, unterstützt das *Yang*

Akupunktur

Da die Behandlung bei Sterilität sehr lange dauern kann, sind mehrere NP angegeben; diese Punkte sollten abwechselnd genommen werden.

NP (Bereich der Hauptbeschwerden): Ni 18 (M, +), Ni 19 (M, +), Ren 4 (M, +), Ma 28, Ma 30, Bl 32
Zi Gong-Ex (3 Cun lateral Ren 3) (für jede Behandlung nur 2–3 Punkte)

AP (für die Ursachenbehandlung): Bl 23 (M, +), Ni 3 (+)

5

Leber-Qi-Stagnation

Ursache: siehe Kap. 1.3.1

Diagnose

Hauptbeschwerden: Sterilität
Blutung: unregelmäßige Menstruation, Dysmenorrhö, stockende Blutung mit dunkler Farbe.
Allgemeinsymptome: vor der Periode starkes Völlegefühl in der Brust und an den Rippenbögen, Reizbarkeit.
Zunge: normal, evtl. mit dunklen Rändern, normaler Belag.
Puls: saitenförmig.

Therapie

Leber-*Qi* freimachen, Blut stärken, Menstruation regulieren.

5

Phytotherapie

Kai Yu Zhong Yu Tang: Dekokt zum Öffnen der Stagnation und um Jade zu gewinnen

Pin Yin	Pharmakologischer Name	Menge	Wirkweise
Dang Gui	Radix Angelicae Sinensis	6–9 g	nährt das Blut
Bai Zhu	Rhizoma Atractylodis Macrocephalae	6–9 g	stärkt die Milz
Bai Shao Yao	Radix Paeoniae Albae (Lactiflorae)	6–9 g	nährt das Blut, besänftigt die Leber
Fu Ling Pi	Sclerotium Poriae Albae	6–12 g	stärkt die Milz
Mu Dan Pi	Cortex Moutan Radicis	3–6 g	kühlt und bewegt das Blut
Xiang Fu	Rhizoma Cyperi Rotundi	6–9 g	reguliert das *Qi*
Tian Hua Fen	Radix Trichosantis	6–9 g	befeuchtet

Akupunktur

NP (Bereich der Hauptbeschwerden): Ni 18, Ni 19, Ren 4, Ma 28, Ma 30, *Zi Gong-Ex* (3 Cun lateral Ren 3) (für jede Behandlung nur 2–3 Punkte)

AP (für die Ursachenbehandlung): Mi 10 (–), Bl 18

FP (betroffene Meridiane): Le 3, Gb 34 (–)

Schleim und Feuchtigkeit

Ursache: durch zu fettiges und zu nahrhaftes Essen wird das Milz-*Qi* belastet, so dass ein Flüssigkeitsstau auftritt, der eine Schleimentwicklung zur Folge hat. *Chong*- und *Ren*-Meridian werden dadurch blockiert und es resultiert Sterilität.

Diagnose

Hauptbeschwerden: Sterilität, Adipositas.
Blutung: Oligo- oder Amenorrhö, reichlich dickflüssiger Ausfluss.
Allgemeinsymptome: Schwindel, Übelkeit, unreine Haut.
Zunge: normal oder blass, weißer und schmieriger Belag.
Puls: schlüpfrig.

Therapie

Feuchtigkeit und Schleim ausleiten, *Qi* bewegen und Menstruation regulieren.

Phytotherapie

Cang Fu Dao Tan Tang: schleimableitendes Dekokt mit *Cang Zhu* und *Xiang Fu*			
Pin Yin	**Pharmakologischer Name**	**Menge**	**Wirkweise**
Xiang Fu	Rhizoma Cyperi Rotundi	6 g	reguliert das *Qi*
Cang Zhu	Rhizoma Atractylodis Macrocephalae	6 g	reguliert das *Qi*, trocknet Feuchtigkeit
Tian Nan Xing	Rhizoma Arisaematis	9 g	reguliert das *Qi*, trocknet Feuchtigkeit
Zhi Shi	F. Aurantii immaturus	9 g	reguliert das *Qi*
Ban Xia	Rhizoma Pinelliae (Ternatae)	9 g	reguliert das *Qi*, löst Schleim
Chao Chen Pi (geröstet)	Pericarpium Citri Reticulatae Viride	6 g	reguliert das *Qi*
Fu Ling Pi	Sclerotium Poriae Albae	9 g	reguliert das *Qi*, leitet Feuchtigkeit aus
Zhi Gan Cao	Radix Glycyrrhizae (Uralensis)	6 g	harmonisiert das Rezept

Akupunktur

NP (Bereich der Hauptbeschwerden):	Ni 18, Ni 19, Ren 4, Ma 28, Ma 30, *Zi Gong-Ex* (3 Cun lateral Ren 3) (für jede Behandlung nur 2–3 Punkte)
AP (für die Ursachenbehandlung):	Mi 6, Bl 20
FP (betroffene Meridiane):	Ma 40 (–), Mi 9 (–)

Blut*(Xue)*-Stase

Ursache: Lang anhaltende psychische Belastung, die den *Qi*-Fluss behindert, Bauchoperationen oder äußere Krankheitsfaktoren, die während der Menstruation oder nach der Geburt wegen des Mangel-Zustands die Gebärmutter leicht angreifen. Die *Bao Luo* (Netzgefäße um die Gebärmutter) werden gestaut, es kommt zur Blut-Stase.

Diagnose

Hauptbeschwerden: Sterilität.
Blutung: verlängerter Zyklus, dunkles Menstrualblut mit Klumpen; Dysmenorrhö.
Allgemeinsymptome: ständige Unterbauchschmerzen, die sich durch Druck verschlimmern.
Zunge: dunkler Zungenkörper, evtl. mit violetten Stauungspunkten oder -flecken, gestaute Zungenvenen.
Puls: dünn und saitenförmig.

5

Therapie

Blut *(Xue)* bewegen, Stase lösen, Menstruation regulieren.

Phytotherapie

Shao Fu Zhu Yu Tang: Dekokt zum Lösen der Stase im Unterbauch

Pin Yin	Pharmakologischer Name	Menge	Wirkweise
Dang Gui	Radix Angelicae Sinensis	6–9 g	bewegt das Blut
Chuan Xiong	Rhizoma Ligustici Chuan Xiong	3–6 g	bewegt das Blut
Chi Shao Yao	Radix Paeoniae Rubrae	3–6 g	bewegt das Blut
Yan Hu Suo	Rhizoma Corydalis	3–6 g	bewegt das Blut
Wu Ling Zhi	Excrementum Trogopteri seu Pteropi	3–6 g	bewegt das Blut
Mo Yao	Myrrha	3–6 g	bewegt das Blut
Pu Huang	Pollen Typhae	6–9 g	bewegt das Blut
Xiao Hui Xiang	Fructus Foeniculi Vulgaris	3–6 g	wärmt das Innere
Rou Gui	Cortex Cinnamomi Cassiae	3–6 g	wärmt das Innere
Gan Jiang	Rhizoma Zingiberis Recens	3–6 g	wärmt das Innere

Akupunktur

NP (Bereich der Hauptbeschwerden): Ni 18, Ni 19, Ren 4, Ma 28, Ma 30, *Zi Gong-Ex* (3 Cun lateral Ren 3) (für jede Behandlung nur 2–3 Punkte)

AP (für die Ursachenbehandlung): Mi 10 (–), Bl 17 (–), Le 3

Hausrezept

Lammfleisch mit Wolfsbeeren und Engelwurz: 20 g *Gou Qi Zi* (Fructus Lycii) und 10 g *Dang Gui* (Radix Angelicae Sinensis) kurz einweichen, waschen, dann mit 500 g Lammfleisch in ca. 3 l Wasser aufkochen, anschließend 3 Std. lang kochen lassen, würzen und nur die Suppe und das Fleisch essen. Geeignet für Nieren- oder Blut-Schwäche.
Siehe auch die Rezepte im Kapitel „Zyklusstörungen".

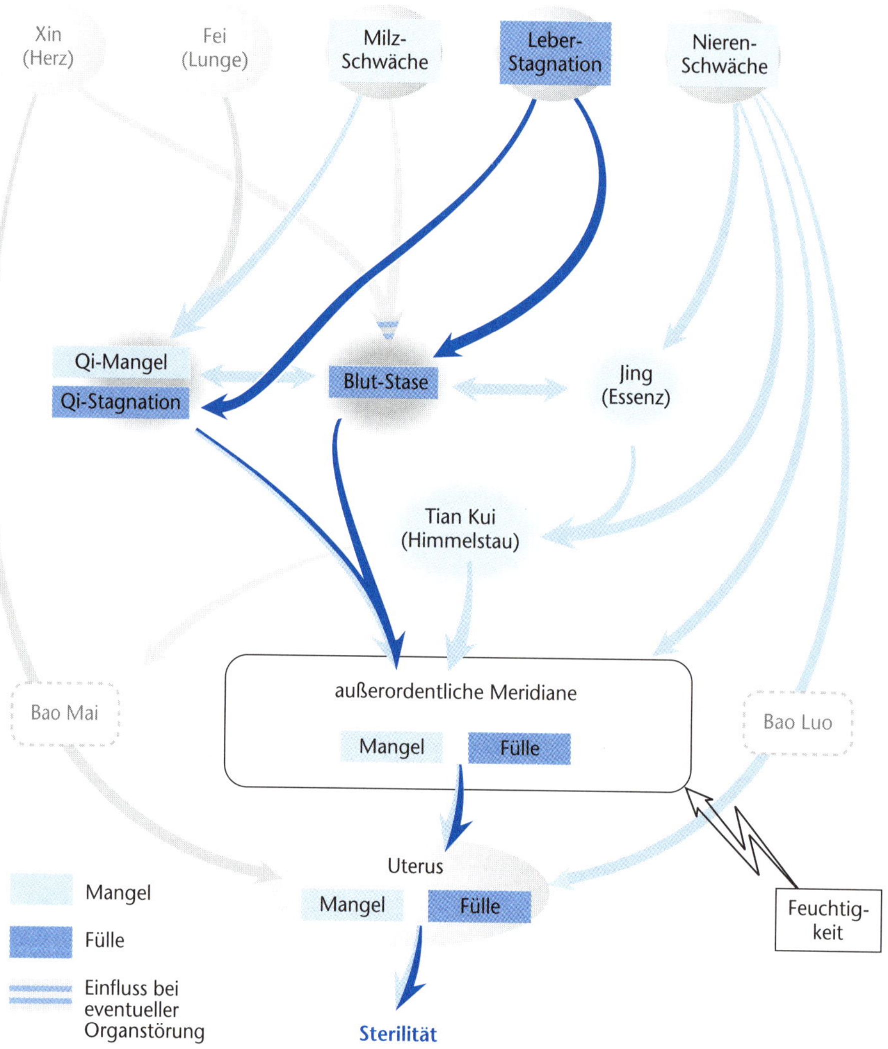

Abb. 5.10
Sterilität: Nach der chinesischen Medizin ist die Niere zuständig für Fortpflanzung und Geburt. Sie speichert die Essenz-*Jing*. Sterilität entsteht sowohl bei *Jing*-Mangel als auch bei Nieren-*Yang*-Mangel. Ein Nieren-*Jing*-Mangel kann zu einem Blut-Mangel im Blutmeer *Chong Mai* und im Uterus führen, Himmelstau-*Tian Kui* kommt dann auch nicht mehr regelmäßig an. Bei einem Nieren-*Yang*-Mangel wird der Uterus nicht erwärmt, weshalb die Patientin nicht empfangen kann.
Weitere Ursachen für eine Sterilität sind eine Stauung im Uterus oder eine Disharmonie von *Chong Mai* und *Ren Mai*, die durch Feuchtigkeit und Schleim oder Blut-Stauung hervorgerufen werden können.

6 Typische Krankheitsbilder in der Schwangerschaft und Wochenbett

6.1 Vor der Entbindung

In der Schwangerschaft wird vorrangig der *Chong*-Meridian mit Blut gefüllt, um eine ausreichende und gleichmäßige Ernährung des Fetus zu gewährleisten, auch die Regelblutung bleibt aus.

Da zum einen der Embryo zu Beginn der Schwangerschaft noch nicht besonders viel Blut vom *Chong*-Meridian verbraucht und sich zum anderen der Körper der Mutter noch nicht an das Ausbleiben der regelmäßigen Blutentleerung gewöhnt hat, neigt das *Qi* im *Chong*-Meridian dazu, nach oben zu steigen, so dass man ein Völlegefühl im Thorax oder Oberbauch spürt. Wegen der engen Verbindung mit dem Magen kann es hierbei zu einer Stauung in diesem Funktionskreis kommen, was bei der Schwangeren Appetitlosigkeit, Übelkeit und Erbrechen hervorruft (Abb. 6.1).

Durch diese Verschiebung des Blutes zu Gunsten der Gebärmutter stellt sich in den übrigen Organen und Körperbereichen ein *Yin*-Mangel ein mit der Tendenz zu einem relativen *Yang*-Überschuss, was zu Hitzegefühl und Obstipation führen kann.

Im weiteren Verlauf der Schwangerschaft führt die Größenzunahme des Fetus (etwa ab dem 5. Monat) zu einer Behinderung des *Qi*-Flusses im Unterbauch. Das reine *Qi* kann dann nicht mehr ungehindert und ausreichend nach oben steigen, und die Schwangere verspürt Müdigkeit und ein vermehrtes Schlafbedürfnis.

Aber die Stauung des *Qi* im Unterbauch kann auch andere Probleme wie Ödembildung, Rückenschmerzen und Miktionsstörungen zur Folge haben (Abb. 6.2).

Da all diese Beschwerden zunächst physiologisch sind, müssen sie bei geringer Ausprägung nicht unbedingt behandelt werden. Wenn jedoch Schonung der Schwangeren und eine Ernährungsanpassung als alleinige Maßnahmen nicht mehr ausreichen und die Lebensqualität beeinträchtigt wird, ist eine Therapie indiziert.

Bei jeder Behandlung in der Schwangerschaft ist es wichtig, dass nicht nur die Disharmonie der Frau behandelt, sondern auch Rücksicht auf die Beruhigung des Fetus genommen wird. Eine Beruhigung des Fetus wird durch Stärken der Milz und der Nieren erreicht, da die Milz als die Quelle und die Nieren als die Wurzel des Fetus angesehen wird.

Durch die physiologischen Besonderheiten in der Schwangerschaft sollten bei der Behandlung mit Akupunktur und Phytotherapie einige Punkte und Kräuter nur mit Vorsicht oder nicht angewendet werden. Die entsprechenden Punkte und Kräuter werden im Anhang genannt.

6.1.1 Übelkeit und Erbrechen

Ursache: Während der Schwangerschaft sind *Qi* und Blut im *Chong*-Meridian besonders üppig vorhanden und das Ausbleiben der Menstruation führt dazu, dass sich der Fluss von *Qi* und Blut im *Chong Mai* (*Chong*-Meridian) nach oben richtet. Wenn dadurch die Funktion des Magens gestört wird, kommt es zu Übelkeit oder Erbrechen.

Schwäche von Magen und Milz

Ursache: Die Patientinnen haben bereits vor der Schwangerschaft eine schwache Konstitution in Bezug auf die Magen- und Milzfunktion. Während der Schwangerschaft werden Magen und Milz stärker beansprucht. Durch das nach

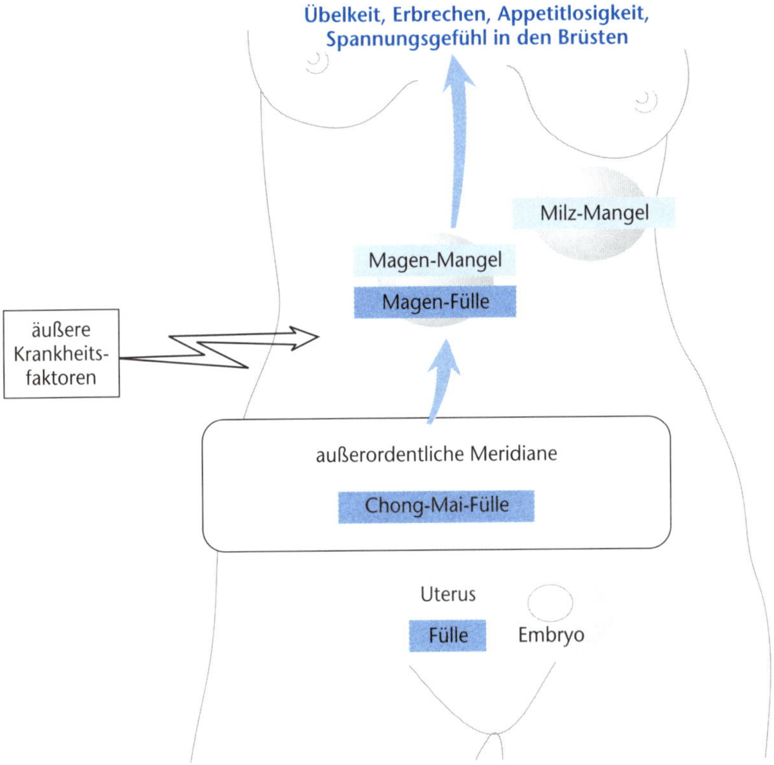

Abb. 6.1
Symptome in der Frühschwangerschaft: Während einer Schwangerschaft hört das Blut auf zu fließen. Es sammelt sich im *Chong Mai* und im Uterus, während in den übrigen Organen ein relativer Mangel herrscht. Die Schwangere fühlt sich deshalb müde. Dies begünstigt auch das Eindringen äußerer pathogener Faktoren und somit eine Anfälligkeit für Erkrankungen in dieser Phase. Zu Beginn der Schwangerschaft ist der Fetus noch klein und verbraucht wenig Blut aus dem Blut-Meer *Chong Mai*. Das *Qi* hat deshalb im *Chong Mai* eine verstärkte aufsteigende Tendenz. Der *Chong Mai* hat mit dem Magen und dem Magen-Meridian eine enge Beziehung. Sein aufsteigendes *Qi* stört deshalb den physiologischen, abwärts gerichteten *Qi*-Fluss des Magens, was zu Appetitlosigkeit, Übelkeit und Erbrechen führt.

6

oben steigende *Chong Qi* geraten das Magen- und das Milz-*Qi* leicht aus dem Gleichgewicht.

Diagnose

Hauptbeschwerden: Erbrechen tritt häufig direkt nach dem Essen auf. Dabei wird oft dünne Flüssigkeit oder unverdaute Nahrung erbrochen.
Allgemeinsymptome: Die Patientin leidet zudem unter Müdigkeit und benötigt viel Schlaf, evtl. vermehrte Speichelproduktion.

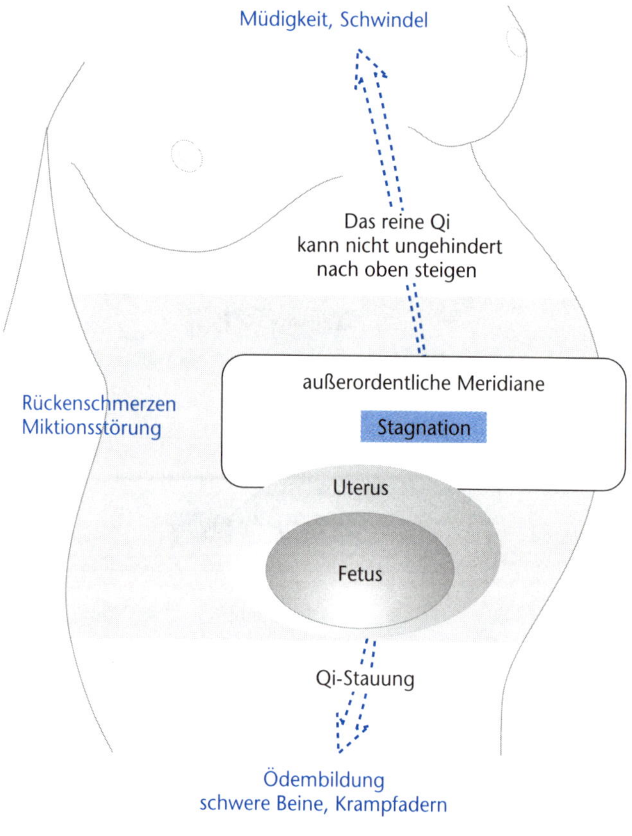

Abb. 6.2
Symptome in der Spätschwangerschaft: Im Verlauf der Schwangerschaft wächst der Fetus immer mehr und behindert dadurch den *Qi*-Fluss im Unterbauch. Insbesondere nach dem 5. Monat, wenn das reine *Qi* nicht mehr in ausreichendem Maß nach oben steigen kann, kommt es zu Kreislaufstörungen. Die Frau ist häufig müde, hat ein vermehrtes Schlafbedürfnis und leidet an Schwindel. Die Stauung des *Qi* im Unterbauch kann auch Miktionsstörungen, Blähungen und Rückenschmerzen zur Folge haben. Darüber hinaus ist die *Qi*- und Blut-Zirkulation in den Beinen gestört, was zu Schweregefühl in den Beinen, Ödemen und Varizen führen kann.

Zunge: blasser Zungenkörper.
Puls: schlüpfrig und schwach.

Therapie

Milz- und Magen-*Qi* stärken.

Akupunktur

NP (Bereich der Hauptbeschwerden):	Ren 12, evtl. Ren 13
FP (betroffene Meridiane):	Ma 36 (+), Mi 4
AP (für die Ursachenbehandlung):	Pe 6, Bl 20

> Ren 12 und Pe 6 können zusammen als feste Kombination im Allgemeinen bei Übelkeit und Erbrechen angewandt werden.

Phytotherapie

Xiang Sha Liu Jun Zi Tang: Dekokt der 6 Edlen mit Aucklandiae und Amomum			
Pin Yin	**Pharmakologischer Name**	**Menge**	**Wirkweise**
Ren Shen	Radix Ginseng	1–3 g	ergänzt das *Qi*
Bai Zhu	Rhizoma Atractylodis Macrocephalae	6–9 g	ergänzt das *Qi*
Zhi Gan Cao	Radix Glycyrrhizae (Uralensis) Praep.	1–3 g	ergänzt das *Qi*
Chao Chen Pi (geröstet)	Pericarpium Citri Reticulatae Viride	3–6 g	bewegt das *Qi*
Mu Xiang	Radix Aucklandiae (Lappae) oder Radix Saussureae	3–6 g	bewegt das *Qi*
(Jian) Ban Xia	Rhizoma Pinelliae Praeparatum	3–6 g	trocknet Feuchtigkeit
Sha Ren	Fructus Amomi Villosi	3–6 g	reguliert das *Qi*, trocknet Feuchtigkeit
Fu Ling Pi	Sclerotium Poria Albae	6–9 g	leitet Feuchtigkeit über Urin ab

Allgemeine Erfahrungen mit Dekokten:

- Das Dekokt hat im Allgemeinen keinen angenehmen Geschmack und sollte nur bei starken Beschwerden schluckweise über den Tag verteilt getrunken werden. Es kann weitere Übelkeit verursachen.
- Ingwer ist bei Übelkeit und Erbrechen sehr wirksam. Wenn die Patientin das Dekokt nicht gut einnehmen kann, empfiehlt es sich, aus einem kleinen Stück Ingwer 10–20 Tropfen Saft zu pressen, in das Dekokt zu mischen und dieses dann so zu trinken.
- Wenn möglich sollte das Dekokt nach einer Akupunkturbehandlung getrunken werden.

6

Kälte und Schleim im Magen

Diagnose

Hauptbeschwerden: Erbrechen, oft dickflüssig. Durch kalte Speisen verstärken sich die Symptome, bevorzugt warmes Essen.
Allgemeinsymptome: Müdigkeit mit Kältescheu, Kältegefühl im Oberbauch. Die Gesichtsfarbe ist bläulich blass.
Zunge: bläunlich weißer und schmieriger Belag.
Puls: tiefliegend, schlüpfrig und langsam.

Therapie

Den Magen erwärmen und Schleim lösen.

Akupunktur

NP (Bereich der Hauptbeschwerden):	Ren 12 (M), evtl. Ren 13
FP (betroffene Meridiane):	Ma 36 (M, +), Ma 40, Mi 9 (M, +)
AP (für die Ursachenbehandlung):	Pe 6, Bl 17

> Moxaanwendung bei Ren 12, Mi 9 und Ma 36 ist in diesem Fall obligat. Jeder Punkt sollte mindestens 5 Minuten lang gemoxt werden.

Phytotherapie

Xiao Ban Xia Jia Fu Ling Pi Tang: kleines Dekokt mit *Ban Xia* und *Fu Ling Pi*			
Pin Yin	**Pharmakologischer Name**	**Menge**	**Wirkweise**
(Jiang) Ban Xia	Rhizoma Pinelliae Praeparatum	6–9 g	löst Schleim, stoppt Übelkeit
Sheng Jiang	Rhizoma Zingiberis Recens	3–6 g	erwärmt den Magen, stoppt Übelkeit
Fu Ling Pi	Sclerotium Poria Albae	3–12 g	stärkt die Milz, leitet Feuchtigkeit aus

Leber-Hitze greift den Magen an

Diagnose

Hauptbeschwerden: Erbrechen von Säure und bitterer Flüssigkeit, bitterer Mundgeschmack, übler Mundgeruch.
Allgemeinsymptome: Durst, Druck im Thorax und an den Rippenbögen, Unruhe; manchmal treten Schwindel und Sehstörungen auf.
Zunge: roter Zungenkörper mit gelblichem Belag.
Puls: gespannt, schlüpfrig und schnell.

Therapie

Die Leber-Hitze ausleiten, den Magen harmonisieren.

Akupunktur

NP (Bereich der Hauptbeschwerden):	Ren 12, evtl. Ren 13
FP (betroffene Meridiane):	Le 5 (–), Gb 34 (–), Ma 44
AP (für die Ursachenbehandlung):	Pe 6, Bl 18

Phytotherapie

Ju Pi Zhu Ru Tang: Dekokt mit *Chen Pi* und *Zhu Ru,* zusätzlich *Zi Su Je* und *Huang Liang*			
Pin Yin	**Pharmakologischer Name**	**Menge**	**Wirkweise**
Chao Chen Pi (geröstet)	Pericarpium Citri Reticulatae Viride	6–9 g	harmonisiert den Magen
Zhu Ru	Caulis Bambusae in Taeniis	6–12 g	klärt Hitze, beseitigt Übelkeit
Ren Shen	Radix Ginseng	1–3 g	stärkt das *Qi*
Zhi Gan Cao	Radix Glycyrrhizae (Uralensis)	3–6 g	stärkt das *Qi*
Sheng Jiang	Rhizoma Zingiberis Recens	1–3 g	stoppt Übelkeit
Da Zao	Fructus Zizyphi Jujubae	1–3 g	schützt das Magen-*Qi*
Zi Su Ye	Folium Perillae	3–6 g	harmonisiert den Magen
Huang Liang	Rhizoma Coptidis	1–3 g	leitet das Magen-*Qi* nach unten, klärt *Hitze*

Da *Huang Liang* sehr bitter ist, wird es in der Klinik oft durch 6–9 g *Huang Qin* (Radix Scutellariae Baicalensis) ersetzt, das auch eine beruhigende Wirkung auf den Fetus hat.

Hausrezepte

- Bei Magen- und Milz-Schwäche: ½ Suppenhuhn, 5 g Ingwer und 10 g *Chao Chen Pi* (geröstet) (Pericarpium Citri Reticulatae Viride) zusammen als Brühe ca. 3 Std. lang kochen, Fett entfernen und die Suppe in kleinen Portionen essen.
- Bei Kälte und Schleim im Magen: 5 g *Sha Ren* (Fructus Amomi Villosi) und 3 g Ingwer (in Scheiben) mit 300 ml Wasser in eine große Schüssel geben, die Schüssel in einen mit wenig Wasser gefüllten Topf stellen, ca. 5 Min. kochen lassen. Dann die Flüssigkeit in zwei Portionen teilen und trinken.

Wenn Leber-Hitze den Magen angreift, ist frisch gepresster Wassermelonensaft geeignet.

Allgemeines Verhalten

- positive Einstellung, die Emotionen beruhigen
- nur kleine Portionen, aber mehrere Mahlzeiten essen

- schweres und fettiges Essen vermeiden
- in schweren Fällen kann zuerst akupunktiert und wenige Minuten danach ein Dekokt getrunken werden.

6.1.2 Ödeme

Ursache: Lunge, Milz und Nieren sind für den Wassertransport im Körper zuständig. Diese Funktionskreise befinden sich aber in der Schwangerschaft in einem relativen Mangelzustand.
Ab dem 5. bis 6. Schwangerschaftsmonat kann der Fetus den *Qi*-Fluss im Körper behindern, so dass die Flüssigkeiten nicht mehr ausreichend transformiert und weitergeleitet werden. Dies führt zu Ödemen und/oder Kreislaufstörungen, ein Zustand, der auch als leichte Gestose bezeichnet wird. Bevorzugt betroffen sind Frauen mit konstitutioneller Schwäche der genannten Funktionskreise.
Deutliche Ödeme im Bereich der Fußgelenke, die bis zu den Unterschenkeln reichen und sich auch nach ausreichender Ruhe (7–8 Std.) nicht gebessert haben, sollten behandelt werden.

Milz- und Nieren-Schwäche

Diagnose

Hauptbeschwerden: Ödeme im Gesicht und an den Extremitäten.
Allgemeinsymptome: blasse Haut, Kraftlosigkeit, Kältegefühl, Schwäche und Schmerzen im Rücken, weicher oder wässriger Stuhl.
Zunge: blass und leicht geschwollen, dünner Belag.
Puls: schwach und tief.

Therapie

Milz- und Nieren-*Qi* ergänzen, Wasser ausleiten.

Akupunktur

NP (Bereich der Hauptbeschwerden):	
bei Gesichtsschwellung:	Du 26 oder Ma 3
bei Schwellungen der Hände:	Sj 5
FP (betroffene Meridiane)	Mi 9, Ni 7
AP (für die Ursachenbehandlung):	Ma 36 (+), Bl 20 (+), Ren 9 (M)

Phytotherapie

Bai Zhu San: Atractylodes-Pulver – wenn Milz-Schwäche überwiegt			
Pin Yin	**Pharmakologischer Name**	**Menge**	**Wirkweise**
Bai Zhu	Rhizoma Atractylodis Macrocephalae	6–9 g	ergänzt das *Qi*
Fu Ling Pi	Sclerotium Poriae Albae	6–9 g	entwässert
Chao Chen Pi (geröstet)	Pericarpium Citri Reticulatae Viride	3–6 g	bewegt das *Qi*
Da Fu Pi	Pericarpium Arecae Catechu	6–9 g	bewegt das *Qi*
Sheng Jiang	Rhizoma Zingiberis Recens	3 Scheiben	wandelt Schleim um

Zhen Wu Tang: Dekokt des echten Kriegers – wenn Nieren-Schwäche überwiegt			
Pin Yin	**Pharmakologischer Name**	**Menge**	**Wirkweise**
Fu Zi	Radix Aconiti Lateralis (Carmichaeli)	3–6 g	wärmt das Innere
Bai Zhu	Rhizoma Atractylodis Macrocephalae	6–9 g	ergänzt das *Qi*
Fu Ling Pi	Sclerotium Poriae Albae	9–12 g	leitet Feuchtigkeit über Urin ab
Sheng Jiang	Rhizoma Zingiberis Recens	3–6 g	öffnet die Oberfläche, transformiert Schleim
Bai Shao	Radix Paeoniae Albae (Lactiflorae)	6–9 g	nährt das Blut

Qi-Stagnation

Diagnose

Hauptbeschwerden: Die „Ödeme" beginnen im Fußbereich und steigen von dort nach oben. Die Patientin klagt über ein starkes Spannungsgefühl in der Haut. Drückt man auf die genannten Stellen, bleibt keine Delle bestehen.
Allgemeinsymptome: Daneben leidet die Patientin an Schwindel, Spannungsgefühl in der Brust oder an den Rippenbögen.
Zunge: normaler bis bläulicher Zungenkörper mit dünnem Belag.
Puls: saitenförmig.

Therapie

Qi-Fluss fördern, Stagnation lösen.

Akupunktur

NA (Bereich der Hauptbeschwerden):
Innenseite: Ni 7, Ni 6
Außenseite: Gb 41
FP (betroffene Meridiane): Gb 34 (–), Gb 41 (–), Si 5
AP (für die Ursachenbehandlung): Mi 9 (–), Bl 13

Phytotherapie

Tian Xian Teng San: Pulver mit *Tian Xian Teng* und zusätzlich *Bai Zhu* und *Fu Ling Pi*

Pin Yin	Pharmakologischer Name	Menge	Wirkweise
Tian Xian Teng	Caulis et Folia Aristolochiae	6–9 g	bewegt das *Qi*, leitet Feuchtigkeit aus
Xiang Fu	Rhizoma Cyperi Rotundi	6–9 g	bewegt das *Qi*
Chao Chen Pi (geröstet)	Pericarpium Citri Reticulatae Viride	6–9 g	bewegt das *Qi*
Zhi Gan Cao	Radix Glycyrrhizae (Uralensis)	1–3 g	harmonisiert
Wu Yao	Radix Linderae Strychnifoliae	3–6 g	macht das untere *Jiao* frei
Sheng Jiang	Rhizoma Zingiberis Recens	3–6 g	wärmt die Mitte
Mu Gua	Fructus Chaenomelis	6–9 g	bewegt das *Qi*, leitet Feuchtigkeit aus
Zi Su Ye	Folium Perillae	6–9 g	bewegt das *Qi*, leitet Feuchtigkeit aus
Bai Zhu	Rhizoma Atractylodis Macrocephalae	6–9 g	stärkt die Milz, leitet Feuchtigkeit aus
Fu Ling Pi	Sclerotium Poriae Albae	9–15 g	stärkt die Milz, leitet Feuchtigkeit aus

Hausrezept

Karpfensuppe: 500 g Karpfenfilet, 10 g *Fu Ling Pi* (Poria), 3 g Ingwer und 5 g Lauch zusammen mit 1 l Wasser zuerst aufkochen und dann 40 Min. lang köcheln lassen; zum Schluss mit ein wenig Pfeffer und Salz würzen und essen.

Die Ödeme können bei manchen Patientinnen Schmerzen und ein Taubheitsgefühl in den Händen hervorrufen. Dies wird in der Schulmedizin gelegentlich als „Karpaltunnelsyndrom“ diagnostiziert. Während die Schulmedizin seiner Behandlung nahezu hilflos gegenüber steht, bessern sich die Beschwerden mit Akupunktur oft in kurzer Zeit. Neben der oben angegebenen klinischen Behandlung der Ödeme können als Punkte im Bereich der Hauptbeschwerden (NP) noch SJ 5, Pe 6 oder Pe 7 gewählt werden.

6

6.1.3 Erkältungskrankheiten/Abwehrschwäche

Da Blut und *Qi* während der Schwangerschaft zusätzlich den Fetus ernähren müssen, wird manchmal nicht in ausreichendem Maße Abwehr-*Qi (Wei Qi)* produziert, so dass äußere Krankheitsfaktoren leichter eindringen können. Dies ist besonders dann der Fall, wenn die Schwangere eine schwache Konstitution hat. Solche Patientinnen leiden deshalb häufig oder sogar ständig an Erkältungskrankheiten. Dieser Problematik kann man in zwei Schritten begegnen:

Vorbeugung

Prinzip

Das Abwehr-*Wei-Qi* stärken.

Moxibustion

Du 12, Du 14, Bl 12, Ma 36; jeden Punkt ca. 3 Min. moxen, 1–2 × in der Woche, 5 Wochen lang (nicht bei Frauen mit deutlichen Hitzeerscheinungen wie starker Durst, rote Zunge mit gelbem Belag und schnellem Puls).

Pflaumenblütenhämmerchen

Nacken- und Schulterbereich des Blasenmeridians, Bereich von Di 11, Lu 5 und Du 14; mittlere Stimulation (bis leichte Hautrötung auftritt). 1–2 × in der Woche, 5 Wochen lang.
Es empfiehlt sich, beide Methoden kombiniert oder abwechselnd anzuwenden.

Hausrezept

Hühnersuppe mit *Dang Gui* (Radix Angelicae Sinensis) und *Dang Sheng* (Radix Codonopsitis): 500 g Huhn, 10 g *Dang Gui* (Radix Angelicae Sinensis), 15 g *Dang Sheng* (Radix Codonopsitis). Zuerst das Huhn mit ca. 2 l Wasser 2 Stunden lang kochen, dann die schon eingeweichten Kräuter dazugeben, weitere 30 Min. kochen, würzen, das Fleisch und die Suppe in kleinen Portionen essen.
Wichtig: Während einer Erkältung ist Hühnersuppe verboten, da Hühnersuppe die Hautporen schließt, so dass die pathologischen Funktionen nicht schnell ausgetrieben werden können, sondern länger im Körper bleiben.

Therapie

Die äußeren Krankheitsfaktoren beseitigen.

Akupunktur

Hauptpunkte: Di 20, Bl 12, Gb 20 (–), Du 14 (–)
Bei **Wind-Kälte** (Schnupfen mit Kältescheu, leichtes Fieber, Schmerzen in den Gliedmaßen, Husten, kein Durst; dünner weißlicher Zungenbelag; oberflächlicher und langsamer Puls): zusätzlich Lu 7; Bl 12 auch moxen.

Bei **Wind-Hitze** (Schnupfen mit Fieber, rote Augen, Durst; rote Zunge mit gelblichem Belag; oberflächlicher und schneller Puls): zusätzlich Di 11 (–)

Phytotherapie

Die Rezepte können je nach klinischen Beschwerden auch vereinfacht werden.

Gegen **Wind-Kälte** eignet sich am besten ***Jing Fang Bai Du San;*** gegen **Wind-Hitze** ist ***Yin Qiao San*** zu empfehlen.

Jing Fang Bai Du San: Pulver mit *Jing Jie* und *Fang Feng* zum Entgiften			
Pin Yin	**Pharmakologischer Name**	**Menge**	**Wirkweise**
Jing Jie	Herba Schizonepetae	3–6 g	macht Oberfläche frei, beseitigt Wind
Fang Feng	Radix Ledebouriellae (Saposnikoviae)	3–6 g	macht Oberfläche frei, beseitigt Wind
Chai Hu	Radix Bupleuri	3–6 g	macht Oberfläche frei, beseitigt Wind
Qian Hu	Radix Peucedani	3–6 g	löst Schleim
Chuan Xiong	Radix Ligustici Wallichii (Chuan Xiong)	3–6 g	bewegt das Blut
Qiang Huo	Radix Notopterygii	3–6 g	beseitigt Wind-Kälte, stillt Muskelschmerzen
Du Huo	Radix Angelicae Pubescentis	3–6 g	beseitigt Wind-Kälte, stillt Muskelschmerzen
Fu Ling Pi	Sclerotium Poriae Albae	3–6 g	leitet Feuchtigkeit aus
Jie Geng	Radix Platycodi	3–6 g	öffnet die Lunge
Zhi Ke	Fructus Citri seu Ponciri	3–6 g	senkt das *Qi*
Zhi Gan Cao	Radix Glycyrrhizae (Uralensis)	1–3 g	harmonisiert
Sheng Jiang	Rhizoma Zingiberis Recens	3 Scheiben	macht Oberfläche frei

Yin Qiao San: Pulver mit *Jin Yin Hua* und *Lian Qiao*			
Pin Yin	**Pharmakologischer Name**	**Menge**	**Wirkweise**
Jin Yin Hua	Flos Lonicerae (Japonicae)	6–9 g	entgiftet, kühlt Hitze
Lian Qiao	Fructus Forsythiae (Suspensae)	6–9 g	entgiftet, kühlt Hitze
Jie Geng	Radix Platycodi	3–6 g	öffnet Lunge, befeuchtet Kehle
Niu Bang Zi	Fructus Arctii Lappae	6–9 g	klärt Hitze, gegen Halsschmerzen
Bo He	Herba Menthae	3–6 g	öffnet Oberfläche, klärt Wind und Hitze

➔

Yin Qiao San (Fortsetzung)			
Pin Yin	**Pharmakologischer Name**	**Menge**	**Wirkweise**
Dan Dou Chi	Semen Sojae Praeparatae	3–6 g	öffnet Oberfläche, klärt Wind und Hitze
Jing Jie	Herba Schizonepetae	3–6 g	öffnet Oberfläche, klärt Wind und Hitze
Dan Zhu Ye	Folium Lophatheri Gracilis	3–6 g	klärt Hitze, befeuchtet Lunge
Lu Gen	Rhizoma Phragmitis	9–15 g	klärt Hitze, befeuchtet Lunge
Zhi Gan Cao	Radix Glycyrrhizae (Uralensis)	1–3 g	harmonisiert

6.1.4 Schwindel

Schwindel kommt häufig in der Spätphase der Schwangerschaft vor. Er wird entweder durch eine Schleimblockade in der Mitte verursacht, so dass das reine *Yang* nicht mehr ausreichend nach oben steigen kann, um das Gehirn zu versorgen, oder aber durch mangelndes *Yin* und ein relatives Überwiegen des nach oben steigenden Leber-*Yang*. In der Klinik ist oft ein erhöhter Blutdruck und/oder Eiweiß im Urin zu sehen, also Symptome, die sich dem Syndrom einer leichten Gestose in der Schulmedizin zuordnen lassen (auch Ödeme gehören dazu; zu deren Behandlung siehe Kap. 6.1.2).

Feuchtigkeit und Schleim in der Mitte

Diagnose

Hauptbeschwerden: Schwindel, Schweregefühl im Kopf und in den Extremitäten.
Allgemeinsymptome: thorakales Druck- und Völlegefühl, vermehrter Speichel, Übelkeit und Erbrechen, Appetitlosigkeit, Ödeme.
Zunge: blass oder normal, weißer und schmieriger Belag.
Puls: schlüpfrig.

Therapie

Feuchtigkeit und Schleim ausleiten, Milz stärken.

Phytotherapie

Ban Xia Bai Zhu Tian Ma Tang: Dekokt mit *Ban Xia, Bai Zhu* und *Tian Ma*			
Pin Yin	**Pharmakologischer Name**	**Menge**	**Wirkweise**
Ban Xia	Radix Pinelliae (Ternatae)	6–9 g	löst Schleim
Bai Zhu	Rhizoma Atractylodis Macrocephalae	6–9 g	stärkt die Milz
Tian Ma	Rhizoma Gastrodiae	3–6 g	löst Schleim, beseitigt Wind
Fu Ling Pi	Sclerotium Poriae Albae	6–9 g	leitet Feuchtigkeit aus
Chao Chen Pi (geröstet)	Pericarpium Citri Reticulatae Viride	3–6 g	bewegt das *Qi*
Zhi Gan Cao	Radix Glycyrrhizae (Uralensis)	3–6 g	harmonisiert
Sheng Jiang	Rhizoma Zingiberis Recens	3–6 g	macht Meridiane frei
Da Zao	Fructus Zizyphi Jujubae	3–5 Stk.	unterstützt das Blut

6

Leere-Leber-Hitze

Diagnose

Hauptbeschwerden: Schwindel, evtl. Kopfschmerz, verschwommenes Sehen.
Allgemeinsymptome: Wangenröte, unruhiger Schlaf mit vielen Träumen, Palpitationen.
Zunge: trocken und rot, kein oder nur wenig Belag.
Puls: fadenförmig und schnell.

Therapie

Yin ergänzen und *Yang* besänftigen.

Phytotherapie

Qi Ju Di Huang Wan: Pille mit Fructus Lycii, Chrysanthemen und Rehmannia			
Pin Yin	**Pharmakologischer Name**	**Menge**	**Wirkweise**
Gou Qi Zi	Fructus Lycii	6–12 g	nährt *Yin*
Ju Hua	Flos Chrysanthemi Morifolii	6–9 g	klärt Hitze, beruhigt *Yang*
Shu Di Huang	Radix Rehmanniae Recens	6–9 g	nährt das Blut
Shan Yao	Rhizoma Dioscoreae Oppositae	6–9 g	stärkt das *Qi*
Shan Zhu Yu (*Shan Yu Rou*)	Fructus Corni	3–6 g	stärkt die Nieren, beruhigt den Geist, adstringiert
Ze Xie	Rhizoma Alismatis	6–9 g	leitet Feuchtigkeit aus
Fu Ling Pi	Sclerotium Poriae Albae	6–9 g	leitet Feuchtigkeit aus
Mu Dan Pi	Cortex Moutan Radicis	6–9 g	bewegt und kühlt das Blut

Zur Behandlung des Schwindels in der Schwangerschaft wird die Phytotherapie bevorzugt, die Akupunktur dient nur der allgemeinen Stärkung und Entspannung. Zu empfehlende Punkte sind Du 20, Gb 20, Pe 6, Ma 36, Le 3.

6.1.5 Abortneigung/drohender Abort

Bei manchen Frauen besteht während der Schwangerschaft die Gefahr eines Aborts. Wenn eine Schwangere immer wieder leichte vaginale Blutungen, aber keine anderen Beschwerden hat, wird dies in der TCM *Tai Lou* („undichte Leibesfrucht“) genannt; wenn sie hauptsächlich leichte Schmerzen im Unterbauch und im Rücken hat oder das Gefühl, dass sich etwas im Unterleib schwer nach unten absenkt, spricht man von *Tai Dong Bu An* („unruhige Bewegung der Leibesfrucht“). *Tai Lou* und *Tai Dong Bu An* sind Vorzeichen eines Aborts. Hat eine Frau schon mehrere (d. h. mehr als drei) Aborte gehabt, wird dies als *Hua Tai* („rutschige Leibesfrucht“) bezeichnet.
Die Abortneigung oder der Abort selbst kann sowohl durch Faktoren seitens des Embryos als auch seitens der Mutter ausgelöst werden:

- Von embryonaler Seite induziert: wenn das von den Eltern übertragene *Jing Qi* zu schwach ist (z. B. bei Schwangerschaft im späteren Lebensalter, schwerer oder chronischer Krankheit eines Elternteils oder nach Alkoholabusus) oder der Embryo eine Fehlbildung ist, so dass diese Leibesfrucht sich nicht stabil in der Gebärmutter einnistet.
- Von mütterlicher Seite induziert: wenn bei der Mutter eine schwache Konstitution, vor allem eine Nieren-Schwäche vorliegt; wenn sie sexuell unvorsichtig und übermäßig aktiv ist und dadurch die Nieren noch weiter schwächt; oder wenn sie eine allgemeine *Qi*- und Blut*(Xue)*-Schwäche hat.

Der Embryo kann durch Hitze gestört, aber auch durch Medikamente, Operationen oder Trauma verletzt werden.
Wichtigstes Therapieprinzip ist die Beruhigung des Embryos, um danach individuell die Nieren zu stärken, *Qi* und Blut zu ergänzen oder Hitze zu klären. Hierbei wird nur die Phytotherapie und ganz selten Akupunktur angewandt. Bei Patientinnen mit mehreren Aborten in der Anamnese sollte die Behandlung schon einige Monate vor einer geplanten Schwangerschaft durchgeführt werden.

> Eine zusätzliche Akupunkturbehandlung kann helfen, allgemeine Beschwerden wie z. B. Angstzustände, Nervosität zu bessern. Als Erfahrungspunkte bewährt haben sich Du 20 und Pe 6.

Nieren-Schwäche

Diagnose

Hauptbeschwerden: wässrige, dunkle vaginale Blutung nach Feststellung einer Schwangerschaft, Schmerzen im Unterbauch und im Rücken; Aborte in der Anamnese.

Allgemeinsymptome: Schwindel, Tinnitus, Nykturie.
Zunge: blass mit weißem Belag.
Puls: tief und schwach, besonders an der *Chi*-Position.

Therapie

Den Embryo beruhigen, die Nieren stärken und das *Qi* unterstützen.

Phytotherapie

Shou Tai Wan: Pille für ein langes Leben des Fetus			
Pin Yin	**Pharmakologischer Name**	**Menge**	**Wirkweise**
Tu Si Zi	Semen Cuscutae	6–12 g	stärkt das *Yang*
Sang Ji Sheng	Ramulus Loranthii seu Visci	6–12 g	nährt das *Yin*
Xu Duan	Radix Dipsaci Asperi	6–12 g	stärkt das *Yang*
A Jiao	Gelatinum Corii Asini	6–9 g	nährt das Blut

Qi- und Blut*(Xue)*-Schwäche

Diagnose

Hauptbeschwerden: hellrote, wässrige vaginale Blutung nach Feststellung einer Schwangerschaft, Schmerzen im Unterbauch und im Rücken; Aborte in der Anamnese.
Allgemeinsymptome: blasses Gesicht, Erschöpfung.
Zunge: blass mit Zahneindrücken und weißem Belag.
Puls: dünn und schlüpfrig.

Therapie

Den Embryo beruhigen, das *Qi* und Blut *(Xue)* ergänzen und zusätzlich die Nieren unterstützen.

Phytotherapie

Tai Yuan Yin: Dekokt für das originale *Qi* des Fetus			
Pin Yin	**Pharmakologischer Name**	**Menge**	**Wirkweise**
Ren Shen	Radix Ginseng	3–6 g	ergänzt das *Qi*
Bai Zhu	Rhizoma Atractylodis Macrocephalae	6–12 g	ergänzt das *Qi*
Zhi Gan Cao	Radix Glycyrrhizae (Uralensis) Praep.	3–6 g	ergänzt das *Qi*
Shu Di Huang	Radix Rehmanniae Recens	6–12 g	nährt das Blut

➔

Tai Yuan Yin (Fortsetzung)			
Pin Yin	**Pharmakologischer Name**	**Menge**	**Wirkweise**
Bai Shao	Radix Paeoniae Albae (Lactiflorae)	6–9 g	nährt das Blut
Chao Chen Pi (geröstet)	Pericarpium Citri Reticulatae Viride	3–6 g	reguliert das *Qi*
Du Zhong	Cortex Eucommiae (Ulmoidis)	6–9 g	stärkt das *Yang*

zusätzlich:
Huang Qi (Radix Astragali) 9–15 g, *A Yiao* (Gelatinum Corii Asini) 6–9 g.

Hitze im Blut *(Xue)*

Diagnose

Hauptbeschwerden: rote vaginale Blutung nach Feststellung einer Schwangerschaft, Schmerzen im Unterbauch und im Rücken.
Allgemeinsymptome: Unruhe, Hitzegefühl, trockener Mund mit Durst, dunkler Urin, Obstipation.
Zunge: rot mit gelblichem, trockenem Belag.
Puls: schlüpfrig und beschleunigt.

6

Therapie

Embryo beruhigen, *Yin* und Blut *(Xue)* ergänzen, Hitze klären.

Phytotherapie

Bao Yin Jian: Trunk, der das *Yin* bewahrt bzw. schützt			
Pin Yin	**Pharmakologischer Name**	**Menge**	**Wirkweise**
Sheng Di Huang	Radix Rehmanniae Recens	9–15 g	tonisiert und kühlt das *Yin*
Shu Di Huang	Radix Rehmanniae Recens	6–15 g	tonisiert und kühlt das *Yin*
Bai Shao Yao	Radix Paeoniae Albae (Lactiflorae)	6–12 g	tonisiert und kühlt das *Yin*
Shan Yao	Rhizoma Dioscoreae Oppositae	6–12 g	stärkt das Nieren-*Qi*
Huang Qin	Radix Scutellariae Baicalensis	6–9 g	kühlt und trocknet
Huang Bo/Bai	Cortex Phellodendri	3–9 g	kühlt und trocknet
Xu Duan	Radix Dipsaci Asperi	3–6 g	stärkt das *Yang*
Zhi Gan Cao	Radix Glycyrrhizae (Uralensis)	1–3 g	harmonisiert

Bei Abortneigung aufgrund äußerer Verletzungen sollte der gestörte Fluss von *Qi* und Blut *(Xue)* harmonisiert und unterstützt werden, das beruhigt auch den Embryo. Hier ist ***Shen Yu Tang*** (siehe Kap. 5.3.4 unter „Dysmenorrhö") zu empfehlen.

Hausrezept

***Jing-Mi*-Brei:** 10 g *Dang Shen* (Radix Codonopsitis) und 10 g *Du Zhong* (Cortex Eucommiae (Ulmoidis)) werden eingeweicht und mit einem dünnen sauberen Stoff umhüllt, dann zusammen mit 100 g *Jing Mi* (Semen Oryzae) und 10 g Datteln so lange in Wasser gekocht, bis ein Brei entsteht. Dieser Brei sollte bei Nieren-, *Qi*- und Blut-Schwäche gegessen werden, denn er hat eine stärkende Wirkung auf Milz und Nieren.

6.1.6 Unterentwicklung des Fetus

6

Wenn die Gebärmutter in der mittleren oder späteren Schwangerschaft deutlich langsamer zunimmt als es der Norm entspricht, wird dies in der TCM als *Tai Wei* („verwelkende Leibesfrucht") bezeichnet. Eine Unterentwicklung des Fetus beruht entweder auf einem *Qi*- und Blut*(Xue)*-Mangel, der zu einer Unterversorgung des Fetus führt, oder ist durch Hitze im Blut *(Xue)*, die eine Störung und Schädigung des fetalen *Yin* bewirkt, hervorgerufen.

Qi- und Blut*(Xue)*-Mangel

Diagnose

Hauptsymptome: Unterentwicklung des Fetus.
Allgemeinsymptome: Die Schwangere hat ein blasses Gesicht, leidet an Erschöpfung. Schwindel, kaltem Bauch und Rücken.
Zunge: blass mit wenig Belag.
Puls: dünn und schwach.

Therapie

Qi und Blut stärken, die Nieren unterstützen, den Embryo nähren.

Phytotherapie

Ba Zhen Tang: Dekokt aus 8 Juwelen (zusätzlich Gu *Qi* Zi, Tu Shi Zi und He Shou Wu)			
Pin Yin	**Pharmakologischer Name**	**Menge**	**Wirkweise**
Ren Shen	Radix Ginseng	6–9 g	stärkt das *Qi*
Bai Zhu	Rhizoma Atractylodis Macrocephalae	9–12 g	stärkt das *Qi*

→

Ba Zhen Tang (Fortsetzung)			
Pin Yin	**Pharmakologischer Name**	**Menge**	**Wirkweise**
Da Zao	Fructus Zizyphi Jujubae	3–5 g	stärkt das *Qi*
Shu Di Huang	Radix Rehmanniae Glutinosae Conquitae/ Praeparatae	9–12 g	ergänzt das Blut
Dang Gui	Radix Angelicae Sinensis	9–12 g	ergänzt das Blut
Bai Shao Yao	Radix Paeoniae Albae (Lactiflorae)	6–9 g	ergänzt das Blut
Chuan Xiong	Rhizoma Ligustici Wallichii	6–9 g	bewegt das Blut
Fu Ling Pi	Sclerotium Poriae Albae	9–12 g	leitet Feuchtigkeit aus
Sheng Jiang	Rhizoma Zingiberis Recens	1–3 g	bewegt
Zhi Gan Cao	Radix Glycyrrhizae (Uralensis)	3–6 g	harmonisiert

Hitze im Blut

Diagnose

Hauptsymptome: Unterentwicklung des Fetus, er ist oft unruhig; Unruhe auch bei der Mutter.
Allgemeinsymptome: Hitzegefühl, unruhiger Schlaf mit vielen Träumen, Nachtschweiß, Obstipation.
Zunge: rot mit gelblichem, aber nur geringem Belag.
Puls: fadenförmig und schnell.

Therapie

Yin stärken, Hitze klären, Fetus beruhigen.

> Beim Klären von Hitze in der Schwangerschaft ist immer an einen relativen *Yin*-Mangel der Patientin zu denken.

Phytotherapie

Bao Yin Jian: Trunk, der das *Yin* bewahrt bzw. schützt			
Pin Yin	**Pharmakologischer Name**	**Menge**	**Wirkweise**
Sheng Di Huang	Radix Rehmanniae Recens	9–15 g	tonisiert und kühlt das *Yin*
Shu Di Huang	Radix Rehmanniae Glutinosae Conquitae/ Praeparatae	6–12 g	tonisiert und kühlt das *Yin*

→

Bao Yin Jian (Fortsetzung)			
Pin Yin	**Pharmakologischer Name**	**Menge**	**Wirkweise**
Bai Shao	Radix Paeoniae Albae (Lactiflorae)	6–12 g	tonisiert und kühlt das *Yin*
Shan Yao	Rhizoma Dioscoreae Oppositae	9–12 g	stärkt das Nieren-*Qi*
Huang Qin	Radix Scutellariae Baicalensis	6–9 g	kühlt
Huang Bo/Bai	Cortex Phellodendri	3–9 g	kühlt
Xu Duan	Radix Dipsaci Asperi	3–6 g	stärkt das *Yang*
Zhi Gan Cao	Radix Glycyrrhizae (Uralensis)	1–3 g	harmonisiert

Hausrezept

Rindfleischbrühe mit *Gou Qi Zi*: 500 g Rindfleisch zusammen mit 15 g *Gou Qi Zi* (Fructus Lycii) ca. 2 Std. lang in Wasser kochen. Die Suppe mit ein wenig Pfeffer und Salz gewürzt essen. Geeignet bei Nieren-Schwäche (siehe auch Rezept bei Abortneigung).

Exkurs: Akupunkturbehandlung von Rückenschmerzen, bei Fehllage des Fetus und zur Raucherentwöhnung in der Schwangerschaft

Rückenschmerzen

Rückenschmerzen in der Schwangerschaft sind oft durch das Größerwerden des Fetus und zusätzlich durch eine Nieren-Schwäche oder eine *Qi-* und Blut*(Xue)*-Stagnation bedingt. Die Schmerzen treten meistens nur vorübergehend auf, deshalb sollte man mit einer Behandlung zunächst abwarten. Bei nicht abnehmenden Schmerzen kann mit Akupunktur geholfen werden. Allerdings ist dabei zu beachten, dass die Punkte im Rückenbereich wegen der Gefahr einer Frühgeburt nur vorsichtig (ohne Nachstimulation) oder gar nicht benutzt werden sollen.
Grundrezept: Du 26, Di 10 (Erfahrungspunkt), Bl 40, *Ashi*-Punkte
Technik: Di 10 und Bl 40 1 Cun tief stechen, Nadeln 20 Min. belassen. Nach der Nadelentfernung wird Du 26 nur kurz 0,1–0,3 Cun tief gestochen, während sich die Patientin gleichzeitig langsam streckt und beugt.
Achtung: Du 26 ist sehr schmerzhaft; für Anfänger nicht geeignet!
Bei Ischiasschmerzen:

- wenn der Blasen-Meridian betroffen ist: zusätzlich Bl 36, Bl 37 stechen
- wenn der Gallenblasen-Meridian betroffen ist: zusätzlich Gb 30, Gb 31 stechen

6

Korrektur der Fetuslage mit Moxa

Hauptpunkt: Bl 67
Wirkung: macht das Nieren-*Qi* frei, beseitigt Lageanomalie; wirkt geburtserleichternd
Durchführung: ab 32. oder 33. Schwangerschaftswoche, bequeme Lage der Schwangeren mit entspannter Bauchdecke, oft wird die sogenannte Indische Brücke empfohlen.
Den Punkt beidseits zuerst nur mit Moxa wärmen, 15–20 Min. täglich an 10 Tagen in Folge; nach einigen Tagen Pause kann die Behandlung bis zur Korrektur der Fetuslage jeweils wiederholt werden. Während oder auch noch mehrere Stunden nach dieser Behandlung lassen sich verstärkte Kindsbewegungen wahrnehmen.
Wenn keine ausreichende Wirkung zu erzielen ist, kann dieser Punkt ab der 38. Woche zusätzlich genadelt werden. Oder es werden auch andere Punkte wie z. B. Mi 9, Le 3 gemoxt. Die Behandlung sollte, wenn sie nach zwei Serien ohne deutliche Wirkung bleibt, abgebrochen werden.
Wichtig: Da Bl 67 eine wehenfördernde Wirkung hat, sollte diese Behandlung bei vorzeitiger Wehentätigkeit nicht durchgeführt werden.

6

Raucherentwöhnung

Die schädliche Wirkung von Nikotin besonders in der Schwangerschaft ist durch moderne wissenschaftliche Forschungen eindeutig belegt. Viele Menschen haben jedoch Schwierigkeiten, sich aus ihrer Nikotinabhängigkeit zu befreien, besonders wenn dieser Entschluss plötzlich, also z. B. kurz vor oder in der Schwangerschaft gefällt werden muss. Eine Akupunkturbehandlung kann helfen, die unangenehmen Symptome beim Nikotinentzug zu mildern. Allerdings ist gegenüber der Raucherin zu betonen, dass Akupunktur kein Wundermittel ist, sondern dass ihre persönliche Willenskraft die entscheidende Rolle spielt.

Langjähriges Rauchen kann eine feuchte Hitze vor allem in der Lunge, aber auch in der Leber und der Milz verursachen, wobei in späteren Phasen ein *Yin*-Mangel vorherrscht. Da es sich bei den Patientinnen in der Geburtshilfe überwiegend um junge Frauen handelt, wird hier nur der klinische Typ mit feuchter Hitze vorgestellt.

Hauptbeschwerden: starke Unruhe, Nervosität, dicker Schleim.

Allgemeinsymptome: Appetitsteigerung, vermehrter Schweiß und Verstopfung.

Zunge: rot mit gelblichem oder schmierigem Belag.

Puls: schnell und schlüpfrig.

Hauptpunkte: *Ex-Yin Tang*, Di 20, Di 4 (jedoch nicht bei Schwangeren!), Lu 7

Bei feuchter Hitze: zusätzlich: Gb 34 (–), Ma 40 (–)

Technik: *Ex-Yin Tang*: hautzwickend und horizontal einstechen, 0,5–0,8 Cun tief in Richtung Nasenwurzel.

Di 20: schräg nach oben in Richtung des gegenüberliegenden inneren Augenwinkels, 0,3–0,5 Cun tief.

Di 4: senkrecht oder schräg nach kranial, 0,5–1 Cun tief.

Lu 7: schräg aufwärts in Richtung Schulter, 0,3–0,5 Cun tief.

Gb 34 und Ma 40: senkrecht oder schräg nach oben, 1–1,5 Cun tief.

Auch Ohrakupunktur mit Dauernadel oder Pflanzensamen-Klebemethoden können eine gute Unterstützung zur Körperakupunktur sein. Häufig verwendete Punkte sind: *Sheng Men*, Lunge, Endokrinium und Nebennieren. Dauernadel oder Samenkörner können ca. 5 Tage am Ohr belassen werden, man sollte aber auf eine mögliche Infektion achten. Diese Punkte können von der Patientin selbst mehrmals am Tag stimuliert werden, besonders wenn sie Verlangen nach einer Zigarette hat oder sich unwohl fühlt. Da die Ohrakupunktur in diesem Buch nicht abgehandelt wird, sei dem Leser dringend geraten, sich auf anderem Weg mit diesem Verfahren vertraut zu machen.

6.2 Nach der Entbindung

Die physiologische Besonderheit im Wochenbett besteht in einem relativen Mangel-Zustand, der durch den plötzlichen Verlust von *Qi* und Blut *(Xue)* während der Geburt entstanden ist. Die Fülle der Gebärmutter geht bei der Geburt fast schlagartig in einen absoluten Leere-Zustand über. Danach kontrahiert sich der Uterus, es kommt zu Nachwehen und der Wochenfluss (Lochien) setzt ein.

Die Lochien sollten zunächst rot sein, dann allmählich heller werden, bis sie zum Schluß nur noch grauweiß sind. Obwohl in der westlichen Fachliteratur 30 Tage und mehr angegeben werden, sollte die Dauer des Wochenflusses nach Auffassung der TCM 21 Tage nicht überschreiten, da sich die Lochien aus Blut *(Xue)* bilden und dem Blut *(Xue)* hier eine fundamentale Bedeutung zukommt. In der Klinik sieht man nicht selten, dass der Hb-Wert der Frau noch einige Tage nach der Geburt weiter absinkt.

Auch die Muttermilch wird durch Transformation von Blut *(Xue)* produziert. Das Blut *(Xue)* selbst entspringt dem erworbenen *Qi* von Magen und Milz. Zuständig für das freie Fließen des *Qi* im Körper ist die Leber. Der Milchfluss wird vom *Qi* angetrieben. Deshalb kann bei *Qi*- und Blut*(Xue)*-Mangel nicht genügend Milch produziert werden. Bei einer Leber-*Qi*-Stagnation hingegen wird der Milchfluss behindert.

Da das *Qi* in der ersten Zeit nach der Geburt oft noch zu schwach ist, um das Blut *(Xue)* in den Gefäßen im Fluss zu halten, kann es leicht zu einer Blut-Stagnation kommen, die dann auch einen stockenden und verlängerten Wochenfluss nach sich zieht.

Durch den Blutverlust während und nach der Geburt wird das Gleichgewicht von *Yin* und *Yang* zu Gunsten des *Yang* verschoben. Wegen des relativen Überwiegens des *Yang* kommt es dann häufig zu leichtem Fieber und Schwitzen. Die Frauen reagieren empfindlich auf äußere Krankheitsfaktoren wie Wind und Kälte und können sich so leicht erkälten.

Der Verlust von *Jing Ye* (Körpersäften wie z. B. Schweiß und Lochien) kann auch eine Trockenheit im Magen und im Darm hervorrufen, was zu der im Wochenbett häufig zu beobachtenden Obstipation führt.

Kurz zusammengefasst sind die physiologischen Besonderheiten im Wochenbett ein relativer Mangel-Zustand und die Tendenz zu einem Blut-Stau.

6.2.1 Starke Nachwehen

Wie bereits oben angesprochen kommt es bei der Frau im Wochenbett leicht zu einem Mangel-Zustand und einer Blut-Stagnation. Bei Blut- und *Qi*-Mangel wird die Gebärmutter nicht ausreichend ernährt; das führt zur Gebärmutteratonie. Die Blut-Stase hingegen behindert den Blut- und *Qi*-Fluss, dadurch wird die Kontraktion der Gebärmutter gestört; die Folge können starke oder lange dauernde Nachwehen sein. Vor allem Frauen, die schon mehrere Geburten hatten, leiden unter solchen Nachwehen, weil bei ihnen das *Qi* und das Blut *(Xue)* noch mehr geschwächt sind. Verschiedene klinische Typen lassen sich dabei unterscheiden.

Blut*(Xue)*-Mangel

Diagnose

Hauptbeschwerden: leichte und dumpfe Dauerschmerzen in Unterbauch, die sich durch Drücken oder Massieren bessern; die Bauchdecke ist weich, die Lochien sind blass rötlich.
Allgemeinsymptome: Schwindel, Erschöpfung, Obstipation.
Zunge: blasser Zungenkörper mit dünnem Belag.
Puls: fadenförmig und schwach.

Therapie

Blut *(Xue)* ergänzen.
Bei der Behandlung ist Akupunktur die erste Wahl. Die Schmerzen lassen sich oft schon mit 1–2 Behandlungen beseitigen. Da Akupunktur daneben auch eine beruhigende und den Appetit fördernde Wirkung hat, ist sie hier sehr zu empfehlen. Die Phytotherapie findet eher Anwendung zur Stärkung der Konstitution und den Wiederaufbau von *Qi* und Blut *(Xue)*.

6

Akupunktur

NP (Bereich der Hauptbeschwerden):	Ren 4 (+), Ni 13 (+)
FP (betroffene Meridiane):	Mi 6 (+)
AP (für die Ursachenbehandlung):	Ma 36 (+)
EP (Erfahrungspunkt):	Bl 33

Phytotherapie

Chang Ning Tang: Dekokt zur Darmberuhigung			
Pin Yin	**Pharmakologischer Name**	**Menge**	**Wirkweise**
Dang Gui	Radix Angelicae Sinensis	9–15 g	nährt und bewegt das Blut *(Xue)*
Shu Di Huang	Radix Rehmanniae Recens	9–12 g	nährt das Blut *(Xue)*
Ren Shen	Radix Ginseng	3–6 g	stärkt das *Qi*
Mai Men Dong	Tuber Ophiopogonis	6–9 g	stärkt das Blut *(Xue)* und *Yin*
A Jiao	Gelatinum Corii Asini	6–9 g	stärkt das Blut *(Xue)* und *Yin*
Shan Yao	Rhizoma Dioscoreae Oppositae	9–12 g	stärkt Nieren-*Qi* und Milz-*Qi*
Xu Duan	Radix Dipsaci Asperi	6–9 g	stärkt das *Yang*
Rou Gui	Cortex Cinnamomi Cassiae	1–3 g	stärkt das *Yang*, wärmt das Innere
Zhi Gan Cao	Radix Glycyrrhizae (Uralensis)	1–3 g	harmonisiert

Blut(*Xue*)-Stagnation

Diagnose

Hauptbeschwerden: spastische Schmerzen im Unterbauch, die durch Druck zunehmen; die Bauchdecke ist verhärtet; spärlicher, dunkelroter Lochialfluss mit vielen Klumpen.
Allgemeinsymptome: Spannungsgefühl im Hypochondrium, kalte Extremitäten.
Zunge: blauvioletter Zungenkörper, evtl. mit lividen Punkten, weißer Belag.
Puls: tief und rau.

Therapie

Blut *(Xue)* bewegen, Stagnation beseitigen.

Akupunktur

NP (Bereich der Hauptbeschwerden):	Ren 4, Ma 29 (–)
FP (betroffene Meridiane):	Mi 10 (–)
AP (für die Ursachenbehandlung):	Bl 17
EP (Erfahrungspunkt):	Bl 33

Phytotherapie

Sheng Hua Tang: ergänzendes und transformierendes Dekokt			
Pin Yin	**Pharmakologischer Name**	**Menge**	**Wirkweise**
Dang Gui	Radix Angelicae Sinensis	9–15 g	nährt und bewegt das Blut
Chuan Xiong	Rhizoma Ligustici Chuan Xiong	6–9 g	bewegt das Blut
Tao Ren	Semen Persicae	6–9 g	löst Stase auf
Pao Jiang (gebraten)	Rhizoma Zingiberis Officinalis (gebraten)	1–3 g	wärmt die Meridiane
Zhi Gan Cao	Radix Glycyrrhizae (Uralensis) Praep.	3–6 g	unterstützt das *Qi*

Hausmittel

***Shan-Zha*-Tee:** 10 g *Shan Zha* (Fructus Crataegi), 2 g Rhizoma Zingiberis Recens und 3 g *Xiang Fu* (Rhizoma Cyperi Rotundi) werden mit Wasser ca. 15 Min. gekocht, mit Braunzucker gesüßt und dann getrunken. Der Tee hat auch eine fördernde Wirkung auf den Wochenfluss und den Appetit. Auch geeignet für Blut *(Xue)*-Stagnation und Kälte im Uterus.

6.2.2 Persistierende Lochien

Ein länger als 21 Tage andauernder Wochenfluss ist nach der TCM behandlungsbedürftig.

Qi-Mangel

Diagnose

Hauptbeschwerden: verlängerter und starker oder dauernd tröpfelnder Lochialfluss von wässriger bis blassroter Farbe, geruchlos; Empfindung von Leere und eines nach unten Drängens im Unterbauch.
Allgemeinsymptome: Erschöpfung, blasse Haut.
Zunge: blass mit dünnem Belag.
Puls: schwach und langsam.

Therapie

Qi stärken, Blutung stoppen.

Akupunktur

NP (Bereich der Hauptbeschwerden):	Ren 4 (+), Ni 13
FP (betroffene Meridiane):	Mi 6 (+)
AP (für die Ursachenbehandlung):	Ma 36 (+)
EP (Erfahrungspunkt):	Mi 1 (M)

Phytotherapie

Bu Zhong Yi Qi Tang: **die Mitte ergänzender, *Qi* unterstützender Absud**			
Pin Yin	**Pharmakologischer Name**	**Menge**	**Wirkweise**
Huang Qi	Radix Astragali Membranaceae	6–15 g	stärkt das *Qi*
Bai Zhu	Rhizoma Atractylodis Macrocephalae	6–9 g	stärkt das *Qi*
Ren Shen	Radix Ginseng	1–3 g	stärkt das *Qi*
Sheng Ma	Rhizoma Cimicifugae	3–6 g	hebt das sinkende *Qi* empor
Chai Hu	Radix Bupleuri	3–6 g	hebt das sinkende *Qi* empor
Dang Gui	Radix Angelicae Sinensis	6–9 g	nährt und bewegt das Blut
Chao Chen Pi (geröstet)	Pericarpium Citri Reticulatae Viride	3–6 g	reguliert das *Qi*
Zhi Gan Cao	Radix Glycyrrhizae (Uralensis) Praep.	3–6 g	stärkt das *Qi* und harmonisiert die Rezeptur
Gan Jiang	Rhizoma Zingiberis Recens	1–3 g	wärmt das Innere, stärkt dadurch die Milz
Da Zao	Fructus Zizyphi Jujubae	3–6 g	stärkt das Magen-*Qi*

Blut-Hitze

Diagnose

Hauptbeschwerden: verlängerter Lochialfluss in großer Menge, intensiv rot, zäh, evtl. übelriechend.
Allgemeinsymptome: rotes Gesicht der Wöchnerin, Unruhe, Durst.
Zunge: rot.
Puls: schnell und dünn.

Therapie

Yin stärken, Hitze klären und Blutung beenden.

Akupunktur

NP (Bereich der Hauptbeschwerden):	Ren 3
FP (betroffene Meridiane):	Mi 10
AP (für die Ursachenbehandlung):	Ni 6, Le 2
EP (Erfahrungspunkt):	Mi 1

Phytotherapie

Bao Yin Jian: Trunk, der das _Yin_ bewahrt bzw. schützt, zusätzlich _A Jiao_ (Gelatinum Corii Asini) und _Han Lian Cao_ (Herba Ecliptae)

Pin Yin	Pharmakologischer Name	Menge	Wirkweise
Sheng Di Huang	Radix Rehmanniae Recens	6–12 g	tonisiert und kühlt das *Yin*
Shu Di Huang	Radix Rehmanniae Recens	6–9 g	tonisiert das *Yin,* nährt das Blut
Bai Shao Yao	Radix Paeoniae Albae (Lactiflorae)	6–9 g	tonisiert und kühlt das *Yin*
Shan Yao	Rhizoma Dioscoreae Oppositae	6–12 g	stärkt das Nieren-*Qi*
Huang Qin	Radix Scutellariae Baicalensis	6–9 g	kühlt
Huang Bo/Bai	Cortex Phellodendri	3–6 g	kühlt
Xu Duan	Radix Dipsaci Asperi	3–6 g	stärkt das *Yang*
Zhi Gan Cao	Radix Glycyrrhizae (Uralensis)	1–3 g	harmonisiert

> Im Wochenbett sollen die Akupunkturpunkte nicht zu häufig ausleitend stimuliert werden, damit *Qi* und Blut nicht weiter geschwächt werden.

6

Blut-Stau

Diagnose

Hauptbeschwerden: stockender, spärlicher Wochenfluss mit Klumpen, dunkelrote Farbe.
Allgemeinsymptome: Schmerzen im Unterbauch, die durch Druck zunehmen.
Zunge: blauviolett mit blauen Punkten am Rand.
Puls: rau oder saitenfömig.

Therapie

Blut bewegen, Stagnation beseitigen.

Akupunktur

NP (Bereich der Hauptbeschwerden):	Ren 3, Bl 32
FP (betroffene Meridiane):	Mi 10
AP (für die Ursachenbehandlung):	Bl 17
EP (Erfahrungspunkt):	Mi 1

6

Phytotherapie

Sheng Hua Tang: ergänzendes und transformierendes Dekokt, zusätzlich *Yi Mu Cao* (Herba Leonuri, 6–15 g)

Pin Yin	Pharmakologischer Name	Menge	Wirkweise
Dang Gui	Radix Angelicae Sinensis	9–15 g	nährt und bewegt das Blut
Chuan Xiong	Rhizoma Ligustici Chuan Xiong	6–9 g	bewegt das Blut
Tao Ren	Semen Persicae	6–9 g	löst Stase auf
Pao Jiang (gebraten)	Rhizoma Zingiberis Officinalis (gebraten)	1–3 g	wärmt die Meridiane
Zhi Gan Cao	Radix Glycyrrhizae (Uralensis) Praep.	3–6 g	unterstützt das *Qi*
Yi Mu Cao	Herba Leonuri	9–12 g	bewegt das Blut

Hausmittel (siehe auch unter „Nachwehen“)
***Yi-Mu-Cao*-Tee:** 10 g *Yi Mu Cao* (Herba Leonuri) als Tee 10 Min. lang kochen, mit Braunzucker gesüßt trinken.

6.2.3 Blasenentleerungsstörung

Durch die Schwäche des Blutes und des *Qi* im unteren *San Jiao* kann sich die Blase oft nicht genügend kontrahieren, so dass viele Frauen Probleme beim Wasserlassen (z.T. Restharn) haben.

In der Behandlung sollte das *Qi* im unteren Erwärmer bewegt und die Blase frei gemacht werden.
Es handelt sich im Wochenbett hauptsächlich um eine symptomatische Behandlung. Meist stellt sich bereits nach 1–2 Akupunkturbehandlungen wieder ein normales Harnverhalten ein.

Akupunktur

Hauptpunkte: Mi 9, Ma 28, Bl 28
bei schwach gefüllter Blase: Ren 3
bei voller Blase: Ren 6
Wenn eine symptomatische Akupunkturbehandlung nicht ausreichend wirkt, sollte die je nach klinischem Typ geeignete Phytotherapie eingesetzt werden.

Qi-Mangel

Diagnose

Hauptbeschwerden: Harnverhalt; drückende Schmerzen im Unterbauch, das Gefühl, nicht genügend Kraft zum Pressen zu haben.
Allgemeinsymptome: ständige Müdigkeit ohne Erholung, blasses Gesicht, leise Stimme.
Zunge: blass und leicht geschwollen, mit Zahneindrücken und weißem Belag.
Puls: schwach.

Therapie

Das *Qi* der Mitte stärken.

Phytotherapie

Bu Zhong Yi Qi Tang: die Mitte ergänzender, _Qi_ unterstützender Absud, zusätzlich _Tong Cao_ (6–9 g)

Pin Yin	Pharmakologischer Name	Menge	Wirkweise
Huang Qi	Radix Astragali Membranaceae	6–15 g	stärkt das *Qi*
Bai Zhu	Rhizoma Atractylodis Macrocephalae	6–9 g	stärkt das *Qi*
Ren Shen	Radix Ginseng	1–3 g	stärkt das *Qi*
Sheng Ma	Rhizoma Cimicifugae	3–6 g	hebt das sinkende *Qi* empor
Chai Hu	Radix Bupleuri	3–6 g	hebt das sinkende *Qi* empor
Dang Gui	Radix Angelicae Sinensis	6–9 g	nährt und bewegt das Blut
Chao Chen Pi (geröstet)	Pericarpium Citri Reticulatae Viride	3–6 g	reguliert das *Qi*

→

Bu Zhong Yi Qi Tang (Fortsetzung)			
Pin Yin	**Pharmakologischer Name**	**Menge**	**Wirkweise**
Zhi Gan Cao	Radix Glycyrrhizae (Uralensis) Praep.	3–6 g	stärkt das *Qi* und harmonisiert die Rezeptur
Gan Jiang	Rhizoma Zingiberis Recens	1–3 g	wärmt das Innere, stärkt dadurch die Milz
Da Zao	Fructus Zizyphi Jujubae	3–6 g	stärkt das Magen-*Qi*

Nieren-Schwäche

Diagnose

Hauptbeschwerden: Harnverhalt oder Restharnbildung, drückendes Gefühl im Unterbauch.
Allgemeinsymptome: Unruhe, ständiges Kältegefühl, Schwäche im Rücken und in den Knien.
Zunge: blass mit dünnem Belag.
Puls: tief und schwach.

6

Therapie

Das Nieren-*Qi* stärken.

Phytotherapie

Jing Gui Shen Qi Wan: das Nieren-*Qi* stärkende Pille aus „dem goldenen Schrein" *Jing Gui*, zusätzlich *Huang Qi* (Radix Astragali Membranaceae) und *Gui Zhi* (Ramuli Cinnamomi)			
Pin Yin	**Pharmakologischer Name**	**Menge**	**Wirkweise**
Fu Zi	Radix Aconiti Lateralis (Carmichaeli)	3–6 g	stärkt das Nieren-*Yang*
Rou Gui	Cortex Cinnamomi Cassiae	1–3 g	stärkt das Nieren-*Yang*
Shu Di Huang	Radix Rehmanniae Recens	6–12 g	stärkt die Nieren, nährt das Blut
Shan Zhu Yu (Shan Yu Rou)	Fructus Corni	3–6 g	stärkt die Nieren, nährt das Blut
Shan Yao	Rhizoma Dioscoreae Oppositae	6–12 g	stärkt die Nieren, nährt das Blut
Ze Xie	Rhizoma Alismatis	6–9 g	leitet Feuchtigkeit aus
Mu Dan Pi	Cortex Moutan Radicis	6–9 g	bewegt das Blut *(Xue)*
Fu Ling Pi	Sclerotium Poriae Albae	6–9 g	stärkt die Milz, leitet Feuchtigkeit aus
Huang Qi	Radix Astragali Membranaceae	6–15 g	stärkt das *Qi*
Gui Zhi	Ramuli Cinnamomi	3–6 g	macht Meridiane frei

Hausmittel

***Bai-Mao-Gen*-Tee:** 10 g *Bai Mao Gen* (Rh. Imperatae Cylindricae) 10 Min. lang als Tee kochen und trinken.

6.2.4 Obstipation

Ursache: Der Verlust von *Jing Ye* (Körpersäften, hier z. B. Fruchtwasser, Schweiß) nach der Geburt kann eine Trockenheit im Magen und im Darm verursachen. Dies führt zur Verstopfung. Es handelt sich hier vor allem um **Blut *(Xue)*-Mangel.**

Diagnose

Hauptbeschwerden: Verstopfung oder harter Stuhl, normalerweise ohne Blähungen, normaler Appetit.
Allgemeinsymptome: blassgelbes Gesicht, trockene Haut.
Zunge: blass mit dünnem Belag.
Puls: schwach oder rau.

Therapie

Blut *(Xue)* ergänzen und bewegen. In schweren Fällen muss zusätzlich mit chinesischer Phytotherapie behandelt werden.

Akupunktur

NP (Bereich der Hauptbeschwerden):	Ma 25, Ni 15
FP (betroffene Meridiane):	Ma 37, Mi 6
AP (für die Ursachenbehandlung):	Sj 6, Le 3

> Sj 6 und Ma 37 als feste Kombinaton bei Obstipation

Phytotherapie

Si Wu Tang: Dekokt mit 4 Arzneimitteln, zusätzlich *Huo Ma Ren* (Fr. Cannabis)			
Pin Yin	**Pharmakologischer Name**	**Menge**	**Wirkweise**
Shu Di Huang	Radix Rehmanniae Recens	9–15 g	nährt das Blut
Dang Gui	Radix Angelicae Sinensis	9–12 g	nährt und bewegt das Blut
Bai Shao Yao	Radix Paeoniae Albae (Lactiflorae)	6–12 g	nährt das Blut
Chuan Xiong	Radix Ligustici Wallichii (Chuan Xiong)	6–9 g	belebt und bewegt Blut und *Qi*
Huo Ma Ren	Semen Cannabis	9–12 g	befeuchtet den Darm

6

Tipps zur Ernährung: Die richtige Ernährung spielt hier eine wichtige Rolle. Die Patientin soll genügend Obst und Gemüse essen und auch viel Suppe und Flüssigkeit zu sich nehmen.

Hausrezept

10 g Datteln in 1 l Wasser kochen, mit Honig gut süßen, dann essen und trinken.

6.2.5 Laktationsstörungen (zu wenig Milch)

Die Muttermilch wird durch Transformation aus Blut *(Xue)* produziert. Das Blut *(Xue)* entspringt aus dem erworbenen *Qi* von Magen und Milz. Die Leber ist zuständig für das freie Fließen des *Qi* im Körper. Da der Milchfluss vom *Qi* angetrieben wird, kann bei *Qi*- und Blut*(Xue)*-Mangel nicht genügend Milch produziert werden. Bei einer Leber-*Qi*-Stagnation hingegen wird der Milchfluss behindert.

Bei der Therapie ist es deshalb wichtig, Folgendes zu beachten:

- nicht ausreichende Milchproduktion: in erster Linie Behandlung von Milz und Magen
- ausreichende Produktion, aber Behinderung des Milchflusses: Leber-Stau lösen

6

Qi- und Blut*(Xue)*-Mangel

Diagnose

Hauptbeschwerden: keine oder nur wenig wässrige Milch, kein Spannungsgefühl in der Brust, die Mammae sind weich und schmerzlos.
Allgemeinsymptome: Müdigkeit, blasse Haut und Fingernägel, Appetitlosigkeit, weicher Stuhl.
Zunge: blass mit dünnem Belag.
Puls: schwach.

Therapie

Qi und Blut *(Xue)* stärken, Milchproduktion fördern.

Akupunktur

NP (Bereich der Hauptbeschwerden):	Ma 18
FP (betroffene Meridiane):	Ma 36 (+), Mi 6 (+), Bl 20 (+)
AP (für die Ursachenbehandlung):	Ren 17
EP (Erfahrungspunkt):	Dü 1

Dü 1 ist ein wirksamer Erfahrungspunkt bei Laktationsstörungen.

Phytotherapie

Tong Ru Dan: die Milch freimachendes Pulver (kann in Fleischbrühe gekocht werden)			
Pin Yin	**Pharmakologischer Name**	**Menge**	**Wirkweise**
Ren Shen	Radix Ginseng	3–6 g	stärkt das *Qi*
Huang Qi	Radix Astragali Membranaceae	15–30 g	stärkt das *Qi*
Dang Gui	Radix Angelicae Sinensis	9–15 g	nährt und bewegt das Blut
Mai Men Dong	Tuber Ophiopogonis Japonici	9–15 g	stärkt das *Yin*
Mu Tong	Caulis Akebiae	1–3 g	befreit die Meridiane
Jie Geng	Radix Platycodi	1–3 g	befreit die Meridiane

Leber-Qi-Stagnation

Diagnose

Hauptbeschwerden: Milchstau, Spannungsgefühl und Schmerzen in den Brüsten; Spannung im Hypochondrium.
Allgemeinsymptome: gedrückte Stimmung, Unruhe.
Zunge: normaler bis bläulicher Zungenkörper, dünner Belag.
Puls: saitenförmig.

Therapie

Leber-*Qi* freimachen, Milchsekretion fördern.

Akupunktur

NP (Bereich der Hauptbeschwerden):	Ma 18
FP (betroffene Meridiane):	Le 14 (–), Ga 34 (–)
AP (für die Ursachenbehandlung):	Ren 17, Pe 6
EP (Erfahrungspunkt):	Dü 1

Phytotherapie

Xia Ru Yong Quan San: Pulver, das die Milch dazu anregt, wie eine Quelle zu sprudeln			
Pin Yin	**Pharmakologischer Name**	**Menge**	**Wirkweise**
Dang Gui	Radix Angelicae Sinensis	6–9 g	nährt und bewegt das Blut
Bai Shao Yao	Radix Paeoniae Albae (Lactiflorae)	6–9 g	nährt und bewegt das Blut

➔

Xia Ru Yong Quan San (Fortsetzung)			
Pin Yin	**Pharmakologischer Name**	**Menge**	**Wirkweise**
Chuan Xiong	Radix Ligustici Wallichii (Chuan Xiong)	3–6 g	nährt und bewegt das Blut
Sheng Di Huang	Radix Rehmanniae Glutinosae Conquitae/ Praeparatae	6–12 g	nährt das Blut
Tian Hua Fen	Radix Trichosantis	6–12 g	befeuchtet und klärt Hitze
Chao Chen Pi	Pericarpium Citri Reticulatae Viride	3–6 g	bewegt *Qi*, befreit die Leber
Chai Hu	Radix Bupleuri	3–6 g	bewegt *Qi*, befreit die Leber
Jie Geng	Radix Platycodi	1–3 g	bewegt *Qi*, macht Meridiane frei, fördert Milchfluss
Tong Cao	Medulla Tetrapanacis	1–3 g	bewegt *Qi*, macht Meridiane frei, fördert Milchfluss
Lou Lu	Radix Rhapontici	3–6 g	bewegt Qi, macht Meridiane frei, fördert Milchfluss
Wang Bu Liu Xing	Semen Vacariae	3–6 g	bewegt Blut, macht Meridiane frei, fördert Milchfluss
Zhi Gan Cao	Radix Glycyrrhizae (Uralensis)	1–3 g	harmonisiert

Hausrezept

Folgendes Rezept ist in China sehr verbreitet und gut bekannt als Mittel, um *Yin* und Blut *(Xue)* zu stärken und den Milchfluss zu fördern:
Schweinsfußsuppe: 2 Schweinsfüße und 5 g *Tong Cao* (Medulla Tetrapanacis) in Wasser 2 Stunden lang kochen und dann würzen. Man kann nur die Brühe oder auch Brühe und Fleisch essen.

6.2.6 Mastitis

Wie bereits besprochen gehören die Brustwarzen zum Leber-Meridian und die Brüste zum Magen-Meridian. Eine Mastitis wird meistens durch Leber-*Qi*-Stagnation und Magen-Hitze verursacht. Dazu kommt es, wenn äußere Krankheitsfaktoren, vor allem Hitze, z. B. durch eine lokale Verletzung oder beim Verzehr viel zu nahrhafter Speisen im Wochenbett in diese Meridiane eindringen. Auch innere Krankheitsfaktoren spielen eine wichtige Rolle: Niedergeschlagenheit kann eine Leber-*Qi*-Stagnation bewirken, dadurch fließt die Milch nur noch eingeschränkt und die Milchgänge *(Ru Luo)* verstopfen. Die Folge davon ist eine Mastitis. Durch eine rechtzeitige Behandlung mit TCM in der Anfangsphase lässt sich eine Vereiterung wirksam verhindern, ansonsten ist TCM aber auch sinnvoll als adjuvante Therapie zur Schulmedizin.

Qi-Stagnation und Leber-Hitze (in der Anfangsphase)

Diagnose

Hauptbeschwerden: lokale Verhärtung und Rötung, starke Schmerzen, lokale Empfindlichkeit, Behinderung des Milchflusses.
Allgemeinsymptome: Völlegefühl im Bereich von Thorax und Rippenbögen, oft mit Fieber, Schüttelfrost, Unruhe.
Zunge: rot mit gelblichem Belag.
Puls: schnell und saitenförmig.

Therapie

Leber-*Qi* freimachen und die Hitze ausleiten.

Akupunktur

NP (Bereich der Hauptbeschwerden):	Le 14, Ma 18 (nur auf kranker Seite)
FP (betroffene Meridiane):	Le 2 (–), Gb 34 (–)
AP (für die Ursachenbehandlung):	Pe 6
EP (Erfahrungspunkt):	Gb 21
bei Stagnation des Milchflusses:	zusätzlich Dü 1 und Ren 17
bei Fieber:	zusätzlich Du 14 und Di 11

Auch die Ohrakupunktur kann hier erfolgreich angewandt werden.

Phytotherapie

Jing Jie Niu Bang Zi San: Pulver mit *Jing Jie* und *Niu Bang*			
Pin Yin	**Pharmakologischer Name**	**Menge**	**Wirkweise**
Jing Jie	Herba Schizonepetae	3–6 g	eliminiert Wind
Fang Feng	Radix Ledebouriellae	3–6 g	eliminiert Wind
Niu Bang Zi	Fructus Arctii	6–9 g	klärt Hitze
Jin Yin Hua	Flos Lonicerae (Japonicae)	9–12 g	klärt Hitze
Chao Chen Pi (geröstet)	Pericarpium Citri Reticulatae Viride	3–6 g	bewegt *Qi*
Tian Hua Fen	Radix Trichosanthis	6–9 g	klärt Hitze
Huang Qin	Radix Scutellariae Baicalensis	9–12 g	klärt Hitze
Pu Gong Ying	Herba Taraxaci	9–12 g	klärt Hitze
Lian Qiao	Fructus Forsythiae (Suspensae)	6–9 g	klärt Hitze
Zao Jiao Ci	Spina Gleditsiae	3–6 g	bewegt das Blut

→

Jing Jie Niu Bang Zi San (Fortsetzung)			
Pin Yin	**Pharmakologischer Name**	**Menge**	**Wirkweise**
Chai Hu	Radix Bupleuri	3–6 g	bewegt *Qi*
Xiang Fu	Rhizoma Cyperi Rotundi	3–6 g	bewegt *Qi*
Zhi Gan Cao	Radix Glycyrrhizae (Uralensis)	1–3 g	harmonisiert

Magen-Hitze (in der Vereiterungsphase)

Diagnose

Hauptbeschwerden: Die Symptome sind ähnlich wie in der Anfangsphase, aber es entwickelt sich Eiter im Krankheitsherd, die Mitte des Krankheitsherdes wird weicher und der Schmerz pulsiert.
Allgemeinsymptome: Die Patientin ist unruhig, hat starkes Fieber und Durst, und leidet an Obstipation.
Zunge: rot mit dickem gelblichem Belag.
Puls: schnell und groß.

6

Therapie

Die Hitze-Gifte ausleiten, den Eiter beseitigen.

Akupunktur

NP (Bereich der Hauptbeschwerden):	Ma 18 und Ma 21 (nur an der kranken Seite)
FP (betroffene Meridiane):	Ma 37 (–)
AP (für die Ursachenbehandlung):	Ma 44 und Mi 1 (bluten lassen)
EP (Erfahrungspunkt):	Gb 21
bei Stagnation des Milchflusses:	zusätzlich Dü 1 und Ren 17
bei Fieber:	zusätzlich Du 14 und Di 11

Phytotherapie

Tou Nong San: modifiziertes Pulver zum Ausleiten von Eiter, zusätzlich *Pu Gong Ying* und *Bai Jiang Cao*			
Pin Yin	**Pharmakologischer Name**	**Menge**	**Wirkweise**
Huang Qi	Radix Astragali Membranaceae	6–12 g	stärkt das *Qi*
Dang Gui	Radix Angelicae Sinensis	6–9 g	nährt und bewegt das Blut

→

Tou Nong San (Fortsetzung)			
Pin Yin	**Pharmakologischer Name**	**Menge**	**Wirkweise**
Chuan Xiong	Rhizoma Ligustici Chuan Xiong	6–9 g	bewegt das Blut
Zao Jiao Ci	Spina Gleditsiae	3–6 g	macht die Meridiane frei
Pu Gong Ying	Herba Taraxaci cum Radice	6–9 g	beseitigt Hitze
Bai Jiang Cao	Herba Thlapsi seu Patriniae	6–9 g	beseitigt Hitze

Das Rezept enthält eigentlich noch *Chuan Shan Jia* (Squama Manitis). Das Tier gehört heute zu den geschützten Arten. Es kann durch *Wang Bu Lin Xing* (Semen Vaccariae) ersetzt werden.

Hausmittel

***Pu-Gong-Ying*-Tee:** 10 g *Pu Gong Ying* (Herba Taraxaci, Löwenzahn), 10 g *Zi Hua Di Ding* (Herba Violae) mit oder ohne 5 g *Feng Fang* (Nidus Vespae) als Tee 15 Min. lang kochen, süßen und über den Tag verteilt trinken. Mehrere Tage lang.

Äußerliche Anwendung

Der weiße Teil von Lauchzwiebeln, Knoblauch, *Pu Gong Ying* (Herba Taraxaci, Löwenzahn) oder *Qing Dai* (Indigo Naturalis) sind zur äußerlichen Anwendung geeignet. Man zerkleinert hierzu je nach Hautverträglichkeit eines der Mittel und trägt es lokal auf den Krankheitsherd auf. Es darf jedoch nicht auf offene Hautstellen kommen. Diese Methode ist hauptsächlich in der Anfangsphase sinnvoll.
Kompresse mit *Mang Xiao* (Natrii Sulfas) auf unverletzter Haut auflegen.

6.2.7 Betreuung nach Kaiserschnitt

Nach einem Kaiserschnitt klagen viele Patientinnen über lang anhaltende Unterbauchschmerzen, Erschöpfung, Verspannungen oder verspäteten Milcheinschuss. Diese Symptome sind eindeutig durch den *Qi*- und Blut-Verlust bei diesem Eingriff bedingt. Bei einem horizontalen Schnitt werden auch *Chong*- und *Ren*-Meridian verletzt. Eine rechtzeitig begonnene Behandlung und eine passende Ernährung können die Beschwerden lindern und den Heilungsprozess fördern.

Therapie

Qi und Blut stärken, Schmerzen lindern und den Heilungsprozess fördern.

Akupunktur

NP (Bereich der Hauptbeschwerden):	Ren 6, Ni 14
FP (betroffene Meridiane) und	
AP (für die Ursachenbehandlung):	Ma 36 (+), Mi 6 (+)
bei Verspannungen:	zusätzlich Du 20, Pe 6
bei verzögertem Milcheinschuss:	Ma 18, Ren 17, Dü 1

Durchführung ab dem 3. Tag nach der Operation, 1 ×/Tag, eine Serie von 2–5 Sitzungen.

Phytotherapie

Gui Pi Tang: **Dekokt zur Milzregenerierung, zusätzlich** ***Gou Qi Zi*** **(Fructus Lycii),** ***He Shou Wu*** **(Radix Polygoni Multiflori)**

Pin Yin	Pharmakologischer Name	Menge	Wirkweise
Ren Shen	Radix Ginseng	1–3 g	stärkt das *Qi*
Bai Zhu	Rhizoma Atractylodis Macrocephalae	3–9 g	stärkt das *Qi*
Huang Qi	Radix Astragali Membranaceae	9–15 g	stärkt das *Qi*
Zhi Gan Cao	Radix Glycyrrhizae (Uralensis)	1–3 g	stärkt das *Qi*
Fu Ling Pi	Sclerotium Poriae Albae	6–15 g	leitet Feuchtigkeit aus
Yuan Zhi	Radix Polygalae	3–6 g	beruhigt und nährt den Geist
Suan Zao Ren	Semen Zizyphi Spinosae	3–6 g	beruhigt und nährt den Geist
Mu Xiang	Radix Aucklandiae (Lappae)	3–6 g	reguliert das *Qi*
Dang Gui	Radix Angelicae Sinensis	6–12 g	nährt Blut und *Yin*
Long Yan Rou	Arillus Euphoriae Longanae	6–12 g	nährt Blut und *Yin*
Gou Qi Zi	Fructus Lycii	6–12 g	nährt Blut und *Yin*
He Shou Wu	Radix Polygoni Multiflori	6–9 g	nährt Blut und *Yin*

Alternativ: *Ba Zhen Tang* (s. S. 181).

Ernährungstipp: kurz vor oder nach der Operation: *Ren-Shen* (Radix Ginseng)-Tee; ab dem 3.Tag postoperativ: Hühnersuppe mit Datteln und *Dang Gui* (Radix Angelicae Sinensis).

7 Schönheitserhaltende Maßnahmen

7.1 Allgemeine Prävention

Stark beeinflusst vom Taoismus mit seinem Streben nach Unsterblichkeit trachtete man in China schon vor mehreren tausend Jahren nach einer gesunden, lebensverlängernden Lebensweise. Obwohl etliche der hierbei ausprobierten Methoden in die Irre führten, wurde doch im Laufe der Zeit ein sehr großer Wissensschatz gesammelt, auf dessen positive Erfahrungen die Traditionelle Chinesische Medizin heute zurückgreifen kann. Noch einmal wiederholt werden sollen hier die Aspekte aus dem Nei Jing zur Physiologie der Frau: „Das Nieren-*Qi* eines Mädchens erlebt im Alter von 7 Jahren eine Fülle, ihre Milchzähne werden durch die zweiten Zähne ersetzt, ihr Haar wächst. Mit 14 kommt *Tian Kui* (der Himmels-Tau) an, der *Ren*-Meridian ist frei, der *Chong*-Meridian steht in Blüte, die Blutungen kommen regelmäßig, und sie kann empfangen. Mit 21 erreicht *Jing* (die Nieren- Essenz) ihren Höhepunkt, die Weisheitszähne brechen durch, das Wachstum ist auf dem Höhepunkt. Mit 28 werden Sehnen und Knochen stark, das Haar ist jetzt am längsten und der Körper stark und blühend. Mit 35 werden die *Yang-Ming*-Meridiane schwächer, das Gesicht beginnt zu welken, das Haar beginnt auszufallen. Mit 42 sind alle drei *Yang*-Meridianpaare schwach, das Gesicht wird dunkler, das Haar beginnt zu ergrauen. Mit 49 ist der Ren-Meridian leer, der *Chong*-Meridian erschöpft, *Tian Kui* (der Himmels-Tau) trocknet aus, die Erdpassage (Uterus) ist nicht mehr offen, so dass Schwäche und Unfruchtbarkeit einsetzen."

Aus dieser Beschreibung geht hervor, dass in den verschiedenen physiologischen Reifungs- und Alterungsphasen der Frau bestimmte Meridiane und Funktionskreise eine besondere Bedeutung haben. So kommt es in der Zeit vor und während der Pubertät häufiger vor, dass die Niere noch unreif ist und deshalb das Wachstum gebremst wird. Die Menstruation setzt dann verspätet ein oder der Zyklus ist nur noch instabil.

Bei jungen und auch bei reifen Frauen muss für physiologische Funktionen wie Menstruation, Schwangerschaft und Geburt viel Blut bereit gestellt werden. In der Menopause hingegen ist „der *Ren*-Meridian leer, der *Chong*-Meridian erschöpft, *Tian Kui* (der Himmels-Tau) trocknet aus", da die Nieren, besonders das Nieren-*Yin* und auch das Leber-*Yin* durch den lebenslangen regelmäßigen Blutverbrauch geschwächt sind. Wenn die physiologischen Funktionen der Frau in den verschiedenen Lebensphasen jedoch in geeigneter Weise unterstützt werden, lässt sich die Lebensqualität der Frau verbessern und der Alterungsprozess verzögern. Bei der Prävention spielen eine gesunde Lebensweise (wie z. B. „Ruhe des Herzens" bewahren, Stress meiden, körperliche Aktivität und Erholung in Einklang bringen) und die richtige Ernährung die wichtigste Rolle. Daneben haben aber Moxibustion und zum Teil auch Akupunktur sowie Phytotherapie ihre Bedeutung, daher fasse ich meine Erfahrung auf diesen Gebieten zur allgemeinen Prävention bei einer gesunden Frau unterteilt nach den oben genannten Lebensabschnitten zusammen. Ich bin mir durchaus bewusst, dass die Übergänge hierbei fließend sind und meine Vorschläge deshalb nur allgemeiner Natur sein können.

Vor und während der Pubertät

In dieser Zeit gilt es Nieren- und Milz-*Qi* zu unterstützen, um das Wachstum und die Reife zu fördern.
Außer durch einen gesunden Lebensrhythmus werden die Nieren und die Milz bei jungen Mädchen hauptsächlich durch richtige Ernährung gestärkt. Phytotherapie oder eine Akupunkturbehandlung sollte nur bei starker Disharmonie oder bei Krankheiten angewandt werden, weil junge Mädchen oder Kinder überhaupt oft unerwünscht stark und schnell auf diese Art der Behandlung reagieren. Es gibt viele Nahrungsmittel, die das Nieren-*Qi* unterstützen, wie z. B. Schwarzbohnen, Walnüsse und schwarzer Sesam, während die chinesischen gelben Bohnen, Helmbohnen und Kürbiskerne eher das Milz-*Qi* fördern. Diese Nahrungsmittel sollte man entsprechend häufiger zu sich nehmen.

Bei jungen und reifen Frauen bis zu den Wechseljahren

Während dieser Phase soll vorrangig das Leber-Blut ergänzt und das Milz-*Qi* gestärkt werden, um die weiblichen physiologischen Funktionsabläufe zu unterstützen oder zu verbessern.
Folgende Methoden können angewandt werden:

Moxibustion

Im Bian Que Qun Shu steht: „... während man nicht krank ist, wenn man häufig die Punkte *Guan Yuan* (Ren 4), *Qi Hai* (Ren 6), *Min Men* (Du 4) und *Zhong Wan* (Ren 12) moxt; man kann zwar dadurch kein ewiges Leben bekommen, aber ein Jahrhundert ist gesichert."

- Hauptpunkte: Ren 4 oder Ren 6, Mi 6, Ma 36
- Wirkung: Milz-*Qi* und auch Abwehr-*Qi (Wei Qi)* fördernd
- Durchführung: alle Punkte ca. 5 Min., je nach Körperkonstitution entweder alle drei Monate oder einmal pro Jahr; nicht vor dem 21. Lebensjahr (Manche Autoren meinen, dass Ma 36 bei Gesunden erst ab dreißig Jahren gemoxt werden sollte.)

Diese Punkte können in größeren Abständen auch mild ergänzend akupunktiert werden.

Phytotherapie

Nur bei einer diagnostisch gesicherten Disharmonie und in niedriger Dosierung.

Bei Tendenz zu *Qi*-Mangel: ***Si Jun Zi Tang*** (Dekokt der 4 Edlen, d. h. *Liu Jun Zi Tang* ohne *Chao Chen Pi* (geröstet) und *Ban Xia*) oder ***Liu Jun Zi Tang***

Liu Jun Zi Tang: Dekokt der 6 Edlen			
Pin Yin	**Pharmakologischer Name**	**Menge**	**Wirkweise**
Ren Shen	Radix Ginseng	3–6 g	stärkt das *Qi*
Bai Zhu	Rh. Atractylodis Macrocephalae	6–9 g	stärkt das *Qi*
Fu Ling Pi	Sclerotium Poriae Albae	9–12 g	leitet Feuchtigkeit aus
Chao Chen Pi (geröstet)	Pericarpium Citri Reticulatae Viride	6–9 g	reguliert das *Qi*
Ban Xia	Tuber Pinelliae (Ternatae)	6–9 g	löst Schleim
Zhi Gan Cao	Radix Glycyrrhizae (Uralensis) Praep.	3–6 g	stärkt das *Qi* und harmonisiert die Rezeptur

Bei Tendenz zu Blut*(Xue)*-Mangel: ***Si Wu Tang***

Si Wu Tang: Dekokt mit 4 Arzneimitteln			
Pin Yin	**Pharmakologischer Name**	**Menge**	**Wirkweise**
Shu Di Huang	Radix Rehmanniae Glutinosae Conquitae/ Praeparatae	9–15 g	nährt das Blut
Dang Gui	Radix Angelicae Sinensis	9–12 g	nährt und bewegt das Blut
Bai Shao Yao	R. Paeoniae lactiflorae	9–12 g	nährt das Blut
Chuan Xiong	R. Ligustici Chuan Xiong	6–9 g	belebt und bewegt Blut und *Qi*

Bei leichtem Qi- und Blut*(Xue)*-Mangel: ***Gui Pi Tang*** oder ***Ba Zhen Tang***

Gui Pi Tang: Dekokt zur Milzregenerierung, zusätzlich *Gou Qi Zi* (Fructus Lycii), He Shuo Wu (Radix Polygoni Multiflori)			
Pin Yin	**Pharmakologischer Name**	**Menge**	**Wirkweise**
Ren Shen	Radix Ginseng	1–3 g	stärkt das *Qi*
Bai Zhu	Rhizoma Atractylodis Macrocephalae	6–12 g	stärkt das *Qi*, trocknet Feuchtigkeit
Huang Qi	Radix Astragali Membranaceae	9–15 g	stärkt das *Qi*
Zhi Gan Cao	Radix Glycyrrhizae (Uralensis)	1–3 g	stärkt das *Qi*
Fu Ling Pi	Sclerotium Poriae Albae	6–15 g	leitet Feuchtigkeit aus
Yuan Zhi	Radix Polygalae	1–3 g	beruhigt und nährt den Geist
Suan Zao Ren	Semen Zizyphi Spinosae	3–6 g	beruhigt und nährt den Geist
Mu Xiang	Radix Aucklandiae (Lappae)	3–6 g	reguliert das *Qi*

→

Gui Pi Tang (Fortsetzung)			
Pin Yin	**Pharmakologischer Name**	**Menge**	**Wirkweise**
Dang Gui	Radix Angelicae Sinensis	6–12 g	nährt und bewegt das Blut und das *Yin*
Long Yan Rou	Arillus Euphoriae Longanae	6–12 g	nährt das Blut und das *Yin*
Gou Qi Zi	Fructus Lycii	6–12 g	nährt das Blut und das *Yin*
He Shou Wu	Radix Polygoni Multiflori	6–12 g	nährt das Blut und das *Yin*

Ba Zhen Tang: Dekokt aus 8 Juwelen			
Pin Yin	**Pharmakologischer Name**	**Menge**	**Wirkweise**
Ren Shen	Radix Ginseng	6–9 g	stärkt das *Qi*
Bai Zhu	Rhizoma Atractylodis Macrocephalae	9–12 g	stärkt das *Qi*, trocknet Feuchtigkeit
Da Zao	Fructus Zizyphi Jujubae	3–6 g	stärkt das *Qi*
Shu Di Huang	Radix Rehmanniae Recens	9–12 g	ergänzt das Blut
Dang Gui	Radix Angelicae Sinensis	9–12 g	ergänzt und bewegt das Blut
Bai Shao Yao	Radix Paeoniae Albae (Lactiflorae)	6–9 g	ergänzt das Blut
Chuan Xiong	Rhizoma Ligustici Chuan Xiong	6–9 g	bewegt das Blut
Fu Ling Pi	Sclerotium Poriae Albae	9–12 g	leitet Feuchtigkeit aus
Sheng Jiang	Rhizoma Zingiberis Recens	1–3 g	bewegt
Zhi Gan Cao	Radix Glycyrrhizae (Uralensis)	3–6 g	harmonisiert

Hausrezepte

Zu den bei leichtem *Qi*- oder Blut*(Xue)*-Mangel geeigneten Hausrezepten siehe bitte die entsprechenden Kapitel.

Während oder nach der Menopause

In dieser Lebensphase sind Leber- und Nieren-*Yin* zu stärken, um mögliche Beschwerden zu vermeiden und den Alterungsprozess zu verzögern.

Akupunktur

Ren 4 (+), Bl 18 (+), Bl 23 (+), Ni 6 (+) und Le 3 (+), kein Moxa!
Durchführung: während der Menopause einmal alle 1–3 Monate; nach der Menopause alle 6 Monate.

Die Angaben zur Behandlungszeit sind nur ein allgemeiner Vorschlag. Im konkreten Einzelfall sollte man sie immer individuell auf die Patientin abstimmen.

Phytotherapie

Geeignet sind entweder ***Liu Wei Di** Huang Wan* oder ***Zuo Gui Yin.***

Liu Wei Di Huang Wan: Pille aus 6 Kräutern mit *Di Huang*			
Pin Yin	**Pharmakologischer Name**	**Menge**	**Wirkweise**
Shu Di Huang	Radix Rehmanniae Glutinosae Conquitae/ Praeparatae	24 g	nährt das Blut und stärkt *Yin*
Shan Zhu Yu (Shan Yu Rou)	Fructus Corni	12 g	befeuchtet die Niere und unterstützt die Leber
Shan Yao	Rhizoma Dioscoreae Oppositae	12 g	stärkt Niere und Milz
Ze Xie	Rhizoma Alismatis	9 g	leitet Trübes aus
Mu Dan Pi	Cortex Moutan Radicis	9 g	klärt Leber-Hitze
Fu Ling Pi	Sclerotium Poriae Albae	9 g	stärkt die Milz, leitet Feuchtigkeit aus

7

Zuo Gui Wan: nach links (zum Nieren-*Yin*) führende Pille			
Pin Yin	**Pharmakologischer Name**	**Menge**	**Wirkweise**
Shu Di Huang	Radix Rehmanniae Recens	6–12 g	nährt Blut und *Yin*
Gou Qi Zi	Fructus Lycii	6–9 g	nährt Blut und *Yin*
Gui Ban	Plastrum Testudinis	6–12 g	nährt Blut und *Yin*
Shan Zhu Yu (Shan Yu Rou)	Fructus Corni	3–6 g	konsolidiert die Essenz
Chuan Niu Xi	Radix Cyathulae Officinalis	3–6 g	bewegt das Blut
Han Lian Cao	Herba Ecliptae	6–15 g	ergänzt *Yin*, leitet Blut-Hitze aus
Lu Jiao Shuang	Cornu Cervi degelatinatum	6 g	stärkt *Qi* und *Yang*
Tu Si Zi	Semen Cuscutae	6 g	stärkt *Qi* und *Yang*
Shan Yao	Rhizoma Dioscoreae Oppositae	6 g	stärkt *Qi* und *Yang*

Hausrezept

Entenbrühe mit *Dong Chong Xia Cao* und *Gou Qi Zi*: 1 Ente mit 10 g *Dong Chong Xia Cao* (Cordiceps Sinensis) im Entenbauch ca. 2 Std. lang kochen, dann 20 g eingeweichte *Gou Qi Zi* (Fructus Lycii) hinzufügen und weitere 30 Min. kochen, mit wenig weißem Zwiebellauch, Pfeffer und Salz gewürzt essen.

7.2 Faltenbildung

Im Huang Di Nei Jing steht:
„Mit 35 werden die *Yang-Ming*-Meridiane schwächer, das Gesicht fängt an zu welken, das Haar beginnt auszufallen".
Starker Stress und ein ungeregelmäßiger Lebensrhythmus, z. B. mit zu wenig Schlaf oder zu wenig ausgleichender körperlicher Betätigung, können die Milz und die Leber so sehr beeinträchtigen, dass schon sehr früh Gesichtsfalten auftreten. Auch der physiologische Alterungsprozess, bei dem das Nieren- und das Leber-*Yin* nach und nach verbraucht werden, hinterlässt seine Spuren unter anderem im Gesicht. Mit den Möglichkeiten der Chinesischen Medizin können diese Prozesse zwar nicht außer Kraft gesetzt, jedoch eventuell deutlich verzögert werden: Vor allem die Durchblutung im Gesicht wird stark gefördert, das lässt das Gesicht jünger und frischer erscheinen. Auch leicht erschlaffte Wangen und die Halspartie können nachhaltig gestrafft und Gesichtsfalten teilweise wieder geglättet werden. Zu den wichtigsten Prinzipien gehört natürlich die Umstellung auf eine gesündere Lebensweise, eine positive Einstellung zur eigenen Umgebung sowie regelmäßiges und vielseitiges Essen.
Im Laufe der langen Geschichte der Medizin (besonders der Medizin am Kaiserhof) in China wurden unzählige Rezepturen und auch sonstige Methoden für die Erhaltung der Schönheit dokumentiert. Davon sollen hier nur einige einfach zu praktizierende Maßnahmen vorgestellt werden, die sowohl vorbeugend als auch therapeutisch wirksam sind. Während Akupunktur und die äußerlichen Anwendungen eher einen lokalen Effekt haben, weisen die anderen Vorschläge einen ganzheitlichen Aspekt auf.

Therapie

Ihr Prinzip besteht darin, die Funktion der Milz und des Magens zu regulieren, das Nieren- und Leber-*Yin* zu stärken, *Qi* und Blut zu ergänzen und zu bewegen.

Phytotherapie

Zu den häufig verwendeten Kräutern gehören z. B. *Ren Shen* (Radix Ginseng), *Huang Qi* (Radix Astragali Membranaceae), *Shan Yao* (Rhizoma Dioscoreae), *Wu Wei Zi* (Fructus Schisandrae), *Bai Zhu* (Rhizoma Atractylodis Macrocephalae), *Yi Tang* (Maltose), *Dang Gui* (Radix Angelicae Sinensis), *E Jiao* (Colla Corii Asini), *Gou Qi Zi* (Fructus Lycii), *He Shou Wu* (Radix Polygoni Multiflori), *Shu Di Huang* (Radix Rehmanniae Glutinosae Conquitae/ Praeparatae), *Tu Si Zi* (Semen Cuscutae), *Shi Hu* (Herba Dendrobii) und *Fu Ling Pi* (Poria).
Einfaches Rezept I: 5 g *Gou Qi Zi* (Fructus Lycii), 5 g *He Shou Wu* (Radix Polygoni Multiflori), 3 g *Hang Ju Hua* (Flos Chrysanthemi Morifolii) und 5 g schwarzen Sesam als Tee ca. 20 Min. lang kochen, ungesüßt oder mit Kandiszucker trinken.
Einfaches Rezept II: *Shu Di Huang* (Radix Rehmanniae Glutinosae Conquitae/Praeparata), *Tian Men Dong* (Radix Asparagi), *Ju Hua* (Flos Chrysanthemi

Morifolii) und *Chao Chen Pi* (geröstet) (Pericarpium Citri Reticulatae Viride), jeweils 500 g, mischen. Davon 2 ×/Tag 5 g als Pulver oder Pille (mit Honig) über längere Zeit einnehmen.

Äußerliche Anwendung

Möglich ist z. B. ein Gesichts-Dampfbad oder eine Gesichtsmaske mit Kräutern; da diese Methoden jedoch klinisch nicht relevant sind, werden sie hier nicht dargestellt.

Akupunktur

NP (Bereich der Hauptbeschwerden):	bei Stirnfalten: Bl 2, Gb 14 bei Falten an den äußeren Augenwinkeln: *Ex-Tai Yang*, Sj 23, Gb 1 bei Mund-Nasen-Falten: Di 20, Ma 4, *Ex-Jia Chen Jian* bei Gesichtserschlaffung: zusätzlich Ma 6, Dü 18 oder Ma 3 bei Augenlidödemen: *Ex-Tai Yang*, Ma 1
FP (betroffene Meridiane):	Di 4, Sj 5
AP (für die Ursachenbehandlung):	Ma 36 (+), Mi 10 (+)

Diese Punkte können auch von den Patienten selbst massiert werden: jeder Punkt 2 ×/Tag für ca. 30 Sek.
Es sollten nur sehr dünne Nadeln (z. B. 0,20 × 15–20 mm) verwendet werden. Schräg einstechen, 0,5–1 cm tief; bei schon vorhandenen Falten ist eine Serie von 15–20 Behandlungen erforderlich.
Moxibustion (siehe unter 7.1 „Allgemeine Prävention“)

7

Hausmittel

***Jing-Mi*-Brei:** 30 g *He Shou Wu* (Radix Polygoni Multiflori) zuerst 10 Min. lang kochen, dann 50 g *Jing Mi* (Semen Oryzae) und 5 Datteln hinzufügen und weitere 20 Min. köcheln lassen; zum Schluss mit ein wenig kurz gebratenem schwarzem Sesam und braunem Zucker würzen und den Brei morgens nüchtern essen.
Als häufig gebrauchte Nahrungsmittel noch zu erwähnen sind Honig, Milch, Tofu, Datteln, Möhren, Wachteleier, schwarzer Sesam, Spargel und evtl. Schweinsfüße.

> Auch ein Hausmittel sollte – wie bei der Phytotherapie üblich – serienweise (immer für 7–10 Tage) eingenommen werden, denn durch einmaligen Verzehr lässt sich keine nachhaltige Wirkung erzielen.

7.3 Hautunreinheiten im Gesicht

Von der Pubertät bis ins frühe Erwachsenenalter verfügt der Körper noch über ein *Yang*, das stark genug ist, um das Wachstum des Körpers zu gewährleisten. Bei relativem Überwiegen des *Yang* kann sich leicht eine Hitze entwickeln. Sobald sie gestaut wird, kommt es zu Unreinheiten der Haut. Viele junge Frauen sind während dieser Lebensphase nicht nur physisch, sondern vor allem psychisch durch die Probleme einer unreinen Haut belastet. Sie leiden an einer gesteigerten Talgproduktion mit verstopften Hautporen und rötlichen, zum Teil schmerzhaften Papeln, Pusteln oder Knoten im Gesicht, aber auch im Nacken und im Thoraxbereich. Diese Hautveränderungen werden in der Schulmedizin als „Akne" oder „akneähnliche Erkrankungen" bezeichnet.

In der TCM ergeben sich therapeutische Ansatzpunkte durch die enge Beziehung der Haut zur Lunge und durch ihre Verknüpfung mit Magen und Milz sowie mit dem *Chong*- und *Ren*-Meridian.

Wirken äußere Krankheitsfaktoren wie Wind-Hitze auf die Lunge ein, sind die Oberfläche und auch der kraniale Bereich des Körpers hierdurch am meisten beeinträchtigt, es kommt zu einem Hitze-Stau in der Gesichtshaut und der Thoraxoberfläche.

Nimmt man zu viel fette, scharfe oder süße Nahrungsmittel zu sich, werden das Magen- und das Milz-*Qi* belastet. Die feuchte Hitze, die sich dadurch in diesen Systemen entwickelt, steigt mit dem Magen-*Qi* nach oben in Richtung Kopf. Es kommt zur fettigen Veränderung der Haut mit feuchten Papeln oder Knoten im Gesichtsbereich.

Außerdem kann die Hautreinheit aber auch durch eine Disharmonie zwischen *Chong*- und *Ren*-Meridian, vor allem bei einer gestörten Regulation von *Qi* und Blut *(Xue)* in der Leber, beeinträchtigt sein. Erinnern wir uns: Kurz vor und am Anfang der Menstruation gibt es eine Fülle von *Qi* und Blut *(Xue)* im *Chong*- und *Ren*-Meridian. Bei einem Stau suchen sich *Qi* und Blut dann unter Umständen einen Ausweg durch die Haut, so dass klar wird, warum Frauen hauptsächlich während dieser Zeit Hautprobleme bekommen.

Wind-Hitze in der Lunge

Diagnose

Hauptbeschwerden: viele kleine Papeln im Gesicht, Hautfarbe hellrot, die Haut ist nicht sehr fettig.
Zunge: rote Zungenspitze, dünner gelblicher Belag.
Puls: beschleunigt.

Therapie

Wind und Hitze beseitigen, Lunge freimachen.

Phytotherapie

Pi Pa Qing Fei Tang: die Lunge klärendes Dekokt mit Eryobotryae			
Pin Yin	**Pharmakologischer Name**	**Menge**	**Wirkweise**
Pi Pa Ye	Folium Eriobotryae	6–9 g	klärt die Lunge
Ren Shen	Radix Ginseng	1–3 g	stärkt das *Qi*
Huang Lian	Rhizoma Coptidis	1–3 g	klärt Hitze, leitet Feuchtigkeit aus
Huang Bo/Bai	Cortex Phellodendri	3–6 g	klärt Hitze, leitet Feuchtigkeit aus
Sang Bai Pi	Cortex Mori Albae Radicis	6–9 g	klärt Hitze, leitet Feuchtigkeit aus
Zhi Gan Cao	Radix Glycyrrhizae (Uralensis)	1–3 g	harmonisiert, entgiftet

Akupunktur

NP (Bereich der Hauptbeschwerden):	Ma 7, Ma 6, Ma 4, Ma 3, Dü 18, Gb 1 (bei jeder Behandlung nur 2 × 2 Punkte nehmen)
FP (betroffene Meridiane):	Lu 7, Di 4
AP (für die Ursachenbehandlung):	Du 14 (–), Di 11 (–), Bl 13 (–)
EP (Erfahrungspunkt):	bei starker und immer wiederkehrender Hitze: Lu 11 bluten lassen

> Die Nadel sollte nicht direkt in die Krankheitsherde eingestochen, sondern etwas daneben und nach dem Einstechen subkutan quer unter dem Krankheitsherd weitergeschoben werden.

Feuchte-Hitze im Magen und in der Milz

Diagnose

Hauptbeschwerden: sehr fettige, unreine Haut, die Hautveränderungen können in verschiedenen Formen wie Papeln, Pusteln und als eitrige Knoten vorkommen.
Allgemeinsymptome: oft Obstipation, Appetitlosigkeit und Blähungen.
Zunge: rot, gelblicher und schmieriger Zungenbelag.
Puls: schnell und schlüpfrig.

Therapie

Die Hitze klären und die Feuchtigkeit ausleiten.

Phytotherapie

Yin Chen Hao Tang wird zusammen mit *Wu Wei Xiao Du Yin* angewendet.

Yin Chen Hao Tang: Dekokt mit *Yin Chen Hao*			
Pin Yin	**Pharmakologischer Name**	**Menge**	**Wirkweise**
Yin Chen Hao	Herba Artemisiae Capillaris	9–12 g	leitet feuchte Hitze aus
Zhi Zi	Fructus Gardeniae	6–9 g	klärt Hitze, entgiftet
Da Huang	Rhizoma Rhei	6–9 g	klärt Hitze, entgiftet

Wu Wei Xiao Du Yin: entgiftender Trunk mit 5 Arzneimitteln*			
Pin Yin	**Pharmakologischer Name**	**Menge**	**Wirkweise**
Jin Yin Hua	Flos Lonicerae (Japonicae)	9–15 g	klärt Hitze, entgiftet
Ju Hua	Flos Chrysanthemi Morifolii	9–12 g	klärt Hitze, entgiftet
Zi Hua Di Ding	Herba Violae	9–15 g	klärt Hitze, entgiftet
Pu Gong Ying	Herba Taraxaci	9–15 g	klärt Hitze, entgiftet
Tian Kui Zi	Semen Semiaquilegiae	6–9 g	klärt Hitze, entgiftet

* Dieses Rezept kann leichte Diarrhö verursachen.

Akupunktur

NP (Bereich der Hauptbeschwerden):	Ma 7, Ma 6, Ma 4, Ma 3, Dü 18, Gb 1 (bei jeder Behandlung nur 2 × 2 Punkte nehmen)
FP (betroffene Meridiane):	Di 4 (–), Di 11(–)
AP (für die Ursachenbehandlung):	Ma 40 (–), Ma 44 (–)
EP (Erfahrungspunkt):	bei starker und immer wiederkehrender Hitze: Di 1 bluten lassen

Disharmonie in und zwischen *Chong-* und *Ren*-Meridian

Diagnose

Hauptbeschwerden: Hautveränderungen stehen fast immer mit der Periode in Zusammenhang.
Allgemeinsymptome: häufig Menstruationsbeschwerden wie Dysmenorrhö oder verspätete Periode.
Zunge: dunklerer Zungenkörper, dünner normaler oder gelblicher Belag.
Puls: dünn und saitenfömig.

Therapie

Qi und Blut *(Xue)* bewegen, *Chong*- und *Ren*-Meridian harmonisieren.

Phytotherapie

Xiao Yao San: das Pulver des unbeschwerten Wanderers, zusätzlich *Yi Mu Chao, Dun Shen* und *Shen Di Huang*			
Pin Yin	**Pharmakologischer Name**	**Menge**	**Wirkweise**
Chai Hu	Radix Bupleuri	3–6 g	reguliert das Leber-*Qi*
Bo He	Herba Menthae	1–3 g	reguliert das Leber-*Qi*
Bai Shao Yao	Radix Paeoniae Albae (Lactiflorae)	3–9 g	nährt das Leber-Blut
Dang Gui	Radix Angelicae Sinensis	3–9 g	nährt und bewegt das Leber-Blut
Bai Zhu	Radix Atractylodis Macrocephalae	3–9 g	stärkt das Milz-*Qi*
Sheng Jiang	Rhizoma Zingiberis Recens	1–3 g	bewegt das *Qi*
Fu Ling Pi	Sclerotium Poriae Albae	3–9 g	leitet Wasser aus
Zhi Gan Cao	Radix Glycyrrhizae (Uralensis)	1–3 g	harmonisiert die Rezeptur
Yi Mu Cao	Herba Leonuri	9–15 g	bewegt Blut
Dang Shen	Radix Codonopsitis	3–9 g	ergänzt und bewegt Blut
Sheng Di Huang	Radix Rehmanniae Recens	6–12 g	klärt Hitze in Blut

Akupunktur

NP (Bereich der Hauptbeschwerden): Ma 7, Ma 6, Ma 4, Ma 3, Dü 18, Gb 1 (bei jeder Behandlung nur 2 ×2 Punkte nehmen)

FP (betroffene Meridiane): Di 4 (–), Le 2 (–)

AP (für die Ursachenbehandlung): Mi 10, Bl 17

> Phytotherapie und Akupunktur sollten hier etwa 10 Tage vor der Menstruation intensiver durchgeführt werden.

Hausmittel

Löwenzahn-Tee: 20 g frischen *Pu Gong Ying* (Herba Taraxaci, Löwenzahn) (getrocknet nur 10 g) zuerst waschen, dann mit ausreichend Wasser ca. 10 Min. kochen und über den Tag verteilt häufig trinken. Bei Disharmonie im *Chong*- und *Ren*-Meridian kann man für den Tee noch zusätzlich 10 g *Xia Ku Cao* (Spica Prunellae) verwenden.

Weitere Tipps

Einige allgemeine Verhaltensregeln sind bei dieser Krankheit besonders wichtig:

- **Hauthygiene:** mindestens zweimal pro Tag das Gesicht und die Halspartien mit einem milden Gesichtswasser oder einer Neutralseife leicht entfetten; keine oder nur wenig kosmetische Artikel zum Schminken benutzen; die Papeln und Knoten nicht ausdrücken, um eine Infektion zu vermeiden.
- **Stuhlgang:** viel Gemüse und Obst essen, um so für einen freien, ungehinderten Stuhlgang zu sorgen und ihn im nötigen Fluss zu halten, so dass Lungen- und Magen-*Qi* absinken können.
- **Ernährung:** zu süße, zu fettige oder scharfe (d. h. auch Alkohol) Speisen vermeiden, damit keine weitere Hitze entstehen kann.

7.4 Adipositas

Übergewicht, im wahrsten Sinn das „schwerwiegendste" Leiden unter den modernen Zivilisationskrankheiten, bringt für viele Frauen nicht nur körperliche Probleme, sondern wegen der „Offensichtlichkeit" des Andersseins auch psychische Belastungen mit sich.

Hauptursachen des Übergewichts sind nach der TCM:

- Zu viel Essen oder die Aufnahme von zu gehaltvollen und/oder süßen Nahrungsmitteln, so dass es zu einer übermäßigen Speicherung von *Yin* im Körper kommt.
- Zu viel sitzende Arbeit und zu wenig Bewegung machen den *Qi*- und den Blut-Fluss träge, die von der Milz transformierte Essenz kann nicht ausreichend weitertransportiert und verarbeitet werden, so dass sie die *Jing Luo* verstopft und sich im Gewebe als Fett und Feuchtigkeit sammelt.
- Auch bei allgemeiner *Qi*-Schwäche wird die Flüssigkeit nicht ausreichend transportiert und sammelt sich im Gewebe an. Sie kann sich zu Schleim verdichten.
- Erbfaktoren und die individuelle Konstitution spielen ebenfalls eine Rolle. So werden z. B. Menschen des Erde-Milz-Typs schon in der alten Zeit wie folgt beschrieben: Sie haben ein rundes Gesicht, einen dicken Nacken und Hängeschultern, einen kurzen Hals, einen großen Bauch und kleine fleischige Hände und Füße; sie neigen zu Behäbigkeit, grübeln viel und sind oft Genussesser. Diese Menschen sollten besonders darauf achten, einem Übergewicht vorzubeugen.
- Auch Gemütsfaktoren wie ein weitgehend sorgenfreies, bequemes Leben können zu einer Gewichtszunahme führen (vergleiche die Figur des sorglos lächelnden chinesischen Buddhas).

Kurz gefasst: Adipositas wird hauptsächlich durch *Qi*-Schwäche oder einen behinderten *Qi*-Fluss sowie die daraus entstehende Feuchtigkeit und Schleim verursacht.

Mit der Behandlung sollen deshalb die gestaute Feuchtigkeit und der Schleim ausgeleitet und das *Qi* unterstützt werden. Eine möglicherweise zugrundeliegende, nach schulmedizinischen Kriterien diagnostizierte Erkrankung muss selbstverständlich entsprechend behandelt werden. Natürlich wird auch die Willenskraft der Patientin stark gefordert. Unterstützend kann sich die positiv verstärkende Dynamik einer Gruppentherapie hierbei auswirken, mit der sich oft überraschende Effekte erzielen lassen.

Milz-Schwäche mit Feuchtigkeitsretention

Diagnose

Hauptbeschwerden: Übergewicht mit auffallender Fettverteilung vor allem im Gesicht, am Bauch und im Nacken.
Allgemeinsymptome: blasses Gesicht, schwere Gliedmaßen, Müdigkeit und Bewegungsfaulheit; Blähungen, weiche Stühle.
Zunge: blass mit Zahneindrücken, weißer und schmieriger Belag.
Puls: tief und schlüpfrig.

Therapie

Milz stärken und Feuchtigkeit ausleiten.

Phytotherapie

Fang Ji Huang Qi Tang: Dekokt mit *Fang Ji* und *Huang Qi*, zusätzlich *Fu Ling Pi* (Poria), *Yi Yi Ren* (Coix) und *Shan Zha* (Fructus Crataegi)

Pin Yin	Pharmakologischer Name	Menge	Wirkweise
Huang Qi	Radix Astragali Membranaceae	9–15 g	stärkt das *Qi*
Fang Ji	Stephnia Tetrandra	9–15 g	leitet Feuchtigkeit aus
Bai Zhu	Atractylodes Macrocephalae	6–9 g	leitet Feuchtigkeit aus
Sheng Jiang	Rhizoma Zingiberis Recens	1–3 g	macht die Oberfläche frei
Zhi Gan Cao	Radix Glycyrrhizae (Uralensis) praep	1–3 g	harmonisiert
Da Zao	Fructus Zizyphi Jujubae	1–3 g	harmonisiert
Fu Ling	Sclerotium Poriae Albae	9–15 g	leitet Feuchtigkeit aus
Yi Yi Ren	Semen Coicis	10–18 g	stärkt Milz, leitet Feuchtigkeit aus
Shan Zha	Fructus Crataegi	6–12 g	stärkt Milz, macht Magen zu

Akupunktur

NP (Bereich der Hauptbeschwerden): Ma 3, Gb 21, Di 15 (–)
FP (betroffene Meridiane): Ma 36 (+), Ma 25, Ma 40, Mi 4 (abwechselnd)

AP (für die Ursachenbehandlung): Ren 12, Bl 20

Magen-Hitze mit Feuchtigkeitsretention

Diagnose

Hauptbeschwerden: Übergewicht mit relativ gleichmäßiger Fettverteilung; „Heißhunger" und ständiges Hungergefühl.
Allgemeinsymptome: Durst, unangenehmer Mundgeruch, Obstipation.
Zunge: rot mit gelblichem, dickem Belag.
Puls: beschleunigt und schlüpfrig.

Therapie

Magen-Hitze klären, Feuchtigkeit ausleiten.

Phytotherapie

Huang Lian Wen Dan Tang: die Galle erwärmendes Dekokt mit _Huang Lian,_ zusätzlich _Ze Xie_ (Rhizoma Alismatis)

Pin Yin	Pharmakologischer Name	Menge	Wirkweise
Ban Xia	Tuber Pinelliae (Ternatae)	6–9 g	beseitigt Feuchtigkeit
Chao Chen Pi (geröstet)	Pericarpium Citri Reticulatae Viride	6–9 g	beseitigt Feuchtigkeit
Fu Ling Pi	Sclerotium Poriae Albae	9–15 g	beseitigt Feuchtigkeit
Zhi Shi	Fructus Citri Aurantii Immaturus	6–9 g	bewegt das *Qi*
Zhu Ru	Caulis Bambusae in Taeniis	6–9 g	klärt Hitze, löst Schleim
Zhi Gan Cao	Radix Glycyrrhizae (Uralensis)	1–3 g	harmonisiert
Da Zao	Fructus Zizyphi Jujubae	1–3 g	harmonisiert
Huang Lian	Rhizoma Coptidis	1–3 g	klärt Hitze und Feuchtigkeit
Ze Xie	Radix Alismatis	6–9 g	leitet Wasser aus

Akupunktur

NP (Bereich der Hauptbeschwerden): Ma 3, Gb 21, Gb 31 (–)
FP (betroffene Meridiane): Ma 34, Ma 40, Ma 44, Ma 25, Mi 4 (abwechselnd anwenden)
AP (für die Ursachenbehandlung): Ren 12

7

7

Milz- und Nieren-Yang Schwäche

Diagnose

Hauptbeschwerden: Übergewicht mit auffallender Fettverteilung vor allem am Gesäß und an den Oberschenkeln.
Allgemeinsymptome: Erschöpfung, ständiges Kältegefühl, Müdigkeit und leichte Schmerzen im Rücken und in den Knien, wenig Urin, Ödeme, Kurzatmigkeit.
Zunge: blass und leicht geschwollen mit dünnem, weißem Belag.
Puls: tief und schwach.

Therapie

Milz und Nieren stärken, Wasser ausleiten.

Phytotherapie

Angewendet werden ***Zhen Wu Tang*** oder ***Fang Ji Huang Qi Tang*** (siehe unter „Milz-Schwäche mit Feuchtigkeitsretention“ in diesem Kapitel).

***Zhen Wu Tang:* Dekokt des echten Kriegers**

Pin Yin	Pharmakologischer Name	Menge	Wirkweise
Fu Zi	Radix Aconiti Lateralis (Carmichaeli)	3–6 g	wärmt das Innere
Bai Zhu	Rhizoma Atractylodis Macrocephalae	6–9 g	ergänzt das *Qi*
Fu Ling Pi	Sclerotium Poriae Albae	9–12 g	leitet Feuchtigkeit über Urin ab
Sheng Jiang	Rhizoma Zingiberis Recens	6–9 g	öffnet die Oberfläche, transformiert Schleim
Bai Shao	Radix Paeoniae Albae (Lactiflorae)	6–9 g	nährt das Blut

Akupunktur

NP (Bereich der Hauptbeschwerden): Ma 3, Gb 21, Gb 31 (–)
FP (betroffene Meridiane): Bl 20 (M, +), Bl 23 (M, +), Ma 25, Mi 9, Ni 7
AP (für die Ursachenbehandlung): Ren 12, Ren 4 (M, +)

Allgemeine Hinweise zur Akupunktur bei Adipositas

Die in diesem Kapitel angegebenen Punkte sollten abwechselnd benutzt werden.
Bei den muskelreichen Punkten sollten lange Nadeln verwendet werden.
Elektro- und Ohrakupunktur (vor allem mit Dauernadel oder Pflanzensamen-Klebemethode) können kombiniert eingesetzt werden.

Die Behandlung sollte 1 ×/Woche über mehrere Monate durchgeführt werden.

Allgemeine Hinweise zur Ernährung

Die Chinesische Medizin legt keinen Wert auf Fastenkuren, die das *Qi* und das Blut *(Xue)* zu stark schwächen würden; sie fordert stattdessen ein bewusstes Essverhalten:

Man sollte sich nicht einseitig, sondern sehr vielseitig ernähren. Während des Abnehmens ist es wichtig, den Fettverzehr einzuschränken und überwiegend Gemüse, Obst und auch Sojabohnenprodukte (z. B. Tofu) zu sich zu nehmen.

Außerdem sollte man stets langsam essen und eine übermäßige Sättigung vermeiden. Das empfiehlt sich besonders bei der Mahlzeit am Abend, bei der eine 80%ige Sättigung ausreicht.

Naschgelüste sollten sich ausschließlich auf Obst oder rohes Gemüse richten.

Ein regelmäßig geführtes Ess-Tagebuch kann für die Patientinnen sehr hilfreich sein.

Hausmittel

Oolong-Tee oder *Pu-Err*-Tee (erhältlich im Teegeschäft).

8 Anhang

8.1 Pinyin-Name, Übersetzung, Besonderheiten und Lokaliation aller im Buch erwähnten Akupunkturpunkte

Lungen-Meridian				
Punkt	***Pinyin-Name***	**Übersetzung**	**Besonderheiten**	**Lokalisation**
Lu 5	*Chize*	Teich am Ellenbogen	Meer-*He*-Punkt, Wasser-Punkt, Sedierungspunkt (Sohn-Punkt). Wichtiger Punkt!	Bei leichter Ellenbogen-anwinklung in der Ellen-bogenfalte radial der Bizepssehne
Lu 7	*Lieque*	Lückenspalte	Durchgangs-*Luo*-Punkt, Öffnungs-Punkt des *Ren Mai* und allgemeiner Fernpunkt für Nak-ken und Hinterkopf. Wichtiger Punkt!	Daumen und Zeigefinger beider Hände überkreuzen und den Zeigefinger einer Hand auf den Processus styloideus radii der anderen Hand platzieren: Punkt jetzt direkt unter der Zeigefinger-spitze, ca. 1.5 Cun proximal zu Di 5.
Lu 11	*Shaoshang*	Junges Shang (Junge Wandlungs-phase Metall)	Brunnen-*Jing*-Punkt, Holz-Punkt. Wichtiger Halsentzündungen (mit Mikroaderlass)!	0.1 Cun neben dem radialen Nagelfalzwinkel des Daumens

8

Dickdarm-Meridian				
Punkt	***Pinyin-Name***	**Übersetzung**	**Besonderheiten**	**Lokalisation**
Di 1	*Shangyang*	Yang der Wandlungs-phase Metall	Brunnen-*Jing*-Punkt, Metall-Punkt.	0.1 Cun neben radialem Zeigefingernagelfalzwinkel
Di 4	*Hegu*	Talverbindung	Ursprungs-*Yuan-Qi*-Punkt. Sehr wichtiger Punkt!	Zwischen I. und II. Metakarpalknochen in der Mitte des II. Metacarpal-knochens auf der Radialseite; höchster Punkt des Muskel-wulstes, der beim Aneinan-derlegen von Daumen und Zeigefinger entsteht;

→

Dickdarm-Meridian (Fortsetzung)				
Punkt	***Pinyin-Name***	**Übersetzung**	**Besonderheiten**	**Lokalisation**
				Aufsuchen: Daumenendglied der einen Hand auf den Hautrand zwischen abgespreiztem Daumen und Zeigefinger der anderen Hand legen: Daumenspitze zeigt auf den Punkt
Di 10	*Shousanli*	Drei Entfernungen am Arm	Wichtiger Lokalpunkt!	2 Cun unter **Di 11** auf der Verbindungslinie zu **Di 5**
Di 11	*Quchi*	Gekrümmter Teich	Meer-*He*-Punkt, Erd-Punkt, symptomatischer Punkt bei Allergien. Sehr wichtiger Punkt!	Bei 90° angewinkeltem Ellenbogen am lateralen Ellenbogenfaltenende
Di 15	*Jianyu*	Schulterknochen	Kreuzungspunkt mit dem *Yang Qiao Mai*. Wichtiger Lokalpunkt für Schulterbeschwerden! ***Cave:*** Keimverschleppung ins Schultergelenk vermeiden!	Am vorderen unteren Rand des Akromions, in der Mitte zwischen Pars clavicularis und Pars acromialis des M. deltoideus; Aufsuchhilfe: bei abduziertem Arm auf der Schulterhöhe im vorderen der beiden Grübchen auf dem Schultergelenk
Di 20	*Yingxiang*	Düfte empfangen	Kreuzungspunkt mit dem Magen-Meridian (Fluß-*Yangming*). Wichtiger Lokalpunkt bei allen Nasenerkrankungen!	In der Mitte der Grube am Außenrand des Nasenflügels zwischen Nasolabialfalte und Nasenflügel

Magen-Meridian				
Punkt	***Pinyin-Name***	**Übersetzung**	**Besonderheiten**	**Lokalisation**
Ma 1	*Chengqi*	Tränensammler	Kreuzungspunkt mit dem *Yang Qiao Mai*.	Direkt unter der Pupille beim „Geradeausblick" zwischen Augapfel und Infraorbitalrand
Ma 3	*Juliao*	Großer Knochenspalt	Kreuzungspunkt mit dem *Yang Qiao Mai*.	Auf der äußeren Seite der Nasolabialgrube unter der Pupille bei „Geradeausblick"

→

Magen-Meridian (Fortsetzung)				
Punkt	***Pinyin-Name***	**Übersetzung**	**Besonderheiten**	**Lokalisation**
Ma 4	*Dicang*	Kornspeicher der Erde	Kreuzungspunkt mit dem DickdarmMeridian (Hand-*Yang ming*) und dem *Yang Qiao Mai.* Wichtiger Lokalpunkt!	Unter der Pupille bei „Geradeausblick" ca. 0.4 Cun lateral des Mundwinkels
Ma 6	*Jiache*	Kieferknochen	Wichtiger Lokalpunkt!	Bei fest zusammengepresstem Kiefer auf der höchsten Erhebung des M. masseter, ein Finger breit vor und über dem Unterkieferwinkel
Ma 7	*Xiaguan*	Untere Grenze	Kreuzungspunkt mit dem Gallenblasen-Meridian (Fuß-*Shaoyang*). Wichtiger Lokalpunkt!	Bei geschlossenem Mund in der Vertiefung an der unteren Jochbeingrenze vor dem Processus articularis der Mandibula am Hinterrand des M. masseter
Ma 8	*Touwei*	Kopfbindung	Kreuzungspunkt mit dem Gallenblasen-Meridian (Fuß-*Shaoyang*) und dem *Yang Qiao Mai.* Wichtiger Lokalpunkt!	0.5 Cun über dem vorderen natürlichen Haaransatz im Stirn-Schläfenwinkel („Geheimratsecke") oder 4.5 Cun lateral der Medianlinie *(Ren Mai)* und 3 Cun kranial der Augenbrauen
Ma 16	*Yingchuang*	Fenster der Brust	–	Im dritten ICR auf der Mamillarlinie
Ma 18	*Rugen*	Wurzel der Brust	Wichtiger Lokalpunkt!	Im fünften ICR auf der Mamillarlinie
Ma 21	*Liangmen*	Balkentor	Wichtiger Punkt für den Magenbereich!	4 Cun über dem Nabel und 2 Cun lateral der vorderen Medianlinie (*Ren Mai*)
Ma 25	*Tianshu*	Himmlischer Angelpunkt	Alarmpunkt (Mu-P.) des Di	2 Cun lateral des Nabels
Ma 28	*Shuidao*	Weg des Wassers	Wichtiger Lokalpunkt für den Urogenitaltrakt!	3 Cun unter dem Nabel und 2 Cun lateral der vorderen Medianlinie
Ma 29	*Guilai*	Rückkehr	Wichtiger Lokalpunkt für den Urogenitaltrakt!	4 Cun unter dem Nabel und 2 Cun lateral der vorderen Medianlinie
Ma 30	*Qichong*	Ansturm des Qi	Kreuzungspunkt mit dem *Chong Mai.* Wichtiger Lokalpunkt für den Genitaltrakt!	5 Cun unter dem Nabel und 2 Cun lateral der vorderen Medianlinie, am Symphysenoberrand medial der A. femoralis

→

Magen-Meridian (Fortsetzung)				
Punkt	***Pinyin-Name***	**Übersetzung**	**Besonderheiten**	**Lokalisation**
Ma 34	*Liangqiu*	Gipfel des Hügels	Spalten-*Xi*-Punkt. Wichtiger Punkt!	2 Cun über dem oberen lateralen Patellarand in einer Vertiefung des M. quadriceps
Ma 36	*Zusanli*	Drei Entfernungen am Fuß	Meer-*He*-Punkt, Tonisierungspunkt (Mutter-Punkt), Unterer Meer-*Xiahe*-Punkt des Magens. Sehr wichtiger Punkt!	1 QF (Mittelfinger) lateral der Tibiavorderkante, 3 Cun unter **Ma 35**
Ma 37	*Shangjuxu*	Obere große Leere	Unterer Meer-*Xiahe*-Punkt des Dickdarms. Wichtiger Punkt!	1 QF (Mittelfinger) lateral der Tibiavorderkante, 3 Cun unter **Ma 35**
Ma 40	*Fenglong*	Reiche Fülle	Durchgangs-*Luo*-Punkt. Wichtiger Punkt bei allen „Schleimstörungen"!	In der Mitte zwischen Patellaunterkante bei **Ma 35** und Spitze des Malleolus lateralis, 2 QF (Mittelfingerbreiten) lateral der Tibiavorderkannte
Ma 44	*Neiting*	Innenhof	Quell-*Ying*-Punkt, Wasser-Punkt. Sehr wichtiger Fernpunkt bei „Hitzezuständen im Kopfbereich"!	In der Interdigitalhaut zwischen Metatarsale II und III am Übergang von Basis zum Schaft des Metatarsale II

Milz-Meridian				
Punkt	***Pinyin-Name***	**Übersetzung**	**Besonderheiten**	**Lokalisation**
Mi 1	*Yinbai*	Verborgenes Weiß	Brunnen-*Jing*-Punkt, Holz-Punkt.	An der medialen Seite der Großzehe, 0.1 Cun proximal und medial vom Nagelfalzwinkel
Mi 4	*Gongsun*	Enkel des Fürsten	Durchgangs-*Luo*-Punkt, Öffnungs-Punkt des *Chong Mai*. Wichtiger Punkt!	In einer Vertiefung distal und unterhalb der Basis des ersten Metasalknochens
Mi 6	*Sanyinjiao*	Treffpunkt der drei Yin	Kreuzungspunkt der drei *Yin*-Meridiane des Fußes mit Nieren-Meridian	3 Cun über der höchsten Stelle des Malleolus medialis an der Hinterkante der Tibia

→

Milz-Meridian (Fortsetzung)				
Punkt	***Pinyin-Name***	**Übersetzung**	**Besonderheiten**	**Lokalisation**
			(Fuß-*Shaoyin*) und Leber-Meridian (Fuß-*Jueyin*). Sehr wichtiger Punkt!	
Mi 8	*Diji*	Erd-Drehpunkt	Spalten-*Xi*-Punkt. Wichtiger Punkt bei akuter Dymenorrhöe!	3 Cun distal von **Mi 9** auf der Verbindungslinie der Spitze des Malleolus medialis und **Mi 9**
Mi 9	*Yinlingquan*	Quelle des Yin-Hügels	Meer-*He*-Punkt, Wasser-Punkt. Wichtiger Punkt zur Beseitigung von Feuchtigkeit!	Bei gebeugtem Knie in der Vertiefung am Unterrand des medialen Tibiakopfes
Mi 10	*Xuehai*	Meer des Blutes	Symptomatischer Punkt bei Allergien. Wichtiger Punkt zur Regulation des Blutes!	Bei gebeugtem Knie 2 Cun proximal des medialen oberen Patellarandes; *Aufsuchen*: Rechte Handfläche auf die linke Kniescheibe des Pat. legen, Punkt liegt dann an der Daumenspitze
Mi 12	*Chongmen*	Tor des Ansturmes	Kreuzungspunkt mit dem Leber-Meridian (Fuß-*Jueyin*).	3.5 Cun lateral der vorderen Medianlinie auf Symphysenhöhe lateral der A. femoralis
Mi 15	*Daheng*	Große transversale Linie	Kreuzungspunkt mit dem *Yin Wei Mai*.	4 Cun lateral der Nabelmitte auf der Mamillarlinie

8

Herz-Meridian				
Punkt	***Pinyin-Name***	**Übersetzung**	**Besonderheiten**	**Lokalisation**
He 6	*Yinxi*	Spalte des Yin	Spalten-*Xi*-Punkt.	0.5 Cun über der transversalen Handgelenksfalte radial des M. flexor carpi ulnaris
He 7	*Shenmen*	Tor des Geistes-Shen	Bach-*Shu*-Punkt, Erd-Punkt, Ursprungs-*Yuan-Qi*-Punkt, Sedierungspunkt (Sohn-Punkt). Sehr wichtiger Punkt!	Proximal des Os pisiforme in der Vertiefung radial des Sehnenansatzes des M. flexor carpi ulnaris auf der transversalen Handgelenksfalte

Dünndarm-Meridian				
Punkt	***Pinyin-Name***	**Übersetzung**	**Besonderheiten**	**Lokalisation**
Dü 1	*Shaoze*	Kleiner Teich	Brunnen-*Jing*-Punkt, Metall-Punkt (+ 10.4.6). Wichtiger Punkt bei Laktationsstörungen, Mastitis!	0.1 Cun neben dem ulnaren Nagelfalzwinkel des Kleinfingers
Dü 3	*Houxi*	Hintere Schlucht	Bach-*Shu*-Punkt, Holz-Punkt, Öffnungspunkt des *Du Mai*, Tonisierungspunkt (Mutter-Punkt). Sehr wichtiger Punkt!	Bei lockerer Faust in der Vertiefung proximal des distalen Köpfchens des fünften Metakarpalknochens, ulnarseitig an der Grenze roter/weißer Haut
Dü 18	*Quanliao*	Jochbein-knochen-spalte	Kreuzungspunkt mit dem *San Jiao*-Meridian (Hand-*Shaoyang*). Wichtiger Lokalpunkt!	In einer Vertiefung auf dem Schnittpunkt senkrecht unter dem äußeren Augenwinkel mit der Jochbeinunterkante

Blasen-Meridian				
Punkt	***Pinyin-Name***	**Übersetzung**	**Besonderheiten**	**Lokalisation**
Bl 2	*Zanzhu*	Bambus sammeln	Wichtiger Lokalpunkt!	In einer Vertiefung am medialen Ende der Augenbraue, in der Incisula frontalis
Bl 5	*Wuchu*	Fünfter Ort	–	1 Cun über der vorderen Haaransatzlinie und 1.5 Cun lateral der Meridianlinie
Bl 10	*Tianzhu*	Himmelssäule	Sehr wichtiger Punkt!	Im Nacken, in der Vertiefung des lateralen Ansatzes des M. trapezius an der Linea nuchae, 1.3 Cun lateral des Mittelpunktes der hinteren Haaransatzline, 0.5 Cun über der hinteren Haaransatzlinie
Bl 12	*Fengmen*	Tor des Windes	Kreuzungspunkt mit dem *Du Mai*. Wichtiger Punkt bei akuten Erkältungskrankheiten!	1.5 Cun lateral der Medianlinie in Höhe Dornfortsatzunterkante BWK 2
Bl 13	*Feishu*	Transportpunkt zur Lunge	Rücken-Transport-*Shu*-Punkt der Lunge. Wichtiger Punkt!	1.5 Cun lateral der hinteren Medianlinie in Höhe der Dornfortsatzunterkante BWK 3

→

Blasen-Meridian (Fortsetzung)				
Punkt	***Pinyin-Name***	**Übersetzung**	**Besonderheiten**	**Lokalisation**
Bl 15	*Xinshu*	Transportpunkt zum Herzen	Rücken-Transport-*Shu*-Punkt des Herzens. Wichtiger Punkt!	1.5 Cun lateral der hinteren Medianlinie in Höhe der Dornfortsatzunterkante BWK 5
Bl 17	*Geshu*	Transportpunkt zum Zwerchfell	Einflussreicher-*Hui*-Punkt des Blutes, Rücken-Transport-*Shu*-Punkt des Zwerchfells. Sehr wichtiger Punkt!	1.5 Cun lateral der hinteren Medianlinie in Höhe der Dornfortsatzunterkante BWK 7
Bl 18	*Ganshu*	Transportpunkt zur Leber	Rücken-Transport-*Shu*-Punkt der Leber. Wichtiger Punkt!	1.5 Cun lateral der hinteren Medianlinie in Höhe der Dornfortsatzunterkante BWK 9
Bl 19	*Danshu*	Transportpunkt zur Gallenblase	Rücken-Transport-*Shu*-Punkt der Gallenblase. Wichtiger Punkt!	1.5 Cun lateral der hinteren Medianlinie in Höhe der Dornfortsatzunterkante BWK 10
Bl 20	*Pishu*	Transportpunkt zur Milz	Rücken-Transport-*Shu*-Punkt der Milz. Wichtiger Punkt!	1.5 Cun lateral der hinteren Medianlinie in Höhe der Dornfortsatzuntersuchung BWK 11
Bl 21	*Weishu*	Transportpunkt zum Magen	Rücken-Transport-*Shu*-Punkt des Magens. Wichtiger Punkt!	1.5 Cun lateral der hinteren Medianlinie in Höhe der Dornfortsatzuntersuchung BWK 12
Bl 23	*Shenshu*	Transportpunkt zur Niere	Rücken-Transport-*Shu*-Punkt der Niere. Sehr wichtiger Punkt!	1.5 Cun lateral der hinteren Medianlinie in Höhe der Dorfortsatzuntersuchung LWK 2
Bl 25	*Dachangshu*	Transportpunkt zum Dickdarm	Rücken-Transport-*Shu*-Punkt des Dickdarms. Wichtiger Punkt!	1.5 Cun lateral der hinteren Medianlinie in Höhe der Dornfortsatzuntersuchung LWK 4
Bl 26	*Guanyuanshu*	Transportpunkt zur Ursprungs-energie	–	1.5 Cun lateral der hinteren Medianlinie in Höhe der Dorfortsatzuntersuchung LWK 5
Bl 28	*Pangguang-shu*	Transportpunkt zur Harnblase	Rücken-Transport-*Shu*-Punkt der Blase. Wichtiger Punkt!	1.5 Cun lateral der hinteren Medianlinie in Höhe des zweiten Doramen sacrale
Bl 30	*Baihuanshu*	Transportpunkt des weißen Rings	–	1.5 Cun lateral der hinteren Medianlinie in Höhe des vierten Foramen sacrale

➔

Blasen-Meridian (Fortsetzung)

Punkt	*Pinyin-Name*	Übersetzung	Besonderheiten	Lokalisation
Bl 31	*Shangliao*	Obere Grube	–	Im ersten Foramen sacrale
Bl 32	*Ciliao*	Folgende Grube	–	Im zweiten Foramen sacrale
Bl 33	*Zhongliao*	Mittlere Grube	–	Im dritten Foramen sacrale
Bl 36	*Chengfu*	Halt der Stütze	–	In der Mitte der transversalen Gluteafalte
Bl 37	*Yinmen*	Tor des Reichtums	–	Auf der Verbindungslinie zwischen **Bl 36** und **Bl 40**, 6 Cun unter dem Punkt **Bl 36**
Bl 40	*Weizhong*	Mitten in der Biegung	Meer-*He*-Punkt, Erd-Punkt. Sehr wichtiger Punkt!	In der Mitte der Kniegelenks-querfalte, zwischen den Sehnen der Mm. biceps femoris und semitendinosus
Bl 43	*Gaohuang*	Sitz der Vitalen	Wichtiger Punkt bei Mangel-Syndromen (klassische Indika-tion). Wichtiger Punkt!	3 Cun lateral der hinteren Medianlinie in Höhe der Dornfortsatzunterkante BWK 4
Bl 60	*Kunlun*	Kunlun-Gebirge (Gebirgszug in Tibet)	Fluss-*Jing*-Punkt, Feuer-Punkt. Sehr wichtiger Punkt!	In der Mitte zwischen der Achillessehne und der höchsten Erhebung des Malleolus lateralis
Bl 67	*Zhiyin*	Erreichen des Yin	Brunnen-*Jing*-Punkt, Metall-Punkt, Tonisierungspunkt (Mutter-Punkt) Wichtiger Punkt!	Im lateralen Nagelfalzwinkel der Kleinzehe

Nieren-Meridian

Punkt	*Pinyin-Name*	Übersetzung	Besonderheiten	Lokalisation
Ni 2	*Rangu*	Brennendes Tal	Quell-*Ying*-Punkt, Feuer-Punkt, Kreuzungspunkt mit dem *Yin Qiao Mai*.	In einer Vertiefung am vorderen unteren Rand des Os naviculare anterior und inferior des Malleolus medialis an der Grenze weißer/roter Haut
Ni 3	*Taixi*	Großer Bach	Bach-*Shu*-Punkt, Erd-Punkt, Ursprungs-*Yuan-Qi*-Punkt. Sehr wichtiger Punkt!	In der Vertiefung zwischen der höchsten Erhebung des Malleolus medialis und der Achillessehne

→

Nieren-Meridian (Fortsetzung)				
Punkt	***Pinyin-Name***	**Übersetzung**	**Besonderheiten**	**Lokalisation**
Ni 5	*Shuiquan*	Wasserquelle	Spalten-*Xi*-Punkt.	1 Cun unterhalb **Ni 3** anterior und superior der Tuberositas calcanei
Ni 6	*Zhaohai*	Leuchtendes Meer	Öffnungspunkt des *Yin Qiao Mai*. Sehr wichtiger Punkt!	In der Vertiefung unterhalb des Unterrandes des Malleolus medialis
Ni 7	*Fuliu*	Wiederkehr des Abflusses	Fluß-*Jing*-Punkt, Metall-Punkt. Wichtiger Punkt zur Schweißregulation!	2 Cun oberhalb **Ni 3** in einer Vertiefung am Vorderrand der Achillessehne
Ni 13	*Qixue*	Qi-Höhle	Kreuzungspunkt mit dem *Chong Mai*.	3 Cun unterhalb des Nabels und 0.5 Cun lateral der vorderen Medianlinie
Ni 14	*Siman*	Vierfache Fülle	Kreuzungspunkt mit dem *Chong Mai*.	2 Cun unterhalb des Nabels und 0.5 Cun lateral der vorderen Medianlinie
Ni 15	*Zhongzhu*	Mittlerer Fluß	Kreuzungspunkt mit dem *Chong Mai*.	1 Cun unterhalb des Nabels und 0.5 Cun lateral der vorderen Medianlinie
Ni 16	*Huangshu*	Transportpunkt der Vitalen	Kreuzungspunkt mit dem *Chong Mai*.	0.5 Cun lateral des Bauchnabels
Ni 18	*Shiguan*	Steinpass	Kreuzungspunkt mit dem *Chong Mai*.	3 Cun oberhalb des Bauchnabels und 0.5 Cun lateral der vorderen Medianlinie
Ni 19	*Yindu*	Hauptstadt des Yin	Kreuzungspunkt mit dem *Chong Mai*.	4 Cun oberhalb des Bauchnabels und 0.5 Cun lateral der vorderen Medianlinie
Ni 23	*Shenfeng*	Siegel des Geistes	–	Im vierten ICR 2 Cun lateral der vorderen Medianlinie
Ni 24	*Lingxu*	Hügel des Geistes	–	Im dritten ICR 2 Cun lateral der vorderen Medianlinie

Perikard-Meridian				
Punkt	***Pinyin-Name***	**Übersetzung**	**Besonderheiten**	**Lokalisation**
Pe 6	*Neiguan*	Innere Grenze	Durchgangs-*Luo*-Punkt, Öffnungspunkt des *Yin Wei Mai*. Sehr wichtiger Punkt!	2 Cun über der Handgelenksbeugefalte zwischen den Sehnen der Mm. palmaris longus und flexor carpi radialis

→

Perikard-Meridian (Fortsetzung)				
Punkt	***Pinyin-Name***	**Übersetzung**	**Besonderheiten**	**Lokalisation**
Pe 8	*Laogong*	Palast der Mühen	Quell-*Ying*-Punkt, Feuer-Punkt.	In der Mitte der Innenhand zwischen dem zweiten und dritten Metakarpalknochen proximal zum Metakarpophalangealgelenk. Bei geballter Faust liegt der Punkt zwischen der Spitze des Ring- und Mittelfingers

3-Erwärmer				
Punkt	***Pinyin-Name***	**Übersetzung**	**Besonderheiten**	**Lokalisation**
3E 5	*Waiguan*	Äußerer Paß	Durchgangs-*Luo*-Punkt, Öffnungspunkt des *Yang Wei Mai*. Sehr wichtiger Punkt!	2 Cun proximal über **SJ 4** zwischen Radius und Ulna
3E 6	*Zhigou*	Verzweigter Graben	Fluss-*Jing*-Punkt, Feuer-Punkt. Wichtiger Punkt!	3 Cun proximal der dorsalen Handgelenksfalte (**SJ4**) zwischen Radius und Ulna
3E 23	*Sizhukong*	Seiden-bambus-Loch	–	In einer Vertiefung am lateralen Augenbrauenende

Gallenblasen-Meridian				
Punkt	***Pinyin-Name***	**Übersetzung**	**Besonderheiten**	**Lokalisation**
Gb 1	*Tongziliao*	Pupillen-knochenspalt	Kreuzungspunkt mit dem Dünndarm- (Hand-*Taiyang*) und *San Jiao*-(Hand-*Shaoyang*) Meridian.	0.5 Cun lateral des äußeren Augenwinkel,s in der Vertiefung am lateralen Rand der Orbita
Gb 8	*Shuaigu*	Führendes Tal	Kreuzungspunkt mit dem Blasen-Meridian (Fuß-*Taiyang*). Wichtiger Lokalpunkt!	1.5 Cun senkrecht über der Ohrmuschelspitze innerhalb der Haarlinie. Beim Kauen ist die Bewegung des M. temporalis bis zu dieser Stelle tastbar
Gb 14	*Yangbai*	Helles Yang	Kreuzungspunkt mit dem *Yang Wei Mai*. Wichtiger Lokalpunkt!	Direkt über der Pupille bei „Geradeausblick“, 1 Cun über der Augenbraue

➔

Gallenblasen-Meridian (Fortsetzung)				
Punkt	***Pinyin-Name***	**Übersetzung**	**Besonderheiten**	**Lokalisation**
Gb 20	*Fengchi*	Windteich	Kreuzungspunkt mit dem *Yang Wei Mai*, *Yang Qiao Mai*, und dem *San Jiao*-Meridian (Hand-*Shaoyang*). Sehr wichtiger Punkt!	Unter dem Os occipitale, in der Vertiefung zwischen Ansatz des M. sternocleidomastoideus und dem M. trapezius
Gb 21	*Jianjing*	Brunnen der Schulter	Kreuzungspunkt mit *San Jiao*-Meridian (Hand-*Shaoyang*) und dem *Yang Wei Mai*. Wichtiger Lokalpunkt!	Auf dem höchsten Punkt der Schulter, in der Mitte zwischen **Du 14** und dem Akromion
Gb 26	*Daimai*	Gürtelgefäß	Kreuzungspunkt mit dem *Dai Mai*. Wichtiger Punkt bei Störungen des *Dai Mai*!	Im Schnittpunkt einer Senkrechten durch das freie Ende der elften Rippe und einer Horizontalen durch die Nabelmitte, 1.8 Cun ventrokaudal von **Le 13**
Gb 28	*Weidao*	Wegverbindung	–	Über den Spina iliaca anterior superior und 3 Cun unter der Nabelhöhe
Gb 30	*Huantiao*	Springender Kreis	Kreuzungspunkt mit dem Blasen-Meridian (Fuß-*Taiyang*). Wichtiger Lokalpunkt!	In Seitenlage und gebeugtem Hüftgelenk befindet sich der Punkt auf der Grenze zwischen mittlerem und lateralem Drittel das Abstandes zwischen dem höchsten Punkt des Trochanters und dem Hiatus sacralis
Gb 31	*Fengshi*	Marktplatz des Windes	Wichtiger Lokalpunkt!	Lateral am Oberschenkel 7 Cun über der Kniegelenksfalte, Patient beim aufrechtem Stehen die Hände seitlich am Oberschenkel anlegen lassen; Punkt auf Höhe der Mittelfingerspitze
Gb 34	*Yanglingquan*	Yang-Hügel-Quelle	Meer-*He*-Punkt, Erd-Punkt und Einflußreicher-*Hui*-Punkt der Sehnen. Sehr wichtiger Punkt!	In der Vertiefung anterior und inferior des Fibulaköpfchens
Gb 40	*Qiuxu*	Das Feld am Hügel	Ursprungs-*Yuan-Qi*-Punkt. Wichtiger Punkt!	Inferior des Vorderrandes des Malleolus lateralis in einer Vertiefung lateral der Sehne des M. extensor digitorum longus

→

8

Gallenblasen-Meridian (Fortsetzung)				
Punkt	***Pinyin-Name***	**Übersetzung**	**Besonderheiten**	**Lokalisation**
Gb 41	*Zulinqi*	Tränenabstieg am Fuß	Bach-*Shu*-Punkt, Holz-Punkt, Öffnungspunkt des *Dai Mai*. Wichtiger Punkt!	Im proximalen Winkel zwischen dem vierten und fünften Metatarsalknochen

Leber-Meridian				
Punkt	***Pinyin-Name***	**Übersetzung**	**Besonderheiten**	**Lokalisation**
Le 1	*Dadun*	Große Aufrichtigkeit	Brunnen-*Jing*-Punkt, Holz-Punkt.	0.1 Cun proximal und lateral des lateralen Großzehen-nagelfalzwinkels
Le 2	*Xingjian*	Zwischengang	Quell-*Ying*-Punkt, Feuer-Punkt, Sedierungspunkt (Sohn-Punkt). Wichtiger Punkt!	Zwischen der ersten und zweiten Zehe proximal ca. 0.5 Cun zur Interdigital-falte
Le 3	*Taichong*	Höchster Angriffspunkt	Bach-*Shu*-Punkt, Erd-Punkt, Ursprungs-*Yuan-Qi*-Punkt. Sehr wichtiger Punkt!	In der Vertiefung am Winkel zwischen dem 1. und 2. Metatarsalknochen, auf dem Fußrücken
Le 5	*Ligou*	Holzwurm-Graben	Durchgangs-*Luo*-Punkt. Wichtiger Punkt!	5 Cun über der Spitze des Malleolus medialis auf der Tibiainnenseite nahe am Tibiahinterrand
Le 6	*Zhongdu*	Mittlere Hauptstadt	Spalten-*Xi*-Punkt.	7 Cun über der Spitze des medialen Fußknöchels auf der Tibiainnenseite nahe dem Tibiahinterrand oder 2 Cun über **Le 5**
Le 8 *chin.* (Le 9 *Bi.*)	*Ququan*	Gebogene Quelle	Meer-*He*-Punkt, Wasser-Punkt, Tonisierungspunkt (Mutter-Punkt). Wichtiger Punkt!	Der Punkt liegt bei < 90 an-gewinkeltem Knie am Ende der medialen Kniegelenksfalte in der Vertiefung vor den Sehnen des M. semimem-branosus und M. semitendi-nosus, dorsal des Epicondylus medialis femoris
Le 14	*Qimen*	Zeitliches Tor	Alarm-*Mu*-Punkt der Leber, Kreuzungs-punkt mit dem *Yin Wei Mai*. Wichtiger Punkt!	Im 6. ICR auf der Mamilarlinie

Du Mai (Lenker-Gefäß)				
Punkt	***Pinyin-Name***	**Übersetzung**	**Besonderheiten**	**Lokalisation**
Du 1	*Changqiang*	Wachstum und Stärke	Durchgangs-*Luo*-Punkt des *Du Mai*, Kreuzungspunkt mit *Ren Mai* und Gallenblasen- und Nieren-Meridian.	In der Medianlinie, zwischen der Spitze des Steißbeins und dem Anus
Du 4	*Mingmen*	Lebenstor	Sehr wichtiger Punkt!	Unterhalb des Dornfortsatzes des LWK2
Du 12	*Shenzhu*	Körpersäule	–	Unterhalb Dornfortsatz des dritten BWK
Du 14	*Dazhui*	Großer Wirbel	Kreuzungspunkt mit allen *Yang*-Meridianen. Sehr wichtiger Punkt!	Unterhalb Dornfortsatz des siebten HWK
Du 17	*Naohu*	Tür des Hirns	Kreuzungspunkt mit dem Blasen-Meridian.	In der Medianlinie, in einer Vertiefung direkt am Oberrand der Protuberantia occipitalis, 1.5 Cun direkt über **Du 16**
Du 19	*Houding*	Hinteres Schädeldach	–	In der Medianlinie, 1.5 Cun direkt über **Du 18,** ca. 5.5 Cun über dem Mittelpunkt der hinteren Haaransatzlinie
Du 20	*Baihui*	Zusammenkunft aller Leitbahnen	Kreuzungspunkt mit allen *Yang*-Meridianen und dem Leber-Meridian. Wichtiger Punkt!	Kreuzungspunkt der Verbindungslinie zwischen beiden Ohrspitzen und der Schädeldachmittellinie, 7 Cun über dem hinteren und 5 Cun vom vorderen Haaransatzpunkt
Du 26	*Shuigou (Renzhong)*	Wassergraben	Sehr wichtiger Punkt bei Kollapszuständen und akuter Lumbago!	Unterhalb der Nase, am Übergang vom oberen zum mittleren Drittel des Philtrums

Ren Mai (Konzeptions-Gefäß)				
Punkt	***Pinyin-Name***	**Übersetzung**	**Besonderheiten**	**Lokalisation**
Ren 3	*Zhongji*	Pol der Mitte	Alarm-*Mu*-Punkt der Blase, Kreuzungspunkt mit den Hauptmeridianen von Leber, Niere, Milz. In der Praxis wird meist **Ren 4** zur Behandlung von gynäkologischen Erkr. vorgezogen. Wichtiger Punkt!	4 Cun unterhalb des Bauchnabels auf der Mittellinie des Abdomens
Ren 4	*Guanyuan*	Pass zum Ursprung	Alarm-*Mu*-Punkt des Dünndarms, Kreuzungspunkt mit Leber-, Nieren-, Milz-Meridian. Sehr wichtiger Punkt!	3 Cun unterhalb des Bauchnabels
Ren 6	*Qihai*	Meer des Qi	Sehr wichtiger Punkt!	1.5 Cun unterhalb des Bauchnabels
Ren 12	*Zhongwan*	Mitte des Magens	Alarm-*Mu*-Punkt des Magens, Einflussreicher-*Hui*-Punkt der sechs *Fu*-Organe, Kreuzungspunkt mit Dünndarm-, *San Jiao*-, Magen-Meridian. Wichtiger Punkt!.	4 Cun oberhalb des Bauchnabels
Ren 13	*Shangwan*	Oberer Mageneingang	Kreuzungspunkt mit Magen- und Dünndarm-Meridian. Wichtiger Punkt!	5 Cun oberhalb des Bauchnabels
Ren 17	*Danzhong (Shanzhong)*	Mitte der Brust	Alarm-*Mu*-Punkt des Perikard, Einflussreicher-*Hui*-Punkt für *Qi*, Kreuzungspunkt mit dem Milz-, Nieren-, Dünndarm-, *San Jiao*-Meridian. Sehr wichtiger Punkt!	Zwischen den Brustwarzen, im vierten ICR

Extra-punkt	Ab-kürzung	Pinyin Name	Übersetzung	Lokalisation
Extrapunkte der Kopf- und Nackenregion (Head and Neck, „HN")				
Extra 1	EX-HNi 1	Sishencong	Vier Weise, die den Geist erhellen	Vier Punkte liegen je 1 Cun anterior, posterior und latera von **Du 20** *(Baihui)*
Extra 3	EX-HNi 3	Yintang	Dekorierte Halle	In der Mitte zwischen den Augenbrauen auf dem *Du Mai*
Extra 5	EX-HNi 5	Taiyang	Leuchtendes Yang	Vertiefung 1 Cun posterior des Mittelpunktes zwischen dem lateralen Ende der Augenbraue und dem lateralen Kanthus

Extrapunkte Brust und Bauch (Chest and Abdomen, „EX-CA")				
Extra 16	EX-CA 1	Zigong	Uterus	3 Cun lateral von **Ren 3** *(Zhongji)*

Extrapunkte untere Extremität (Lower Extremity, „EX-LE")				
Extra 39	EX-LE 3	Baichongwo	Insektennest	1 Cun oberhalb von **Mi 10** *(Xuehai)* und 3 Cun oberhalb des medialen Patellaoberrandes

8

8.2 Verbotene Punkte in der Schwangerschaft

In den klassischen Werken sind nur wenige Akupunkturpunkte dokumentiert, die in der Schwangerschaft verboten sind oder nur mit Vorsicht angewandt werden dürfen. Folgende Punkte sind zu erwähnen:

Punkte/Pin Yin /klassische Werke/Komentar

Punkt	Pin Yin Name	Klassische Werke	Kommentar
Di 4	*He Gu*	(*Shen Ying Jing),	
Ma 12	*Que Pen*	(Lei Jing Tu Yi),	
Ma 25	*Tian Shu*	(Qian Jing)	wird nicht gemoxt!
Bl 60	*Kun Lun*	(Zhen Jiu Da Cheng),	
Le 1	*Da Dun*	(Lei Jing Tu Yi)	keine Moxa-Anwendung in der Schwangerschaft und im Wochenbett
Mi 6	*San Yin Jiao*	(Zhen Jiu Da Cheng),	
Gb 21	*Jian Jing*		

* In Klammern sind Titel klassischer Werke nach: Qiu Mo Liang (siehe unten)

Bl 67	*Zhi Yin*		wird bei schwieriger Geburt angewandt, deshalb er kann in der SS nur mit Vorsicht angewandt werden

Eine Begründung gibt es in der Originalliteratur nicht. Die klinische Erfahrung zeigt, dass diese Punkte eine wehenverstärkende Wirkung haben.

Allgemein gilt:

- Keine Akupunktur bei Frauen mit habituellen Abort
- Die besonders schmerzhaften Punkte vermeiden
- Bis zum 5. Schwangerschaftsmonat sollten die Punkte am Unterbauch nicht punktiert werden
- Ab 5. Monat sind Punkte im Sakral-, Lumbal- und auch im Bauchbereich kontraindiziert.

8.3 Verbotene Arzneimittel in der Schwangerschaft

A. Renfer

Arzneimittel die in der Schwangerschaft nicht oder nur mit Vorsicht verwendet werden sollen (nach Dagmar Ehling **E**/Dan Bensky **B**/Yu Jin **Y**)

Abkürzungen: Bb = Bulbus, Cx = Cortex, Fl = Flos, Flores, Fo = Folium, Fr = Fructus, Hb = Herba, Sm = Semen, Ra = Ramulus, Rx = Radix, Rz = Rhizoma, Tb = Tuber, andere Bezeichnungen ausgeschrieben. Bei Doppelnamen sind zum leichteren Auffinden beide aufgeführt.

Pin Yin	Pharmazeutischer Name	Verboten	Vorsicht	Bemerkungen	Bensky Seite
Ba Dou	Croton Tiglii, Sm	B	E	Sehr toxisch, 20 Tropfen Crotonöl wirken tödlich	125
Bai Fu Zi	Typhonii Gigantei, Rz	E; B			192
Bai Hua She She Cao	Oldenlandiae Diffusae, Hb		E; B		95
Bai Ji Li	Tribuli Terrestris, Fr		E; B		425
Ban Mao	Mylabris; Cantharides	E; B			458
Fa Ban Xia	Pinelliae Ternatae, Rz	E		keine Angabe im Bensky	190
Sheng Ban Xia	Pinelliae Ternatae, Rz			keine Angabe im Bensky	190
Ban Zhi Lian	Scutellariae Barbatae, Hb	E		keine Angabe im Bensky	102
Bie Jia	Carapax Amydae Sinensis	E; B			368
Bing Lang	Arecae Catechu, Sm		E	keine Angabe im Bensky	438
Bing Pian	Borneol		E; B		414
Chan Su	Bufonis, Secretio	E; B			458
Chan Tui	Cicadae, Periostracum		E; B		42
Chang Shan	Dichroae Febrifugae, Rx	Y			
Che Qian Zi	Plantaginis, Sm	E; B			141
Chi Shi Zhi	Halloysitum Rubrum		E; B		380
Chong Wei Zi = Samen von: Yi Mu Cao	Leonuri Heterophylli, Sm	E; B			274
Chuan Jiao	Pericarpium Zantoxyli Bungeani		E; B		304

➔

8

Pin Yin	Pharmazeutischer Name	Ver-boten	Vor-sicht	Bemerkungen	Bensky Seite
Chuan Niu Xi	Cyathulae Officinalis, Rx	E; B			285
Chuan Shan Jia	ManitisPentadactylae, Squama	B	E		291
Chuan Xiong	Ligustici Chuanxiong, Rx	E		keine Angabe im Bensky	266
Da Huang	Rhei, Rz		E; B	beim Stillen Kontraindiziert, geht in die Milch (Bensky)	115
Da Ji	Euphorbiae seu Knoxiae, Rx	Y			
Dai Zhe Shi	Haematitum		E; B		402
Dan Nan Xing	Arisaemae cum Felle Bovis, Pulvis	E; B			192
Dan Zhu Ye	Lophateris Gracilis, Hb		E:B		59
Dong Bei Guan Zhong	Guanzhong, Rh	E; B			439
Dong Kui Zi	Abutili seu Malvae, Sm		E; B		142
E Wei	Asafoetidae, Resina	E		nicht aufgeführt im Bensky	
E Zhu	Curcumae, Rz	E; B			280
Fan Xie Ye	Sennae, Fo	E; B			118
(Hei) Fu Zi	Aconiti Carmichaeli Praep., Rx	E; B		Radx lateralis	297
Gan Jiang	Zingiberis Officinalis, Rz		E; B		300
Gan Sui	Euphorbiae Kansui, Rx	E; B			122
Gua Di	Cucumeris, Pedicellus	E		keine Angabe im Bensky	206
Guan Zhong	Guanzhong, Rz	E; B			439
Gui Ban	Testudinis, Plastrum	E; B			367
Gui Zhi	Cinnamomi, Ra	E	B		29
Hai Feng Teng	Piperis Futokadsurae, Caulis	E		keine Angabe im Bensky	165
Hai Long	Hai long	E; B			355
Hai Ma	Hippocampus	E; B			355
Hong Hua	Carthami Tinctorii, Fl	E; B			279
Hong Teng	Sarghentodoxae, Caulis		E; B		99
Hou Po	Magnoliae, Cx		E; B		215
Hu Lu Ba	Trigonellae Foeni – Graeci, Sm	E		keine Angabe im Bensky	343

→

Pin Yin	Pharmazeutischer Name	Ver-boten	Vor-sicht	Bemerkungen	Bensky Seite
Hu Po	Succinum		E	keine Angabe im Bensky	402
Hu Zhang	Polygoni Cuspidati, Rz	E; B			276
Hua Rui Shi	Ophicalzitum	E; B			263
Hua Shi	Talcum		E; B		133
Huai Jiao	Sophorae Japonicae, Fr	E; B			257
Huai Niu Xi	Achyranthis Bidentatae, Rx	E; B			284
Jing Da Ji	Euphorbiae seu Knoxiae, Rx	E; B			123
Kuan Jin Teng	Tinosporis, Rx	E; B		nach B KI : auch postpartum	169
Kun Bu	Thallus Algae		E	keine Angabe im Bensky	185
Li Lu	Veratri, Rx	E		keine Angabe im Bensky betr SS; sehr toxisch!!	208
Liu Huang	Sulphur	Y			
Liu Ji Nu	Artemisiae Anomalae, Hb	Y			
Lou Lu	Rapontici seu Echinops, Rx	E; B			105
Lu Hui	Aloes, Hb	E; B		nach B auch KI während Mestruation	119
Lu Lu Tong	Liquidambaris, Fr	E; B			286
Ma Bian Cao		E		nicht aufgeführt im Bebsky	
Ma Chi Xian	Portulacae Oleranceae, Hb	E; B			98
Ma Qian Zi	Strichni, Sm	E; B			452
Mai Ya	Hordei Vulgaris Germinati, Fr		E	keine Angabe im Bensky	224
Mang Xiao	Mirabilitum	E; B			117
Meng Chong	Tabanus	E		nicht aufgeführt im Bensky	
Meng Shi	Lapis Micae seu Chloriti	E; B			206
Mian Hua Gen	Gossypium	E		nicht aufgeführt im Bensky	
Ming Dang Shen	R. Changii		E	nicht aufgeführt im Bensky	
Mo Yao	Myrrha	E; B			283

➔

Pin Yin	Pharmazeutischer Name	Verboten	Vorsicht	Bemerkungen	Bensky Seite
Mu Bie Zi	Momordicae, Sm	E; B			453
Mu Dan Pi	Moutan Radicis, Cx	B	E		70
Mu Tong	Clematidis, Caulis	E; B			135
Mu Zei	Equiseti, Hb		E; B		47
Nao Sha	Ammoniae seu Purpureum, Sal	Y			
Niu Huang	Calculus Bovis	E; B			416
Huai Niu Xi	Achyranthis Bidentatae, Rx	Y			
Pao Jiang (oder Gan Jiang)	Zingiberis, Rz		E	keine Angabe im Bensky	301
Peng Sha	Borax	E		keine Angabe im Bensky	450
Pi Shi	Arsenicum Album	E		nicht aufgeführt im Bensky	
Pu Huang	Typhae, Pollen		E; B		249
Qian Niu Zi	Pharbitidis, Sm	E; B			121
Qing Fen	Calomelas	E; B			448
Qu Mai	Dianthi, Hb	E; B			138
Rou Gui	Cinnamomi, Cx		E; B		301
Ru Xiang	Olibanum Gummi (Resina)	E; B			282
San Leng	Sparganii, Rz	E; B			281
San Qi	Notoginseng, Rx	E; B			251
Shang Lu	Phytolacca, Rx	E; B			126
She Gan	Belamcandae, Rz	E; B			104
She Xiang	Moschus, Secretio	E; B			412
She Tui	Serpentis Exuviae	E; B			169
Shen Jin Cao	Lycopodium	E		nicht aufgeführt im Bensky	
Shen Qu	Massa Fermentata (medicinalis)		E; B		226
Sheng Di Huang	Rehmannia Viride, Rx		E; B		68
Shui Niu Jiao	Cornu Bubali		E; B		68
Shui Yin (Fen)	Calomelas	E; B			448
Shui Zhi	Hirudo	E; B			291
Si Mu	Lignum Sappan	E; B			288
Suan Jiang	Physalis, Fr		E	nicht aufgeführt im Bensky	
Tao Ren	Persicae, Sm	EB;			278

➔

Pin Yin	Pharmazeutischer Name	Ver-boten	Vor-sicht	Bemerkungen	Bensky Seite
Tian Hua Fen	Trichosanthis, Rx	E; B			180
Tian Nan Xing	Arisaematis, Rz	E; B			191
Tie Xian	Acalyphae Australis, Hb	E		nicht aufgeführt im Bensky	
Tong Cao	Medulla Tetrapanacis		E; B		137
Tu Bie Chong	Eupolyphaga	E; B			292
Tu Niu Xi	Achyranthis, Rx	E; B			105
Wang Bu Liu Xing	Vaccariae, Sm	E; B			285
Wei Jiang	Zingiberis, Rz		E	nicht aufgeführt im Bensky	
Wu Gong	Scolopendra	E; B			428
Wu Jiu Gen Pi	Sapii, Cx	E		nicht aufgeführt im Bensky	
Wu Ling Zhi	Excrementum Trogopteri		E; B		289
Wu Tou	Aconiti, Rx	E; B			300
Xi Hong Hua	Stigma Crocus Sativae	E; B			280
Xi Jiao	Cornu Rhinoceri		E; B		66
Xiong Huang	Realgar	E; B			449
Xu Sui Zi	Euphorbiae, Sm	E		nicht aufgeführt im Bensky	
Xuan Ming Fen	Mirabilitum Purum	E; B			118
Xue Jie	Sanguis Draconis	E; B			288
Ya Dan Zi	Brucae Javanicae, Fr		E; B		97
Yan Hu Suo	Corydalidis, Rz	E; B			269
Ye Ming Sha	Excrementum Vespertilionis Murini		E; B		65
Yi Mu Cao = Chong Wei	Leonuri Heterophylli, Hb	B	E		273
Yi Yi Ren	Coicis, Sm		E; B		134
Yu Jin	Curcumae, Tb		E; B		271
Yu Li Ren	Pruni, Sm		E; B		120
Yuan Hua	Daphnes Genkwa, Fl	E; B			125
Yue Ji Hua	Rosae Chinensis, Fl et Fr	E; B			275
Zao Jiao	Gleditsiae, Fr	E; B			197
Zao Jiao Ci	Gleditsiae Sinensis, Spina	E; B			198
Zao Xiu	Paridis, Rz	E		nicht aufgeführt im Bensky	
Ze Lan	Lycopi lucidi, Hb		E; B		274
Zhang Nao	Camphora	E; B			457

➔

Pin Yin	Pharmazeutischer Name	Verboten	Vorsicht	Bemerkungen	Bensky Seite
Zhi Cao Wu	Aconiti Kusnezoffii Praeparata, Rx	Y			
Zhi Ke (syn. Zhi Qiao)	Citri Aurantii (Citri seu Ponciri), Fr		E; B		236
Zhi Shi	Citri Aurantii Immaturus, Fr		E; B		234
Zhi Nan Xing	Arisaematis, Rz	E; B			191
Zhu Sha	Cinnabaris			keine Angabe im Bensky wird aber als toxisch angesehen	400

nicht aufgeführt im Bensky: die Arznei kan unter der entsprechenden Bezeichnung im Bensky nicht gefunden werden. Damit kann auch keine Seitenangabe gemacht werden.

keine Angabe im Bensky: Die Kontraindikation in der Schwangerrtschaft wird nicht explizit erwähnt.

E: The Chinese Herbalist's Handbook; Dagmar Ehling (with Steve Swart); In Word Press, 2530 Camino Entrada, Santa Fe, NM 87505-4835 USA

B: Chinese Herbal Medicine, Materia Medica, Revised Edition, Compiled and Translated by Dan Bensky & Andrew Gamble, with Ted Kaptchuk, Illustrations adapted by Lilian Lai Bensky. Eastland Press, Seattle 1993

Y: Handbook of Obstetrics & Gynecology in Chinese Medicine: An Integrated Approach; Yu Jin, Eastland Press 1997

Literaturhinweis:

Qiu Mo Liang: Zhen Jiu Xue (Akupunktur und Moxibustion, das Standardsleherbuch für Medizinische Universitäten). Wissenschafts- und Technik-Verlag, Shang Hai 1987

Wang Li Zao: Zhong Guo Zhen Jiu Chu Fang Da Cheng (Rezeptsammelung der Chin. Akupunktur und Moxibustion). Wissenschafts- und Technik-Verlag, Shang Hai 1988

8.4 Literatur

Bensky, D., Barolet, R.: Chinese Herbal Medicine Formulas & Strategies. Eastland Press, Seattle 1990

Bensky, D., Gamble, A.: Chinese Herbal Medicine Materia Medica. Eastland Press, Seattle 1993

Focks, C., Hillenbrand, N.: Leitfaden Traditionelle Chinesische Medizin, Schwerpunkt Akupunktur. Gustav Fischer Verlag, Ulm/Stuttgart/Lübeck 1998

Kubiena, G., Sommer, B.: Therapiehandbuch Akupunktur. 2. Auflage. Urban & Fischer, München 1999

Ling Yi Kui: Zhong Yuao Xue (die Arzneimitteln der Chinesischen Medizin, Lehrbuch für die chin. med. Universitäten). Wissenschafts- und Technik-Verlag Shang Hai 1989

Luo Yuan Kai: Shi Yong Zhong Yi Fu Ke Xue (praxisorientierte Gynäkologie der Chinesischen Medizin). Wissenschafts- undTechnik-Verlag Shang Hai 1994

Luo Yuan Kai: Zhong Yi Fu Ke Xue (Gynäkologie der Chinesischen Medizin, Lehrbuch für die chin. med. Universitäten). Wissenschafts- und Technik-Verlag Shang Hai 1994

Maciocia, G.: Die Grundlagen der Chinesischen Medizin. Übersetzung von Dr. Andreas Höll. Verlag für Traditionelle Medizin. Kötzting/Bayer. Wald 1994

Qiu Mo Liang: Zhen Jiu Xue (Akupunktur und Moxibustion, das Standardslehrbuch für Medizinische Universitäten). Wissenschafts- und Technik-Verlag, Shang Hai 1987

Schuler, W.: Akupunktur in Geburtshilfe und Frauenheilkunde. 2. Auflage. Akupunktur in Klinik und Praxis. Hippokrates, Stuttgart 1993

The Yellow Emperors Classic of Internal Medicine – Simple Questions (Huang Ti Nei Jing Su Wen; „Des Gelben Kaisers Klassiker des Inneren" – „Reine Fragen"): erstmals etwa 100 v. Chr. erschienen; Peoples Health Publishing House, Beijing 1979

Wang Li Zao: Zhong Guo Zhen Jiu Chu Fang Da Cheng (Rezeptsammelung der Chin. Akupunktur und Moxibustion). Wissenschafts- und Technik-Verlag, Shang Hai 1988

Wu Da Zhen u. a.: Nan Zhi Fu Ke Bin De Lian Fan Miao Fa (die gute Therapiemethode bei schwierig zu behandelnden Frauenkrankheiten). Wissenschafts- und Technik-Verlag Shang Hai 1994

Yang Chang Sheng: Zhen Jiu Zhi Liao Xue (Behandlung mit Akupunktur, Lehrbuch für die chin. med. Universitäten). Wissenschaft- und Technik- Verlag Shang Hai 1990

Yang Qian Zi: Handbook of Chinese Herbs and Formulas. Him-che Yeung, C. A., O. M. D., Ph. D. 1985

Index

Index

N

O

P

Q

V

W

X

Y

Z

Kräuter (lat. Name)

A

B

C

Kräuter (Pinyin-Name)

A

B

C

Rezepte

Abkürzungen und Symbole

Akupunkturpunkte/Meridiane

Bl Blase
Di Dickdarm
Du Lenkergefäss (Du Mai
Dü Dünndarm
Ex Extrapunkt (jeweils mit chinesischer Bezeichnung)
Gb Gallenblase
He Herz
Le Leber
Lu Lunge
Ma Magen
Mi Milz
Ni Niere
Pe Perikardium
Ren Konzeptionsgefäss (Ren Mai)
Sj Dreifacher Erwärmer (San Jiao)

Verwendete Abkürzungen im Text

NP Nahpunkte
FP Fernpunkte
AP allgemein wirkende Punkte
EP Erfahrungspunkte

Die in Klammern gesetzten Symbole nach den aufgelisteten Akupunkturpunkten haben folgende Bedeutung:

(+) ergänzende, stärkende Behandlung
(–) ausleitende, zerstreuende Technik
(M) Moxaanwendung